·职业教育教材·

实用壮医药学

主　编 ◇ 韦英才　甘志勇

Gvangjsih Minzcuz Cuzbanjse
广西民族出版社

图书在版编目（CIP）数据

实用壮医药学 / 韦英才 , 甘志勇主编 .—南宁：
广西民族出版社，2023.6
ISBN 978-7-5363-7689-2

Ⅰ.①实…　Ⅱ.①韦…　②甘…　Ⅲ.①壮族—
民族医学Ⅳ.① R291.8

中国国家版本馆 CIP 数据核字（2023）第 087273 号

实用壮医药学
SHIYONG ZHUANGYI-YAOXUE

主　　编：韦英才　甘志勇
出 版 人：石朝雄
策划组稿：潘　夏
责任编辑：潘　夏
装帧设计：文　雯
责任印制：莫晓东
出版发行：广西民族出版社
地址：广西南宁市青秀区桂春路3号　邮编：530028
电话：0771-5523216　传真：0771-5523225
电子邮箱：bws@gxmzbook.com

印　　刷：广西壮族自治区地质印刷厂
规　　格：787毫米 ×1092毫米　1/16
印　　张：21.75
字　　数：400千
版　　次：2023年6月第1版
印　　次：2023年6月第1次印刷
书　　号：ISBN 978-7-5363-7689-2
定　　价：58.00元

· 编写说明 ·

壮医药是中医的重要组成部分，也是壮族优秀传统文化的重要构成。壮医药是壮族先民同疾病做斗争的经验总结和智慧结晶。千百年来，壮医药为广西各族人民的生存繁衍和防病治病做出了重要贡献。今天，壮医药不仅是壮族地区重要的医疗卫生资源，还是广大人民群众赖以防病治病的重要手段。传承好、保护好、发展好壮医药是新时代赋予我们的历史责任。

自20世纪80年代以来，壮医药在广西壮族自治区党委和人民政府的高度重视下得到了长足的发展。以全国名中医黄汉儒为代表的民族医药工作者，经过30多年的发掘整理、研究提高，使壮医药基本形成了较为系统的学术体系，为壮医药的科研、临床、教学、产业、文化等打下了良好的基础。为满足壮族地区培养壮医药人才的需要，我们编写了《实用壮医药学》一书。该书以"简明、实用、实效"为原则，参考近30年壮医药的研究成果和临床精华综合集成。

全书共分3部分。上编为壮医药学基础理论，包括壮医药学发展简史、壮医学基础理论、壮医诊断学基础、壮药学基础理论等内容；中编为壮医药学治疗方法，包括壮医治法概述、壮医内治法、壮医外治法等内容；下编为壮医药学临床诊治方法，包括壮医内科病、壮医外科病、壮医伤科病、壮医妇科病、壮医儿科病等内容。该书具有内容丰富、文字精练、方药独特、实用性强等特色，适于从事壮医临床、教学研究等相关工作的人员学习和参考。

　　在历史上，壮族没有本民族的通行文字，壮医的一方一法只能通过口耳相传隐藏在民间，与壮医药相关的文献资料也不全面，加之一些名老壮医又相继离世，这些都给本书的编写增加了难度。由于时间仓促，编者水平有限，《实用壮医药学》一书必定存在不足之处，欢迎各位专家、读者予以指正。

　　　　　　　　　　　　　　　　　《实用壮医药学》编委会

　　　　　　　　　　　　　　　　　2022 年 07 月 26 日

目录

上编　壮医药学基础理论

中编　壮医药学治疗方法

下编　壮医药学临床诊治方法

壮医药学基础理论

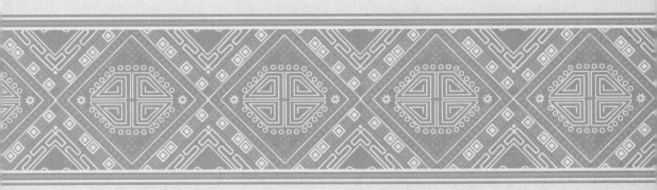

第一章 ◆ 壮医药学发展简史

　　壮医、壮药是中医的重要组成部分，是壮族优秀传统文化的重要构成，也是壮族人民长期从事生产、生活、保健、养生，以及同疾病做斗争的经验总结和智慧结晶。千百年来，壮医药为壮族人民的健康和繁衍做出了重要的贡献，在科学高度发展的今天仍是壮族人民赖以防病治病的有效手段。壮医药学是一门古老而新兴的学科，是壮医理论与临床实践相结合的学术体系，具有鲜明的民族性、传统性、区域性和文化性。但是，由于壮族在历史上没有规范通行的文字，壮医药大多以口耳相授的方式在民间流传，没有形成专著和完整的理论体系，不少对疾病的独特认识和有效的民间治疗方法也随着时间的推移而失传。中华人民共和国成立后，党和政府高度重视民族医药事业的发展。1985年，广西民族医药研究所成立，以黄汉儒为代表的民族医药工作者，经过艰苦的调研普查、挖掘整理、研究总结，构建了较为完整的壮医药理论体系，把民间流传的壮医、壮药提升为壮医药学，并搭建以广西国际壮医医院为平台的壮医医疗服务体系，标志着古老的壮医药进入了高质量发展的新时代。

第一节 壮医药的起源

　　壮族是生活在我国西南地区，具有悠久历史的民族。早在远古时期，如今的壮族地区已有人类居住、繁衍。迄今为止，已发现的柳江人、麒麟山人、西畴人等近 20 处人类化石地点，100 多处旧石器时代遗址或地点，桂林甑皮岩、柳州鲤鱼嘴、横县西津、邕宁长塘、南宁豹子头、扶绥敢造、隆安大龙潭等 300 多处新石器时代遗址，田东、宾阳、武鸣、恭城、平乐等大批春秋战国墓葬，以及广西左江流域和云南麻栗坡等具有地方民族风格的原始崖画，都说明了壮族的历史源远流长。

　　关于壮医药的起源与发展脉络至今还不是很清晰。根据壮族地域和历史的变迁，壮医药的发展可大概分为 6 个阶段：第 1 个阶段是先秦时期的骆越医药。这一时期是壮医药的萌芽阶段，以广西武鸣马头乡（今广西南宁市武鸣区马头镇）出土的西周时期医用青铜浅刺针为标志。第 2 个阶段是后秦至晋代时期的岭南医药。这一时期是壮医药的形成阶段，以晋代道教医学家葛洪进入岭南地区以后，以著有壮乡方药特色的《肘后方》和《抱朴子》为标志。第 3 个阶段是唐宋至解放初期的八桂医学。这一时期是壮医与中医的交流阶段，以形成具有鲜明特色的妇科、针灸、骨伤等八桂医学流派为标志。第 4 个阶段是 1949 ～ 1985 年的民间壮医。这一时期是壮医药理论初步形成阶段，以陈吉生在《试论中国民族学的八桂学派（二）》中首次提出"壮医"的概念，以及著名民间壮医专家覃保霖早期发表的《壮医源流综述》《壮医学术体系综述》等论文为标志。第 5 个阶段是 1985 ～ 2015 年的壮医药学。这一时期是壮医药研究的提高阶段，以广西民族医药研究所（今广西民族医药研究院）的创建和壮医药理论的形成并提升为"壮医药学"为标志。第 6 个阶段是 2015 年至今的新时代壮医。这一时期是壮医药发展的新阶段，以壮医药作为重点学科建设并纳入本科教学，以及广西国际壮医医院的建设为标志。

一、骆越医药：壮医药的萌芽阶段

　　据历史记载，壮族的祖先——百越人就生活在岭南、西江、浔江、桂林一带。百越有很多分支，包括西瓯、骆越等氏族。西瓯氏族前后延续约 106 年，有关记载最早出现在西汉时期的《淮南子·人间训》中；骆越氏族前后延续约100年，有关记载最早出现在公元前48年至东汉初期。据考证，西瓯、骆越是壮、黎、瑶、畲等民族的祖先，自古以来南宁周边及左右江流域一带都是古骆越居住之地。在瓯骆氏族部落时期，由于社会生产力极其低下，渔猎捕食成为瓯骆先民的主要谋生手段。在采集野果、捕获猎物的活动中，人们被尖利的植物刺伤，坚硬的岩石擦伤、戳伤，凶猛的动物撞伤、咬伤等事件常有发生。然而，他们在受伤的过程中偶然也会使一些原有的病痛得到缓解，甚至痊愈。经过反复的实践和总结，人们开始意识到选择某一种工具在身体上刺、戳可以治疗某种病痛，并认识到运用石尖、骨刺、青铜利器等可以治病，进而逐渐产生了对针刺疗法的认识。1985年10月，考古工作者在广西武鸣县马头乡（今广西南宁市武鸣区马头镇）西周末年的古墓中出土了两枚青铜浅刺针。这两枚浅刺针被认定为壮族早期的针灸用具。这也认证了《黄帝内经·素问·异法方宜论》中"故九针者，亦从南方来"的记载。同时，壮族先民将"火"与"针"结合，发明了早期的"火针"。如《灵枢·经筋篇》曰："治在燔针劫刺，以知为数，以痛为输。""燔针"即火针，是古典经筋疗法的特色针法之一，至今仍广泛流行于壮族民间。

二、岭南医药：壮医药的形成阶段

由于受大陆气候和海洋季风气候的双重影响，岭南天气炎热、降雨多、空气湿度大，有着与中原内陆迥异的气候环境。据历史记载，岭南暑湿难耐，山林密布，瘴气弥漫，蛇虫霸道。生活在这样的环境中，人的生命健康随时会受到威胁。秦汉时期，岭南医药尚不发达，罕有本地医家，只有一些方士不远千里来到罗浮山一带采药炼丹，传播一些医药知识。如秦代方士安期生，从山东专程到岭南采药，获得九节菖蒲，他相信服之可以长生不老。东晋著名道学家、医药学家葛洪于罗浮山和勾漏洞隐居，为医学、方药的发展做出了突出贡献，成为当之无愧的"岭南医药开山始祖"，如葛洪所著的《肘后备急方》记载了瘴疠、蛊毒、脚气病等岭南疾患的治疗方法，对后世岭南医学的传承影响深远。此外，葛洪在岭南养生方面也做了不少贡献，如《抱朴子·内篇》就记载了10余种具体可行的养生方法，包括行气、导引、吐纳、房中、辟谷、服饵等，并且提供了很多养生方药，使养生之道在岭南代代相传。中医养生的流入与传播，从某种意义上促进了岭南医药养生的形成与发展，使以研究岭南多发疾病为主要对象的岭南医学逐步形成。

三、八桂医学：壮医与中医的交流阶段

广西被称为"桂""八桂"由来已久。经考证，"八桂"之名称是从古代《山海经·海内南经》中"桂林八树，在番隅东"演变而来。晋代文学家郭璞说："八树成林，言其大也。"东晋孙绰在撰写《游天台山赋》有："八桂森挺以凌霜"的诗句。南北朝也有"南中有八桂，繁华无四时"的记载。唐代韩愈在《送桂州严大夫同用南字》诗中云："苍苍森八桂，兹地在湘南。"这些都是对八桂的美称。从历史上看，先秦时期，广西为百越之地。秦始皇三十三年（公元前214年）统一岭南，设置桂林、南海、象郡三个郡，今天的广西含桂林郡全部。广西之所以被称为"八桂"，是因为明代广西承宣布政使司的行政区域在官书中被正式定名为"八桂"。在八桂特殊的气候环境和独特的民族文化的影响下，加之中原文化的传播和中医学派的流入，中医与壮医逐渐融合，形成了现今既有岭南风格又有壮乡特色的八桂医学。

根据史料记载，八桂医学中最具代表的有妇科、骨伤、针灸。其中，八桂妇科，以全国首届国医大师班秀文，全国名中医陈慧侬、陈慧珍等为代表；八桂骨伤，以全国第二届国医大师韦贵康教授为代表；八桂针灸，以近代杰出的针灸专家罗哲初、罗兆琚、朱琏等为代表。值得一提的是，广西百色市德保县已故的著名老壮医罗家安（1902～1991年），擅长用针挑术治病。他著有《痧症针方图解》一书，该书记载了90多种病症的针挑部位（穴位）。1996年，广西卫生厅（今广西卫生健康委员会）成立专家组全面发掘整理罗家安针挑疗法，该疗法现已成为壮医最具特色的外治法之一。

四、民间壮医：壮医药理论初步形成阶段

中华人民共和国成立初期，广西民间医药开始有了"民间壮医"流派。据考证，20世纪50年代中后期，陈吉生在《试论中国民族学的八桂学派（二）》一文中，首次提出"壮医"一词。从此，"壮医"作为专有名词被沿用至今。随后，著名的民间壮医专家覃保霖编著的《陶针疗法》于1959年由人民卫生出版社出版。该书成为早期重要的壮医针灸文献。覃保霖长期从事壮医、中医的临床医疗及研究工作，用壮医诊疗技法为群众防病治病。他发表多篇壮医学术论文，在区内外有一定影响。他的主要著作有《陶针疗法》《观甲诊病》《四季鲜花叶透穴疗法》《壮医源流综论》《壮医学术体系综论》《壮医花山气功》《壮医与壮药》等。覃保霖是我国较早研究壮医药的专家之一，也是广

西民间壮医的优秀代表。值得一提的是，他在《壮医学术体系综论》一文中首次提出"壮医天、地、人三气同步"学说，强调人必须顺应天地，即"天人合一"理念，为壮医理论的形成奠定了基础。

五、壮医药学：壮医药研究的提高阶段

1984 年 9 月 1 日至 5 日，卫生部和国家民族事务委员会在呼和浩特市召开了中华人民共和国成立以来的第一次全国民族医药工作会议。这次会议明确了民族医药在整个国家卫生建设事业中的地位和作用，极大地促进了民族医药事业的发展。这个时期，作为壮族人口最多的广西，其壮医药的发展远比西藏、内蒙古、新疆等少数民族地区医药发展得慢，甚至还是一片空白。1985 年 5 月，广西民族医药研究所（今广西民族医药研究院）成立，黄汉儒为首任所长。多年来，以黄汉儒为代表的壮医学者怀着对民族医药的深厚感情，将自己全部的精力投入到民族医药工作中。黄汉儒先后承担"壮医药线点灸疗法的发掘整理与疗效验证研究""壮医理论的发掘整理与临床实验研究""广西中医民族医药发展战略研究""壮族医史研究"等课题研究，发表《关于张景岳生平及著作的若干考证》《关于壮医药史的初步探讨》《壮医药流源初探》《靖西县壮族民间医药情况考察报告》等论文，并著有《广西民族医药验方汇编》《发掘整理中的壮医》《壮医药线点灸疗法》《中国传统医药概况·壮医药》《中国少数民族传统医药大系·壮医药》《壮族通史·壮医药》《壮族医学史》《中国壮医学》等著作。黄汉儒构建了较为完善的"阴阳为本、三气同步、三道两路、脏腑筋骨、毒虚致病"的壮医基本理论体系。通过短短的 30 多年，黄汉儒带领他的团队把研究所办成了集医疗、教育、研究、办报、开发等多项功能于一体的，充满生机和活力的全国规模最大的省级民族医药研究机构，为广西国际壮医医院的建设打下了良好的基础。

六、新时代壮医：壮医药的发展新阶段

作为广西壮族自治区成立 60 周年重大公益性建设项目，广西国际壮医医院于 2016 年 3 月 2 日成立，始建于 1985 年的广西民族医药研究院也同时并入。广西国际壮医医院是以"壮瑶医药为特色，中医药为基础，现代诊疗技术为保障"为定位，集医疗、教学、科研、康复、保健、壮瑶医推广应用、制剂研发、民族医药文化传承和国际交流等 9 大功能于一体的全国较大、广西首个综合性、现代化、国际化的三级甲等民族医医院，

也是广西中医药大学的附属医院。

这一时期，以庞宇舟教授为代表的中医岐黄学者，致力于壮医重点学科建设和壮医高级人才的培养。2005 年 10 月，在他的推动下，广西中医学院（今广西中医药大学）成立了壮医药学院，庞宇舟教授任首任院长。10 多年来，他主要从事壮医理论与临床、壮药基础与应用的研究，率先阐述了壮医毒论核心理论和壮医毒论应用理论，充实、发展了"毒虚致百病"的壮医病因病机学说，形成了"毒论—毒病—解毒法—解毒药"的壮医学术思想体系，突出了壮医学的特色和优势，为壮医人才培养做出了卓越贡献。

以壮医临床第一人、第三届国医大师黄瑾明教授为代表的壮医专家，多年来致力于壮医药的临床研究。1985 年，黄瑾明教授创办广西中医学院壮医门诊部，聘请壮医名家龙玉乾传授壮医药线点灸，对壮医药线点灸的效用开展大规模临床验证，并整理出版了《壮医药线点灸疗法》和《壮医药线点灸疗法临床治验录》。他还通过各方调研把流传在民间的壮医浅刺法和壮医莲花针拔罐逐瘀法引入医学殿堂。2012 年，以黄瑾明为代表性传承人的广西黄氏壮医针灸流派被列入第一批全国中医学术流派。2019 年，人民卫生出版社出版了《广西黄氏壮医针灸流派临床经验全图解》和《壮医针灸三部特定穴位挂图》。黄瑾明教授为民族医药事业所做的贡献确立了壮医在我国民族医药的地位。

古老的壮医，经历了 6 个不寻常的发展阶段，以顽强的生命力迎来了天时、地利、人和的新时代，并展示出广阔的发展前景。

第二节　壮医药的形成

经过长期的积累，壮医对壮族地区多发病、常见病有了较明确、较深刻的认识，尤其是对瘴病、痧病的认识，不论是从病因病机到病症分类，还是从临床表现到预防治疗都达到了一定的水平，壮医学理论也在实践中不断发展。

壮族地区重峦叠嶂、江河纵横、气候炎热、多雨潮湿、植被茂密、动物繁多。这种自然气候环境在为壮族先民的生存提供便利的同时，也利于邪毒的滋长，尤其是炎热多雨的气候，动物的尸体及败草落叶易腐烂产生瘴毒，严重地威胁着壮族先民的生命。

宋代周去非的《岭外代答》不仅较为详细地记述了瘴疾的壮医治疗方法，而且指出了瘴疾的病因病机："盖天气郁蒸，阳多宣泄，冬不闭藏，草木水泉，皆禀恶气。人生其间，日受其毒，元气不固，发为瘴疾。"这是周去非在壮族地区为官多年，对当地的风土人情有一定的了解后所写，因此他所记载的内容是具有参考价值的，反映了当时壮医对瘴病的认识水平。

痧病亦是壮医认识较早的一种在我国南方夏、秋季节多发的疾病。壮医认为，痧病按其临床表现可分为痧气、红毛痧（又称"羊毛痧"）、标蛇痧、绞肠痧、夹色痧、黑利（舌）痧、喉痧等。治疗方法根据病情轻重而定，病情较轻的，可选用徒手捏痧法；病情较重的，可选用捏刺法、刮痧疗法、割痧法、挑痧法、点痧法、绞痧法，也可选用捏痧器疗法、熏蒸疗法、温浴疗法、擦治疗法等，并可配合祛风解毒的草药内服，疗效更佳。

北宋庆历年间绘制的《欧希范五脏图》是我国医学史上第一张实绘人体解剖图，壮族民间也有拾骨迁葬的习俗，因此早期的壮族医者就对人体解剖有了一定的认识，对人体脏腑组织器官有了较明确的概念，逐渐认识了脏腑的生理功能及病理变化，进而对人体的生理病理及病因病机有了更深的认识。大约在唐宋时期，壮族先民借鉴了中医的阴阳、脏腑等概念，并结合自身的认识，用以解释人体的生理和病理现象，以及疾病的病因病机，从而使壮医的理论水平及临床诊疗水平得以进一步发展和提高。

壮医虽然吸收中医的脏腑概念，但对脏腑功能的认识，较之中医为简。如壮医一般把人体分为上、中、下三部。上部像天，称为"巧"，为精气所聚之处；中部像人，称为"廊"，为谷气所聚，融化精微，条达上下，沟通内外，降浊升清，荣养全身；下部像地，称为"胴"，是津气所聚，能滋养全身。对于心、肝、脾、肺、肾、大肠、小肠、胆、胃、膀胱等脏腑，只知道其大致的功能区别，并不追究每一脏腑的具体生理机能或病理变化。

唐宋以后，壮医药有了较大的发展。唐代陈藏器所著的《本草拾遗》一书也记载了不少壮族地区的药物，如苍梧县（今广西梧州市）的陈家白药、龚州（今广西平南县）的甘家白药。此外还记载了多种产自岭南地区的药物，如玳瑁、土落草、石药、鸡肠菜、含春藤、赤翅蜂、独脚蜂、枸橼、无风自动草、草鞋根、黄龙须、骨碎补、麂目、牛白藤、芍药、金钗股等。五代李珣的《海药本草》记录了 100 多种壮族地区药物，如荔枝、零陵香、钗子股、君迁子、蛤蚧等。明代李时珍，历时 27 年，参考 800 余种文献书籍，著成《本草纲目》。在其所载的 1892 种药物中，有相当一部分是岭南地区出产和常用的药物，如动物药有蚁、蜈蚣、蛤蚧等，植物药有甘草、沙参、紫草、三七等，矿物药有赤铜、滑石等。这标志着岭南地区民族医药在祖国传统医药中的重要作用和明确地位，不但进一步说明了壮医药的客观存在，而且为祖国医学的发展也做出了贡献。

明代林富、黄佐编纂的《广西通志》记载了 100 余味广西盛产的药物。该书所收录的药物种类繁多，既有芳香温散的香附、泽兰、兰香、干姜、高良姜、山椒、艾叶，又有收敛回涩的白及、五倍子、乌梅、覆盆子、金樱子；既有开通肺气、驱散表邪的桔梗、荆芥、苍耳、香薷、柴胡、半夏、薄荷、贯众，又有通利水道、引邪外出的滑石、木通、萆薢、车前、瞿麦；既有清热解毒的苦参、地榆、金银花、黄芩、黄柏、山栀子、地骨皮、槐花、青黛、白头翁，以及峻猛外用的巴豆、商陆、炉甘石，又有补中固脏、益寿延年的地黄、首乌、龟甲、沙参、天冬、麦冬、山药、菟丝子、仙灵脾、骨碎补等药。

中华人民共和国成立前编修的广西地方志和有关文献，收载了以前未记载或较少记载的广西特有、多产药物，如桑螵蛸、斑蝥、老虎耳、血见飞、大罗伞、小罗伞、宽筋藤、土人参、土归身、土牛膝、土白术、土黄连、绵姜、单藤、吊兰、独脚莲、芙蓉花、走马胎、刀伤草、蓝姜、石兰、牛尾草、五爪龙、三爪龙等。

药物知识及医疗经验的不断积累为壮医方剂学的形成奠定了基础。过去，壮族未能形成本民族的规范化文字，壮医的医疗经验、单方、验方大多只能通过口授、耳听、心传的形式流传下来，遗失的固然很多，仅有部分因汉文资料的记载得以流传下来。

据文献记载，壮族地区医疗制度和医疗机构的建立较晚，大约在宋代以后。明清时期才开始有文献明确记载壮族地区医疗制度和医疗机构的情况。如地方志有明确记载，在明代的土司制度下，官方设有医药机构，官方和民间有一定数量的专职医药人员。特别值得注意的是，当时医学署的医官由当地少数民族担任，这对于发展民族医药特别是壮医药，必然是一个促进的因素。这也说明土司对本民族的传统医药还是比较重视的。事实上，在土司的亲属中就有直接从事医药工作的专职医生，说明在土司制度下的民族医是有一定社会地位的。如清代道光年间（1821～1850 年），在忻城土司衙门西侧曾建起一栋"大夫第"。

民国二十三年（1934年）以后，广西先后成立了省立南宁区医药研究所、省立梧州区医药研究所、省立桂林区医药研究所。这三个研究所于民国三十年（1941年）在南宁合并，名为"广西省立医药研究所"。研究所当时的主要任务是招收学员，培养中医药后备力量。民国三十四年九月（1945年9月），改称为"广西省立南宁高级中医职业学校"（今广西中医药大学）。该校设有药科专业班和药物种植场，教授有关药物方面的知识，并对部分中药、壮药进行剂型改革的尝试，提炼成为流膏、干膏、水液、粉末、植物结晶等。

第三节　壮医药的传承与发展

壮医药经过漫长的发展历史，到了晚清和民国时期，已初步形成了比较完整的医学体系，出现了有关壮医药方面的著作。这一时期壮医药在药物、病症、诊断和治疗等方面，得到了初步的总结。

一、壮医药理论体系的初步形成

药物方面。明代林富、黄佐编纂的《广西通志》记载广西盛产的药物有100多种；到了清代，广西地方志中关于壮医药的记载空前增加，内容也更加丰富。有些地方志不仅记载药物的出产、应用等方面的知识，还记载加工炮制和典型病例。这些都标志着壮医药逐步趋向成熟。

病症方面。一是壮医对地方多发病，即痧、瘴、蛊、毒、风、湿等已有所认识；二是壮医还有着不少独特的病名，如壮医病名有的以壮语表述的病症名称命名，有的按主要症状命名，有的按预后的良恶来命名，有的以取类比象来命名，等等。有些病症名，只有用壮语才能比较准确地表述。目前已知的壮语病名不下百种。但由于南北方言的差异，更由于缺少文字的记载而缺乏规范，壮语病名仍有待今后的发掘、整理和提高。

诊断方面。壮医有望诊、目诊、脉诊、甲诊、指诊、腹诊，这些诊法均具有壮医特色。

治疗方面。壮医有内治法和外治法两大类。内治法既有对症治疗，亦有对因治疗。

壮医治疗的特点是以辨病为主，用药简便，专病专方。一般疾病，单用外治法即可奏效。有些疾病虽用内治法，但亦需配合外治法来治疗，很少单独使用内治法。

随着壮医药理论的逐步成熟，民间壮医手抄本相继出现，如《童人仔灸疗图》（广西崇左市宁明县忍乡壮医邓显楷收藏，手抄本）、《痧症针方图解》（广西百色市德保县马隘乡罗家安著，手抄本）等。据近年的调查，广西民族医药古籍整理小组办公室搜集到民国时期的民间壮医药手抄本 100 多本，内容以临床实用为主，包括内科、外科、妇科、儿科的医药知识。这些手抄本的编写，对壮医药理论及临床实践进行了总结，说明壮医药已具备了一定的理论基础，积累了丰富的诊疗经验，对普及医药知识和提高壮族人民的健康水平有积极作用。

二、壮医药理论体系的形成与完善

中华人民共和国成立后，在党中央优厚的民族政策和中医政策的指导下，在有关部门的重视和支持下，通过壮族儿女的不断努力，壮医药得到了空前的飞速发展。广西民族医药协会下设壮医药线点灸研究会，定期召开全区性的学术交流会。广西中医学院成立壮医研究所，对壮医药线点灸等特色诊疗技术进行全面的临床研究和实验研究，并取得重大进展。1985 年，广西民族医药研究所成立。该所设立了壮医研究室和医史文献室，对壮医历史、基础理论、临床诊疗方法进行全面的发掘、整理和研究；编撰了《壮医药线点灸疗法》《发掘整理中的壮医》等专著，结束了壮医无系统文字记载、无专著出版的历史。由广西民族医药研究所主办的《民族医药报》，把宣传壮医药作为重要内容，每年都刊载大量的壮医药学术论文和壮医验方、秘方，受到广大读者的欢迎。广西中医学院（今广西中医药大学）1985 年开始招收壮医硕士研究生，2002 年开始招收中医学（壮医方向）五年制本科生，2011 年开设壮医学本科专业并正式招生，标志着壮医学学科建设迈上了重要的历史台阶。壮医药的理论体系将在改革开放的浪潮中，被不断地挖掘、整理和研究，并逐渐趋于完善。

第四节 壮医学的基本特点

　　壮医学与中医学同属传统医学，是我国传统医药的重要组成部分。但是由于生产力落后等历史原因，壮医学一直没有自己完整的理论体系，直到 20 世纪后期才得到了飞跃性的发展。特别是黄汉儒主编的《壮族医史学》《中国壮医学》等壮医专著的问世，使壮医学在历史上第一次有了自己的理论体系，初步形成系统化、规范化、科学化的学科体系，确立了壮医学的学术地位。壮医学的基本特点可归纳如下：

一、重视阴阳为本

　　壮医认为，万物皆可分阴阳，万变皆由阴阳起，故称"阴阳为本"。中医认为，人体的生理结构和病理变化表现为阴阳互根、阴阳互生、阴阳互长、阴阳互消的自然规律。壮医最早引入"阴阳"概念的人是德保县著名壮医罗家安，他首次用"阴盛阳盛"来解释痧症的病理变化。在广西的地方志中也有提及"阴阳"的概念，如魏笃修、王俊臣纂的《浔州府志》中提到："瘴疟证候，虽或不一，然大抵阴阳各不升降，上热下寒者，十有八九。况人身上本属阳，下本属阴，又感此阳燠阴湿不和之气，自多上热下寒之症。"又如民国时期韦冠英等修纂的《贺县志》亦提到："尝思天一生水，地二生火，是则水火者，乃先天之阴阳。"由此可见，壮族先民对阴阳的认识由来已久。

二、强调三气同步

　　壮族人民在长期的医疗实践中形成了独特的天人自然观。壮医认为，自然界的天、地、人三气是同步运行的，而人体又分为上部天、下部地和中部人，人体的天、地、人三部之气也是同步运行的。在生理上，人体的天、地、人三部只有与自然界（天、地）同步运行、制约化生、生生不息，才能达到健康状态；在病理上，若天、地、人三气不能同步运行，则百病丛生。壮医的天人自然观实际上与中医的天人合一观同属整体观念范畴，而壮医更加突出人与自然及人体各部位的平衡关系，而且把"天、地、人三气不同步论"作为病机的重要方面。

三、以三道两路为核心

　　三道两路学说是壮医理论体系的核心。人体的气道、谷道、水道、龙路、火路是体内的五条重要通道，三道两路通畅，调节有度，则人体内天、地、人三部之气以及人体之气与天地之气才能保持同步协调平衡，达到健康状态。道路阻塞或调节失度，则三气不能同步而疾病丛生。壮医的道路学说类似于中医的经络学说和气血津液学说，但壮医的道路学说比较简单，或仅为雏形，没有更好的形式来完善，因而比中医更古朴，有待进一步深入研究。

四、主张毒虚致病论

在病因上，壮医强调"毒虚致百病"，认为一切疾病都是由毒邪所致。自古以来，壮族地区都被认为是烟瘴之地，各种毒物尤多，独特的生活环境使壮族先民对毒有着深刻的体验，并积累了相当丰富的经验，故壮医在长期的实践中发展了毒邪致病学说。壮医认为，所谓"毒"，是以对人体是否构成伤害以及伤害致病的程度为依据的。有的毒性猛烈，有的则缓慢起作用；有的为有形之毒，有的为无形之毒；有的损伤皮肉，有的则伤害脏腑和体内重要通道。虚即正气虚，不足以抗毒。壮医认为，虚是致病的两大因素之一。因为虚使体内的运化能力和防卫能力相对减弱，特别容易招致邪毒的侵袭，出现毒虚并存的复杂症状。毒虚构成壮医的病因论，壮医中毒邪的含义很广，是一切致病因素的总称，几乎囊括了中医的所有病因，毒虚均通过影响三气同步而致病。

五、重视特色诊法

壮医虽也讲多种诊法合参，但更尊崇目诊。壮医目诊具有丰富而系统的内容，比中医望目更为全面，具有独特的壮族特色和地方特色，是壮医诊断学之精华。壮医认为，眼睛是天、地、人三气精华之所在，人体三道两路的精气均上注于目，所以眼睛能包含一切、洞察一切和反映百病。壮医目诊通过观察眼睛血管的分布、走向、大小、颜色、弯曲度等细微变化来诊断全身疾病，所谓"一目了然"。除了目诊，壮医还有不少颇具特色的诊断方法，如甲诊、按诊、探诊等，为壮医在诊断疾病的过程中发挥了独到的作用，显示了壮医学独特的魅力。

六、偏于辨病论治

壮医对疾病的认识长期处于民间散在的经验继承，直至现代才形成完整的理论体系，临床用药多以经验方药为主，主张辨病与辨证相结合，强调以辨病为主。多主张专病、专方、专药，就是证变化了，也不一定立即变更治疗原则和原来方药。壮医也辨证，但一般只辨阴证和阳证，内容远未及中医的辨证丰富。壮医的辨病类似于西医的辨病，有什么病就用什么药，故壮医常专病、专方、专药，值得进一步发掘研究。随着当代社会人民群众对医疗卫生水平要求的逐步提高，辨证论治长于治未病、治慢病的特点也应引起壮医临床发展的重视。

七、擅用内病外治

壮医在治疗方法上既讲究内治，更重视外治，且以外治为主。壮医外治法丰富多彩，几乎所有的病症都可采用外治法，即使是用内治法治疗内科疾病，亦多配以外治法。一般的疾病，仅用外治法即可奏效。有些病情复杂且较重的疾病，则多以内服和外治法并用。如头晕头痛、胸脘胀闷等，治疗时多用挑法和刮法，使血脉通而毒气尽去。壮医擅用外治法可能与壮族地区高温多湿热、虫毒多外伤等因素有关。

第二章 ◆ 壮医学基础理论

　　壮医学的形成与发展，经历了漫长的历史时期。壮医理论体系的形成，是以壮族先民和无数民间壮医千百年的生产生活及临床实践为基础的。壮医理论是壮族先民对人体与大自然关系的宏观认识，是对人体脏腑器官及其功能的朴实理解，是对各种疾病的病因、病机、诊断和防治方法的规律性总结。壮医理论体系的形成，是壮医学作为一门相对独立和有特色的民族传统医学的重要标志，也是壮医学在学术上趋于成熟的体现。

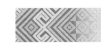
第一节　阴阳为本理论

一、壮族人民对阴阳的认识

壮医理论认为，万物皆可分阴阳，万变皆由阴阳起。阴阳，是壮族人民对宇宙中既相互联系又相反相成的事物和现象双方属性的概括。这些事物和现象可以通过比较，显示出双方的差异和各自的特点。

壮医的阴阳观起源于农耕时代，人们在观察日月之象，感受昼夜阴晴、寒暑变化时，发现大量相反相对的现象，如在农业生产中发现向阳者丰收，背阴者减产等。殷周时期，人们就总结出"相其阴阳"的生产经验。随着壮族与汉族的文化交流，壮族先民也广泛应用"阴阳"的概念来解释世界万物的变化。壮医认为，万事万物的变化皆由阴阳消长变化而引起，阴阳的运动变化造就了千姿百态的物质世界。

壮族先民从长期的生活、生产实践中得到的万物"波乜"（公母）观，对壮医"阴阳"概念的产生有重要的影响。壮族先民认为，人分"波乜"，动物也分"波乜"，便以自身类比来观察认识自然。时至今日，民间壮医仍有用公母特性来区别药物性质的习惯。壮族视"波乜"为自然存在的二元性客体，把"波乜"二元性作为认识世界、描述世界的一对基本范畴，这已不是原来的生物学中两性的关系和意义。壮族万物"波乜"观的原始哲学思维，与汉族的万物阴阳观具有相类似的性质，只是后者是一种抽象性的概括，前者为形象性的类比思维。因此，壮医"阴阳"的概念，与壮族朴素的哲学思想万物"波乜"观有相当深的渊源关系。壮族先民应是先有万物"波乜"的思想观，这种观念在延续了相当长的一段历史时期后，逐渐与中原文化汇通融合。可以自如表述万物两面性的中医阴阳更易被壮医接受，进一步被引入到壮医基础理论中，阴阳为人之根本，也逐渐为壮医所接受。

壮医大师黄汉儒教授在《壮医基础理论体系概述》一文中提出了"阴阳为本"的概念。他认为"阴阳为本"是壮医的天人自然观，大自然的各种变化都是阴阳对立、阴阳互根、阴阳消长、阴阳平衡、阴阳转化的反映和结果。"阴阳为本"的概念可以定义为阴阳的存在及运动变化是天地万物运动变化的本源，阴阳的运动变化是天地万物普遍存在的一种客观现象。就人体而言，人体生理病理的各种变化、各种药物及治疗技法所起的作用、疾病的转归等，都是人体内部阴阳运动变化的结果。

二、阴阳为本的基本内涵

壮医认为，大自然通过阴阳交感而产生的各种变化，都是阴阳对立制约、阴阳互根互用、阴阳消长、阴阳平衡、阴阳相互转化的反映和结果。阴盛阳盛说法的形成，与广西地理气候特点和痧症的特殊表现有关。壮族先民认为，万变皆由阴阳起，阴阳运动变化，存在于天地万物之间，天地阴阳二气的交感相合，相错相长，产生了万物并推动它们的发展变化。壮医认为，阴阳运动变化是天地万物变化的源泉。阴阳二气在运动中相互感应而交合，是宇宙万物产生和变化的根源。天地阴阳二气之所以能发生交感相错，是由于它们不断地进行升降运动。天气下降，地气上升，阴阳二气才能实现交感。人类的产生，也依赖天地阴阳二气的相互作用。新的生命个体的产生，也是阴阳二气交感相错的结果。例如天体，即日、月、地球、其他星体等，相互吸引、相互排斥，使整个宇宙得以衡动。再如，动植物雌雄交感，使生物体得以延续，种族得以繁衍。

壮医阴阳为本的理论，最讲究"平衡"。平衡是天地万物的自然法则，太过或不及都是不正常的状态。疾病发展的不同时期，或在不同的患者身上，都可以表现为阴证或阳证。阴证与阳证在治疗中可以发生质的改变，根据疾病的阴阳变化，可以判定病情的轻重，如经治疗后疾病可由阴证转为阳证，或由阳证转为阴证。从证的变化还可以预测疾病的转归，如由阴转阳，多表示疾病向好的方面转化；由阳转阴，多表示疾病趋于严重或恶化，甚至预后不良。

三、壮医对阴阳为本理论的应用

壮族民间有"笃信阴阳"的说法，在治疗疾病的过程中皆以阴阳为本。根据调查资料显示，民间壮医对阴阳的实际运用较多，壮医阴阳为本理论形成后，其应用主要体现在如下几个方面：

（一）对人体组织结构的属性进行归类

人体是一个有机的整体，构成人体的脏腑、气血、骨肉、三道、两路等既是有机联系的，又是相对独立的，可以用阴阳对其属性进行归类。就人体上下而言，头居上为天部，属阳；足居下为地部，属阴。就人体内外而言，体表属阳，体内属阴。就前后而言，背属阳，胸腹属阴。就脏腑而言，腑属阳，脏属阴。就心肺而言，心属阳，肺属阴。就肝肾而言，肝属阳，肾属阴。就两路而言，火路属阳，龙路属阴。就气血而言，气属阳，血属阴。就骨肉而言，骨属阳，肉属阴。壮医主要是从宏观的层面把人体组织结构的属性归为阴阳两类，在实际运用中并没有对阴阳进行无限的划分，即在大多数情况下，不进行阴阳之下再分阴阳的多层次划分。这与中医的"阴阳者，数之可十，推之可百，数之可千，推之可万，万之大不可胜数"有很大的不同。

（二）解释人体生理机能

人体是由许多脏腑、组织、器官构成的整体，人体各脏腑、组织、器官的生理机能可以用阴阳为本的理论进行概括。阴阳为本的理论认为，生理状态就是健康状态，既是人与自然阴阳协调的结果，也是人体内部阴阳平衡的体现。具体来说，就是人与天地和谐，人体内部结构与功能统一，上、下、内、外协调，气、血、水、精均衡，阴阳变化有度，生命活动就保持有序常态。也就是说，人能维持生理机能的本源是阴阳的协调平衡，在一定范围内，人能够适应天地阴阳的变化，从而维持健康的生理状态。

（三）解释病理变化

1. 对病因的性质进行归类。

健康的人体，阴阳双方是协调平衡的，由于某种原因使阴阳失调，就会发生疾病。疾病是毒邪作用于人体，邪正相争，导致机体阴阳失调、脏腑气血功能失常的结果。而正气和邪气可以分属阴阳两类，正气分阴阳，可分为阴精和阳气两部分；病邪分阴阳，一般认为风、湿外邪属阳，饮食居处失宜、情志失调等属阴。而属阳的外邪之中，火（热）、暑、风为阳邪，寒、湿为阴邪。壮医认为毒虚致百病，其毒有阴毒、阳毒之分，如寒毒、湿毒属阴毒，热毒、火毒属阳毒。其正气虚也有阴虚、阳虚之分。

正气和邪气之间是处于相互斗争的状态，一般属于阴的邪气伤人就会损害人体的阳气，属于阳的邪气就会伤害人体的阴气。

2. 解释寒、热产生的原理。

由于寒热分阴阳，寒为阴，热为阳，所以人体患病后产生或寒或热的异常病理现象，

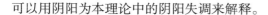

可以用阴阳为本理论中的阴阳失调来解释。

（1）阴阳偏盛。

即阴偏盛或阳偏盛，就是阴或阳任何一方高于正常水平的病理变化。如果阳偏盛就表现为热象，阴偏盛就表现为寒象。

①阴盛则寒：阴盛者常为阴毒致病，如寒毒、湿毒等偏盛所致的阴寒实证，表现为形寒而栗、面色苍白、脘腹冷痛、大便清稀、唇甲青紫等。

②阴盛阳衰：为阴过度增加，同时导致阳气虚衰。临床上实寒与虚寒的症状并见，或原有虚寒病症，复感寒毒而见实寒症状。例如已故著名壮医罗家安《痧症针方图解》手抄本中记载了"蛇龙吊"症见恶心欲呕、胸胀闷、疼痛，是由阴盛阳衰而来，为阴寒凝滞、气机不通所致。

③阳盛则热：阳盛者常为阳毒致病，如热毒、火毒偏盛所致的阳热实证，表现为高热恶热、烦躁不安、唇红面赤、口渴引饮、疮疡红肿疼痛等。

④阳盛阴衰：为阳过度增多，同时导致阴液减少。临床上实热与虚热并见，或原有虚热病症，复感热毒而见实热症状。例如已故著名壮医罗家安《痧症针方图解》手抄本记载了"羊毛痧"多由阳盛阴衰所致。

（2）阴盛阳盛。

为阴阳同时过度增加，也就是说阴阳双方同时高于正常水平的病理变化。阴阳两盛的认识是壮医理论的特色，已故壮医罗家安所著《痧症针方图解》中，就明确以阴盛阳衰、阳盛阴衰、阴盛阳盛对各种痧症进行分类，作为辨证的总纲。一般认为阴盛阳盛的说法可能与壮族地区气温既偏高同时雨量也充沛的自然现象以及某些痧症的特殊症状表现有关。

一般而言，如果疾病出现阴阳同时偏盛，多表现为较复杂的寒热错杂病症。在壮族民间有用阴盛阳盛来概括病理变化者，如已故著名壮医罗家安认为，"白头蛇"症见肌肉痉挛、目闭、沉默寡言等，其病机主要由阴盛阳盛发展而来。

（3）阴阳偏衰。

阴阳偏衰，即阴虚或阳虚，是指阴或阳任何一方低于正常水平的状态。可表现为阳虚则寒和阴虚则热。

①阳虚则寒：指人体阳气虚衰，无力制约阴气，导致阴气相对偏盛而出现寒象，临床可见面色苍白、畏寒肢冷、神疲蜷卧、自汗、脉微等虚寒证。

②阴虚则热：指人体阴气虚衰，无力制约阳气，导致阳气相对偏亢而出现热象，临床可见潮热盗汗、五心烦热、口干舌燥、舌红少津、脉象细数等虚热证。

（4）阴衰阳衰。

就是阴阳两虚，为阴阳双方同时过度减少，即阴阳双方低于正常水平的病理变化。如果阴衰则无以制阳，阳相对亢盛，临床表现出阳亢的特点，如出现虚热，可见潮热盗汗、烦热、口干舌燥等。阳衰则无以制阴，阴相对偏盛，临床表现出阴寒的特点，可见畏寒肢冷、面色苍白、神疲懒动等。阴衰阳衰临床上多表现为虚热与虚寒同时并见，为复杂之病候。

（5）亡阴亡阳。

为阴阳双方亡失，可分为亡阳和亡阴两种情况，均为生命终结或行将终结的表现。

（四）区分症状、证候的阴阳属性

疾病的临床表现包括病人自我感觉异常的症状，舌、脉等客观表现的体征。通过望诊、目诊、闻诊、问诊、脉诊等方法，全面收集疾病的临床表现后，必须运用阴阳为本的理论对这些症状体征进行阴阳属性的辨别。如口渴，大渴引饮为热盛伤津，证属阳；渴而漱水不欲饮，一般为阳气亏虚，气不行津，证属阴。面黄，黄色鲜明如橘色，为湿热所致，证属阳黄；黄色晦暗如黄土，为寒湿内困所致，证属阴黄。咳嗽声高气粗，证属阳；咳嗽声低气弱，证属阴。脉象浮、大、数、洪，属阳脉；脉象沉、小、迟、细，属阴脉。舌质红绛，为有热，属阳；舌质淡白，为寒为虚，属阴。舌苔黄，为热盛，属阳；舌苔白，为寒，属阴。

在辨病的基础上进行辨阴证、阳证是壮医辨证的特色。从总的方面看，阴阳可以概括整个疾病的属性，如表证、热证、实证属阳，里证、寒证、虚证属阴。壮医认为，证是患者在疾病过程中某一阶段的全身情况的综合反映，每一种疾病在不同的阶段、不同的患者身上，都可以表现为阴证或阳证。

关于病的阴阳属性，民间壮医有一定的认识，如广西民族医药普查收集到的民族医药资料中，有"观形察色辨因，阴弱阳强发硬柔，若是伤寒双足冷，要知有热肚皮求，鼻冷便知是痘疹（候），耳冷应知风热投，浑身皆热伤风症，下冷上热伤食愁……心经有冷面无光，面赤须言热并当，心经发热惊四足，疾成虚肿起阴阳"等论述。壮医中的阴证与阳证，主要指疾病过程中阴盛阳衰和阳盛阴衰。这两种情况，阴证多因脏腑、气血、骨肉、三道、两路功能衰退，表现为神疲、倦怠、乏力、畏寒肢冷、面色苍白、指甲苍白等；阳证多表现为面色红、发热、肌肤灼热、烦躁不安、呼吸气粗，甚者神昏谵妄、打人骂人、小便黄赤、舌红、目诊见"勒答"（眼睛）红丝明显、甲象见红紫或青紫等。根据病证的阴阳，可以判断病情的轻重及预后。一般来说，正虚毒轻者，或疾病的后期，多表现为阴证；而正盛毒重者，或疾病的初期，多表现为阳证。经治疗后由阴证转为阳证，多表示疾病向好的方面转化；若由阳证转为阴证，多表示疾病趋重或恶化，甚至预后不良。

综上所述，因为疾病发生、发展、变化的内在机理是阴阳失调，所以任何疾病尽管临床表现错综复杂，千变万化，但都可以用阴阳来分析归纳。运用阴阳属性对临床症状和体征进行阴阳的辨别与分类，是壮医临床诊断常用的方法，为下一步使用寒（母）性药物或热（公）性药物有针对性地治疗提供依据。

（五）指导确立治疗原则

阴阳失调是疾病发生的本源。因此，治病首要的是调整阴阳，采取各种方法，不足者补之，太过者泻之，使已失去平衡的阴阳双方恢复到协调的生理状态。因此，调整阴阳、恢复阴阳的平衡协调是治疗疾病总的原则。广西一位民间壮医认为"阳者冷之，阴者热之"就是对调整阴阳的概括。就具体治则而言，阴盛阳盛者，泄阴泻阳；阴衰阳衰者，补阴补阳；阴盛阳衰者，泄阴补阳；阳盛阴衰者，泻阳补阴；阴损及阳者，补阴益阳；阳损及阴者，扶阳益阴；孤阴独阳者，救逆回阳或救逆存阴。

（六）指导养生与临床用药

四季的阴阳变化，对人体的阴阳消长有着极大的影响。春季，自然界阳气初升，人体的阳气开始从内向外生发，最忌抑遏，故凡有助于人体阳气生发的为顺，抑遏则为逆。夏季，自然界阳气逐渐增长到最盛，而人体的阳气趋于体表，最易外散，所以顾护阳气为顺，耗散阳气为逆。秋季，自然界阴气渐渐趋旺，人体阳气逐渐趋于体内，养生要注意调节阴阳。冬季，自然界的阴气隆盛，阳气大减，人体阳气趋于内，故冬季人体阳气易耗，保养阳气最为重要。

在壮药解毒药中，解热毒药属于阴性药，也称为"母药"，用于阳热盛证；解寒毒药属于阳性药，也称为"公药"，用于阴寒盛证。壮药的补虚药也有补阴药和补阳药两大类，分别用于阴虚和阳虚的病证。例如：广西一些壮族民间医师在治疗伤肿、淋巴结核、瘰结、疖肿等疾病时，会根据病情分阳盛、阴盛、阳虚、阴虚来分别用药。

纵观壮医阴阳为本理论，关键在一个"本"字，核心在于平衡，阴阳运动变化为天地万物之本源，平衡是天地万物普遍适用的自然法则，过与不及都是一种偏态。中医强调阴平阳秘，西医重视水电解质平衡，强调的都是一种平衡状态，壮医阴阳为本理论也强调阴阳的均衡性，阴阳运动必须保持一种动态的平衡，这是天地万物维持正常有序状态的本源。

第二节　三气同步理论

壮医认为，人生存于自然界之间，依赖自然条件的供给生存和发展，同时受自然的制约，人类所有的生理变化和行为活动必须顺应外界的一切，与气候、环境等条件同频共振，才能保全自己，繁衍后代。因此，衍生了壮医理论中的三气同步学说。"天、地、人三气同步学说"是柳州名老壮医覃保霖在《壮医学术体系综论》一文中首先提出。广西民族医药研究所（今广西民族医药研究院）科研人员在对河池、柳州、南宁、百色地区的民间壮医的实地调查中，也证实确有此说。

三气同步是指天、地、人三气协调平稳运行，才能保证人体的最佳生命状态。天，指天气；地，指地气，二者合称"天地自然之气"。三气，指天、地、人三气；同步，指保持协调平衡。三气同步，即天、地、人三者协调平衡的状态。三气同步是根据壮语"人不得逆天地"或"人必须顺天地"意译过来的。其内涵主要为：

1. 人禀天地之气而生，为万物之灵。

古人云："夫人生于地，悬命于天，天地合气，命之曰人。人能应四时者，天地为之父母。"由此可见，古人认为天地万物由气构成，人属天地万物之一，当然也是由天地之气所生。天气属阳，具有发散，温热、轻清的性质而主降；地气属阴，具有凝敛、寒凉、重浊的性质而主升。天之阳气下降，地之阴气上升，形成阴阳升降运动。天地阴阳之气的升降运动是有规律地进行，从而形成岁气和时令气候变迁的周期性、节律性。人生活在天地自然之中，必然会受到因天地自然变化而形成的岁气、时令气候的影响。由天气与地气相互作用，阴气上升与阳气下降互为因果，这种永恒的升降运动，导致了万物生长壮老、变化不已。人和万物一样，都是天地自然之气的产物，但人又和万物不同，人能"应四时""知万物"，是天地万物中最为宝贵的部分，故称为"万物之灵"。

2. 人的生、长、壮、老、已的生命周期，受天地之气涵养和制约，人气与天地之气息息相通。

一年之中，四时的气候是春温夏热、秋凉冬寒。如果时令来到，气候也相应而至，则称为"平气"。如果时令未到，而气候先至，则称为"太过"。如果时令已到，气候未至，则称为"不及"。人体对时令、气候的变迁，无论是平气、太过或不及，都具有一种本能的顺应能力。人之所以贵于万物，就在于他是知万物者，能"法则天地，随应而动"，能掌握和运用天地交感法则规律，因天时而别，因地理而异，循自然而养生，顺变化而防病治病。人体的生理活动能够顺应四时的变化，而发生与之相应的有程序的调整，从而使人体与天地之气交，保持相应的一致性，则是正常的生理。假使四时气交变化超过了人体的顺应能力，扰乱了人体顺应自然的节律性；或人体顺应能力减弱，不能对气交变化做出与之相应的调整，便会发生疾病。

人类产生于自然界，自然界为人类的生存提供必要的条件，如大自然中阳光、空气、雨露的哺育滋润，地面上生长各种物质和食物不断充养，所有的一切在人类自我更新、自我复制的新陈代谢过程中发挥了巨大的作用。正由于人体之气与天地之气息息相通，人的生理活动随着自然的运动和自然条件的变化而发生相应的变化，故自然万物有生长收藏的运动，人类则有生、长、壮、老、已的生命周期。天人相应观强调天地交感法则对人体的影响，以及人体对其顺应的本能活动，即受自然界的涵养和制约，方能在自然界中生存，更重要的是指出人要能主动地顺应这种法则，以达到养生防病、治病的目的。

3. 天地之气为人体造就了生存和健康的一定常度，但天地之气又是在不断地变化。

日夜小变化，四季大变化，是为正常变化；而地震、火山、台风、洪水、陨石雨等属异常变化，是为灾变。人作为万物之灵，对天地之气的变化有一定的主动适应能力，如天黑了会引火照明，天热了会出汗，天冷了会加衣被，洪水来临会登高躲避等。甚至妇女月事也与月亮的盈亏周期有关。对于天地之气的这些变化，人如能主动适应，就可维持生存和健康的常度；如不能适应，就会受到伤害并导致疾病的发生。

4. 人体也是一个小天地，是一个有限的小宇宙单元。

壮医认为，整个人体可分为三部：上部天，壮语称为"巧"，包括外延；中部人，壮语称为"廊"；下部地，壮语称为"胴"，包括内景。人体内三部之气只有同步运行，制约化生，才能生生不息。形体与功能相一致，大体上天气主降，地气主升，人气主和。升降适宜，中和涵养，则气血调和，阴阳平衡，脏腑自安，并能适应大宇宙的变化。

5. 人体的结构与功能，先天之气与后天之气，共同形成了人体的适应与防卫能力，从而达到天、地、人三气同步的健康境界。

自古以来，壮族人民为了维持自己的生存和种族的繁衍，形成了一定的生产关系。在日出而作日落而息的过程中，壮族先民"仰则观象于天，伏则观法于地"。因此，他们对于天地的形成有自己朴素的观点。壮族史诗《布洛陀》诗经中，记载着壮族先民对自然的看法。远古时期，天地尚未形成，随着宇宙间旋转的一团混沌的大气，逐渐分成了天空（上）、地上（中）、地下（下）三界。这种三分天下的思维特点，含有辩证的因素，也是对天地生成的唯物解释，在壮族传统文化中有诸多反映。在壮族先民的哲学思维中，还存在天人同一的思想。这种"同一"其意是同一体、齐同。在壮族天人同一的思想下，壮医认为人要取得身体的健康，必须要与自然界一体，因此，人体自身的三部气机，要与天地自然的三部气机和谐统一，这就是壮医三气同步的天人自然观。

第三节　三道两路理论

壮医认为人体内有三条非常重要的通道，即谷道、气道、水道。它们是人体内部与自然相通，维持正常人体代谢需要的三条重要的通道。谷道、水道和气道在人体内相对独立，又有互通，主要功能是与自然界发生物质交换。三道将外界的能量物质消化后，将有用的物质吸收以补充人体生长的需要，同时还能排出废物。壮族是我国最早种植水稻的民族之一，认为五谷禀天地之气以生长，赖天地之气以收藏，人食五谷则得天地之气以滋养。壮医将五谷进入人体得以消化吸收之通道称为"谷道"，壮语称为"条根埃"，主要是指食道和胃肠。其化生的枢纽脏腑在肝、胆、胰。水为生命之源，水道是人体吸收水分，排出废液的通路，水道能进水，亦能出水，使人体与大自然发生最直接、最密切的联系。水道与谷道同源而分流，在吸取水谷精微营养物质后，谷道排出粪便，水道主要排出汗、尿。水道的调节枢纽为肾与膀胱。气道是人体与大自然之气相互交换的通道，进出于口鼻，其交换枢纽脏腑为肺。壮医三气同步理论主要是通过人体内的谷道、水道和气道及其相关的枢纽脏腑的制化和协调作用来实现的。三道畅通，调节有度，人体之气就能与天地之气保持同步协调平衡，即健康状态。三道阻塞或调节失度，则三气不能同步而疾病丛生。

两路，指龙路与火路，是人体内虽未直接与大自然相通，但却是维持人体生机和反映疾病动态的两条极为重要的内封闭通路。科研人员从对广西大新县著名女壮医陆爱莲等人的调查访问中了解到，这一带的壮族民间医生大都推崇这一传统理论。壮族先民认为龙是制水的，龙路在人体内即是血液的通道，故有些壮医又将其称之为"血脉""龙脉"，其功能主要是为内脏骨肉输送营养。壮医认为龙路有干线，有网络，遍布全身，循环往来，其中枢在心脏。火为触发之物，其性迅速，即"火速"之谓，感之灼热。火路在人体内为传感之道，用现代语言来说也可称"信息通道"。其中枢在大脑，壮语称为"巧坞"。火路同龙路一样，有干线及网络，遍布全身，使正常人体能在极短的时间内，感受外界的各种信息和刺激，并经中枢"巧坞"的处理，迅速做出反应，以此来适应外界的各种变化，实现三气同步的生理平衡。火路阻断，则人体失去对外界的信息反应、适应能力，导致生病甚至死亡。

谷道、气道、水道是人体内直接与大自然相通的通道，其正常生理功能的实现，要靠三道的相关脏腑发挥作用而协同完成。任意一个脏腑调节机制出现障碍，均能导致三道功能失调，从而导致疾病丛生。因此，三道的生理特点是以"通"为要。

两路是人体内的两条内封通路，是连接脏腑和三道的重要沟通渠道。脏腑中运化的气机靠两路向全身输送，自然界的水谷精华从三道进入人体，消化吸收后也要靠两路输送并濡养全身及各脏腑。龙路和火路中传递的精华与信息在人体内循环往复，周而复始，一刻不停歇。因此，两路的功能特点为"动"，龙路、火路以"动"为要。

壮医认为，以上几个方面的失常既可单独存在，也可相互影响、互为因果。因为道路功能的发挥，关键在于畅通无阻，而人体三气同步最佳生理状态的实现，也取决于三道两路的通畅。三道通畅，调节有度，人体之气就能与天地之气交流。两路顺畅，人体各个脏腑、组织就能协调，功能正常，人就健康无病。如果三道两路不通，会引起三气不同步，脏腑功能失常而百病由此而生。

第四节　脏腑筋骨理论

壮医认为，脏腑、气血、骨肉是构成人体的物质基础。壮医对内脏的认识，源于壮族先民对生产、生活、实践的经验总结以及临床实践的观察。据考证，壮族先民很早就已经掌握了一些人体结构的认识，最确凿的证据就是在春秋战国时期已经成形的广西宁明花山岩画。岩画上人像各部位的大小、比例适中，位置准确，说明壮族先民早在秦汉时期对解剖结构已有粗略的认识。这与壮族民间二次葬的习俗及北宋庆历年间广西宜州出现的《欧希范五脏图》有关。这些对壮医的发展有实际意义，同时对我国传统医学也产生深远影响。

壮医认为位于颅内、胸腔、腹腔内相对独立的实体都称之为"脏腑"，没有很明确的"脏"和"腑"的区分观念。壮医称颅内容物为"坞"，含有统筹、思考和主宰精神活动的意思。如精神病出现精神症状，壮医统称为"坞乱"或"巧坞乱"，即总指挥部功能紊乱的意思。壮医称心脏为"咪心头"，有脏腑之首的意思；称肺为"咪钵"，肝为"咪叠"，胆为"咪背"，肾为"咪腰"，胰为"咪曼"，脾为"咪隆"，胃为"咪胴"，肠为"咪虽"，膀胱为"咪小肚"，妇女胞宫为"咪花肠"。这些脏腑各有自己的功能，共同维持人体的正常生理状态，没有表里之分。当内脏实体受到损伤或由于其他原因引起功能失调时，人体就会生病。由于壮医没有五行配五脏的理论，因此壮医认为脏腑疾病也没有必然的生克传变模式。

壮医称气为"嘘"，指人体之气，认为气是功能，是动力，是生命活力的表现。气虽然看不到，但可以感觉到，活人一呼一吸，进出都是气，有气无气是生死界限之一。另外，壮医重视三气同步的天人合一整体观，人体健康与否要看人体的三气能否与自然界的三气和谐且同步运行。气对人体极为重要，因此调气成为壮医治疗疾病的重要原则之一。

壮医称血为"勒"，认为血是营养全身脏腑骨肉、四肢百骸的重要物质，血得天地之气而生，赖天地之气而行。血的颜色、质量和数量均有一定常度，血的变化可以反映人体很多的生理病理变化，查验血液颜色和黏稠度的变化是一些老壮医判断疾病性质和预后的重要依据。刺血、放血、补血是壮医治疗疾病的重要方法。

壮医称骨为"夺"，肉为"诺"，认为骨、肉是构成人体的框架和形态，并保护人体内的脏器在通常情况下不受外部伤害。骨、肉还是人体的运动器官。人体内的谷道、水道、气道，以及龙路、火路，都往返运行于骨、肉之中。骨、肉的损伤可导致上述通道受阻而引发其他的疾病。

壮医将人的精神活动、语言及思考能力，归结为"巧坞"（大脑）的功能。因此，凡是精神方面的疾病，在治疗上都要着眼于调整"巧坞"的机能。"巧坞"的位置在颅骨内，上至天灵盖，下至风府穴，是髓汇聚的场所，主精神思维，是精髓和神明高度汇聚之处。人的视觉、听觉、嗅觉、触觉、思维记忆等，均是在"巧坞"的作用下发生的。因此，"巧坞"是人体极其重要的器官，是生命要害之所在。

壮医认为，"巧坞"主神，主管人的精神活动、语言能力及思考能力。人的思想意识等精神活动的产生都是物质世界刺激人体大脑的结果。因此，人的思想意识也都是客观物质在人体大脑中的反映，是客观物质派生出来的东西。物质是第一性的，人的思想意识是第二性的，没有物质世界的存在，也就没有精神世界。而壮医的认识符合现代医学的观点，它认为人体中"巧坞"之所以能够进行各种思维活动，就在于"巧坞"与龙路、火路相通，两路干线网络遍布全身，与形体官窍密切联系。通过耳、目、口、鼻、舌等感官，收集外界客观信息，通过两路反馈到"巧坞"，由"巧坞"主持精神思维活动。脑是元神之府，脑中有元神。壮医文献记载，耳、目、口、鼻、舌的听、视、言、嗅、味的功能，意志、思虑等精神的活动，都直接归属于"巧坞"。总之，"巧坞"居颅骨腔内，连通于眼、耳、鼻、口，下通脊髓，为元神之府，精髓所养，起到主宰、统率精神思维活动的作用。

壮医认为，脏腑、气血、骨肉是构成人体的物质基础，是实在的形体。形体的外面，与周围环境接触，里面包裹着内脏，三道两路贯穿于形体与内脏之中，气血水液运行于整个形体与内脏之内，无处不至。正是由于气血水液的不断运行，内脏所化生的精、气、血、水液才得以输布到形体，对形体发挥滋养、推动、温煦和气化等作用，使形体得以完成其生理功能。

"巧坞"为上部天，位高权重，全身气血、骨肉、脏腑都要接受"巧坞"的指挥，是名副其实的人体总指挥部。"巧坞"乱或"巧坞"坏就会指挥失灵、失误而导致其他脏腑功能失调，使三气不能同步而引发全身性的疾病甚至死亡。

第五节　毒虚致病理论

毒虚致病理论是壮医主要的病因病机理论。壮医认为，毒和虚是危害机体健康，导致疾病的重要病因病机。广义的毒邪是一切致病因素的总称；狭义的毒邪是对机体产生毒性作用的一类致病物质的总称。毒邪种类繁多，但致病机理大都相似。有的损伤皮肉，有的危害脏腑功能和三道两路。有的毒性剧烈，感受毒邪后立即发病，甚至导致死亡；有的毒性比较缓和，毒性发作缓慢。毒邪之所以致病，主要就是损害人体正气，危及脏腑功能，或损伤形体。由于各种毒邪的性质不同，在临床上表现出各种不同的典型症状和体征。

虚，既是发病的原因，也是病理的结果和病态的表现。壮医特别注意虚在病因病机中的作用。作为病因，虚可以导致脏腑功能减退，也可以导致防卫外邪的能力下降，从而使人体更容易感染外邪和毒邪，进而形成虚毒并存的局面。病理表现为二者相互影响的恶性循环。人体正气不足，适应和调节能力低下，容易对外界的情志刺激产生较为剧烈的反应而发生情志病。作为病理结果，虚既可以导致发病，也可以导致死亡。如正气亏虚，邪气内生而发病。这是因为正气不足，致使脏腑官窍功能活动的调节能力下降，脏腑官窍功能失常，人体产生各种病理产物而发病。当人体正气亏虚到一定程度，失去了对机体的调节能力，就可能导致死亡的发生。

壮医认为，毒和虚是导致疾病发生的主要原因，毒和虚使人体失去常度而表现为病态，如果这种病态得到适当的治疗，或人的自我防卫、自我修复能力能够战胜邪毒，则人体常度逐步恢复，疾病趋于好转而痊愈，否则，终因三气不能同步，导致人体气脱、气竭而死亡。

毒，是壮医对能引发疾病的物质的统称。广西位于山林茂盛、气候湿热的亚热带地区，动植物腐败易产生瘴毒，野生有毒的动植物和其他毒物尤多，如毒草、毒树、毒虫、毒蛇、毒水、毒矿等。无数中毒致病甚至死亡的实例和教训，使壮族先民对毒有着特别直接和深刻的感受，他们总结了丰富的解毒和治疗方法。据文献记载和实地调查，壮医认识和使用的毒药和解毒药在百种以上。邪毒、毒物进入人体后，是否发病，取决于人体对毒的抵抗力和自身解毒能力的强弱，即取决于人体内正气的强弱。中毒后邪毒阻滞通道或损耗正气至虚极衰竭，都会导致死亡。隋代巢元方《诸病源候论》记载了壮族先民使用的五种毒药：不强药、蓝药、焦铜药、金药、菌药。历代文献中也同时记载了岭南地区遍生解毒药的情况。唐代陈藏器《本草拾遗》称："岭南多毒物，亦多解物，岂天资乎？"晋代葛洪《肘后备急方》也记载了壮族先民防治沙虱毒、瘴毒、箭毒、蛇毒的经验方。特别值得一提的是唐代苏敬《新修本草》收载了两种壮族地区著名的解毒药——陈家白药和甘家白药。这些记载都可佐证壮族先民对因毒致病的高度重视，并积累了相当丰富的解毒、治疗经验。壮族先民对毒的认识逐渐提高到一定程度的理性认识，在这个基础上形成了壮医的病因论——毒虚论。

壮医认为，毒之所以致病：一是因为毒性本身与人体正气势不两立，正气可以祛邪毒，邪毒也可损伤正气，两者争斗，正不胜邪，则影响三气同步而致病；二是某些邪毒在人体内阻滞三道两路，使三气不能同步而致病。因各种毒的性质不同，侵犯的主要部位有别，作用的机制各异，以及人体对毒的抗争程度不同，故毒邪致病在临床上表现出各种不同的典型症状和体征，成为壮医诊断和鉴别诊断的重要依据。虚，即正气虚或气血虚，既是致病的原因，也是病态的反映。作为致病的两大因素之一，虚本身可以表现出软弱无力、神色疲劳、形体消瘦、声低息微等临床症状。而且因为虚，体内的运化能力和防卫能力相应减弱，特别容易招致外界邪毒的侵袭，出现毒虚并存的复杂临床症状。虚的原因，壮医归结为两个方面：一是先天禀赋不足，父母羸弱，孕期营养不良或早产等；二是后天过度劳作，或与邪毒抗争气血消耗过度而得不到应有的补充，或人体本身运化失常，摄入不足而致虚。总之，毒和虚使人体失去常度而表现为病态。如果这种病态得到适当的治疗，或人体的自我防卫、自我修复能力能够战胜邪毒，则人体常度逐步恢复而疾病趋于好转痊愈。否则终因三气不能同步，导致人体气脱、气竭而死亡。

毒虚致百病是壮医对疾病病因病机的概括。毒虚致病理论是壮医病因病机的核心理论，说明了疾病发生的原因和发病的机理。壮医把毒作为最主要的致病原因：一是外界毒邪侵犯，即无形之毒邪外袭、有形之毒物入体，损伤正气，正不胜邪，影响三气同步而发病；二是某些内生毒邪，即毒浊内生，阻滞三道两路，使三气不能同步而致病。因虚致病的发病机理：一是由于体内的运化能力和防卫能力相应减弱，导致三气不能同步而发病；二是因体虚容易招致外界邪毒侵袭或内生邪毒阻滞，毒虚并存，三气不能同步而致病。

近年来，随着对壮医理论挖掘、整理和研究的不断深入，已有学者对壮医毒的理论进行了创新和临床研究，提出了"壮医毒论"学说和"壮医毒论四位一体应用理论"，发展了毒虚致百病理论，丰富了壮医病因病机理论内涵，使壮医学术理论得到了进一步的充实和完善。

第六节　调气、解毒、补虚、养神的治疗原则

壮医的调气、解毒、补虚、养神的治疗原则，是根据壮医对人体生理病理和病因病机的认识而提出来的，能有效地指导临床实践。

调气，是基于壮医对气的认识而提出的。调气，即通过各种具体的治疗方法，如针灸、拔罐、引舞、气功、药物等，调节、激发或疏理人体气机，使之与天地之气保持同步。气病在临床上主要表现为疼痛以及其他一些功能障碍性疾病，一般通过针灸、刺血、拔罐或药物调气即可恢复正常，从而达到治疗目的。调气主要适用于治疗气机运行紊乱（气滞、气逆、气陷、气闭、气脱等）、气虚等与气相关的疾病。气滞者宜行其气，气逆者

宜降其气，气陷者宜升其气，气闭者宜开其气，气脱者宜固其气，气虚者宜补其气，这是调气的总原则。壮医认为，气病大多表现为疼痛性疾病或功能障碍，如头痛、风湿骨痛、跌打及软组织损伤等。以气伤为主者，治疗上以针灸、刺血、拔罐、气功、导引等调气，使气机通畅，功能恢复正常。壮医临床上较常用的调气方法有药线点灸、放血、刮痧、针挑、陶针、药罐拔罐、药棒捶打等。当然，调气并不限于非药物疗法，很多具有调理气机功能的药物也可运用，如《中国壮药学》所列的调气机药就有九里香、山橙、石葫芦、仙人掌、三头水蜈蚣、金盏菊、莎草、黄皮、三叶木通、土沉香、姜黄、砂仁、草豆蔻、广西莪术等，可以根据病情选择使用。

解毒，即通过内服药物，或外用非药物疗法，达到减少毒邪入体，或加快毒物的排泄，或化解体内之毒使三气得以恢复同步运行，达到治疗的目的。解毒是基于壮医对毒的认识而提出来的治疗法则，主要用于治疗各种中毒以及一些无形之毒引起的毒病。从广义来说，很多疾病都是由毒引起的，因而解毒的治则适用于很多疾病，如痧病宜解痧毒、瘴病宜解瘴毒、湿病宜解湿毒、寒性病宜解寒毒、热性病宜解热毒等。而解毒的方法是多种多样的，如毒物从谷道而入，可以采用催吐、导泻、洗胃等方法；从气道吸入，可以采用洗鼻、漱口或雾化；从皮肤而入，可以挑刮放血。除此之外，还可以用药物内服、灌肠，中毒急救还可结合静脉给药等。

补虚，即通过内服药物，或以食疗的方法，补充体内亏虚的气血，调整人体不平衡的三气，使三气正常运行，保持三气同步。以虚为主要临床表现的，多见于慢性病、老年病或邪毒祛除之后的恢复期体虚，治疗上以补虚为首务。壮医重视食疗和使用动物药，认为人应顺其自然。其中，通过食疗来补虚最为常用。壮医认为，人为灵物，同气相求，以血肉有情之动物药来补虚最为有效。壮医补虚治则主要适用于虚病，包括补气、补血、补精、补津液、补阴、补阳等。必要时可与解毒法则同时运用，以做到补虚与解毒并用，提高治疗效果。临床运用补虚法则时应注意以下几个原则：一是仔细辨别虚证；二是分辨正邪双方在斗争中的地位及盛衰情况，选择运用方式的先后与主次；三是注意补虚不留（助）毒邪，解毒勿伤正。

养神，即通过内服药物，或针灸、刺血、导引气功等非药物疗法，驱逐痰饮、瘀血等阻碍"巧坞"（大脑）功能正常发挥的因素，调节"巧坞"的功能，使"坞乱"的状态逐渐平复，进而促进三气逐渐恢复至平衡的状态。"巧坞"在临床上主要表现为精神意识紊乱以及由"巧坞"本身病变引发的疾病。治疗上，重症者，多以内服药物或通过针灸、刺血等刺激量大的疗法调整人体紊乱的三气，使之恢复平衡，"巧坞"功能得以恢复；轻症者，壮医则强调使用气功导引等方法进行调理锻炼，以调节三道两路功能，促进人体三气同步，使"巧坞"功能失调引发的情志不畅、精神不振或抑郁等疾病得以康复。

壮医上述治疗原则的形成，可以追溯到久远的年代。例如，广西武鸣县（今广西南宁市武鸣区）的西周古墓出土两枚医用青铜浅刺针，说明早在两千多年前，壮族先民就会制作工艺水平很高的金属微针，并用来作为调气治疗的主要工具。1976 年，在挖掘贵县（今广西贵港市）罗泊湾一号汉墓时，广西考古工作者发现出土的标本 M1：248 内盛有植物叶，经广西植物研究所鉴定为铁冬青，是壮医极为常用的清热解毒药。壮医关于毒药和解毒药的知识比较丰富，也佐证了壮医解毒治疗原则的形成是有实践依据的。食疗在壮族地区几乎老幼皆知。壮族民间还长期流传有"多忧头早白""六十还刺绣，脸皱还唱歌"等养神俗语，以倡百姓放宽心神，陶冶神志。

第三章 ◆ 壮医诊断学基础理论

第一节 壮医诊断的基本原则

数千年来，壮族人民在不断与疾病做斗争的过程中，总结、发明了许多行之有效的诊病方法，这些方法不仅具有十分丰富的内容，而且颇具地方特色和民族特色。疾病的临床表现极其错综复杂，诊断方法须在一定的原则指导下应用，按照一定的程序进行，才能从千变万化、纷纭复杂的临床表现中，抓住疾病的本质，对疾病做出正确的诊断。壮医诊断疾病的原则概括起来主要有以下几个方面：

一、整体诊察原则

整体诊察原则，是指壮医临床诊断疾病时，既注重病体病理变化的内在联系，又将病体与其所处的自然环境和社会生活结合起来，综合分析判断病情。

二、诸诊参用原则

诸诊参用原则，是指壮医临床诊治疾病时，应诸诊并重，多法参用，突出重点，综合收集病情资料。

壮医主要有望诊、询诊、闻诊、按诊、探诊五大类诊法，每一种诊法都有自身的特点和最佳的适用指征，诊病时应从不同的角度来收集临床资料，不能互相取代。因此，壮医学理论强调诸诊并用、诊法合参。

三、辨病求本原则

辨病求本原则，是指壮医在临床诊断疾病时，需结合病体所处的自然环境和社会生活状况，综合分析病体表现的主症和兼症的特点，从而判断疾病的病位与病性，做出病名诊断，从而认识疾病的本质。

第二节　壮医诊断的基本方法

壮医的诊断方法极具壮族特色。大体可分为壮医望诊、询诊、闻诊、按诊、探诊等五大类诊法。

一、望诊

壮医望诊是医生通过眼睛对病人的全身情况和局部状况进行系统全面有目的地观察，收集病情资料，以推测病变，找出诊断依据的一种诊法。

壮医望诊有着十分丰富的内容，包括望神、望面、望目、望指、望甲、望耳、望舌、望谷道、望气道、望水道、望排泄物等数种望诊法。其中，望目、望甲等已自成体系，在临床中广为应用。

望诊应在白天充足的自然光线下进行，避开有色光线，并注意诊室内温度适宜。诊察时需充分暴露受检部位，以便能清楚地进行观察。医者须熟悉人体各部位、组织的正常表现和生理特点，将病理征象与生理体征相比较。还要熟悉人体各部位、组织与内在三道两路的联系，必要时还需要结合动态观察，从病情发展变化的角度来判断病理体征所提示的临床意义。同时，还要注意将望诊与其他诊法结合使用，诸诊合参，进行综合分析和判断，方能全面把握病情。

二、询诊

壮医询诊，即问诊。医者通过有目的、有步骤地询问病人或陪诊者，了解病人的病史、发病和治疗等情况，以分析病情，判断病位，掌握病灶，从而对病人所患疾病做出初步诊断，以确定治疗方案。询诊是壮医诊断疾病常用的重要方法之一。

三、闻诊

壮医闻诊主要指通过听声息和嗅气味来辨别疾病。声息和气味的变化是内脏生理活动和病理变化的表现。因此，壮医十分重视闻诊在诊察疾病中的作用。

四、按诊

壮医按诊是对患者的肌肤、手足、胸腹或其他病变部位进行触摸按压，以测知局部有无冷热、硬块、压痛、瘀块或其他异常变化，以推断疾病的病位和病性的一种诊断方法。

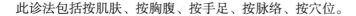

此诊法包括按肌肤、按胸腹、按手足、按脉络、按穴位。

五、探诊

（一）壮医经筋病灶检查法

壮医经筋病灶检查法是壮医探诊最为常用的方法。壮医经筋病灶检查法是民间壮医名家黄敬伟教授发明的经筋疗法中专科特有的检查方法。经筋疗法是在《黄帝内经·经筋篇》的基础上，以传统经筋理论为导向，以传统经筋医术为主体，揭示人体经筋系统自身发生慢性积累性劳伤形成的筋结病灶体，用"经筋手法—针刺—拔罐—辅助治疗"等综合手段治疗，从而达到查灶诊病、消灶治病的一种独特的诊疗方法。检查时主要是通过双手密切配合的物理触诊检查，查明经筋病灶所在部位、形态特点及连锁反应规律，为临床施治提供依据。

检查方法采用手触诊查法。两手密切配合，左手着重协助固定诊察部位以及为诊察提供方便，右手根据所检查部位的生理，肌筋的厚薄、层次，正常组织的张力、结构形状等情况，分别运用拇指与四小指的握力、腕力、臂力及肘力协调配合，对行检区域做浅、中、深层次的由轻而重的检查，以循、触、摸、按、切、拿、弹拨、推按、拨刮、拑掐、揉捏等手法行检。通过正与异触觉的对比方法，结合患者对检查的反应，识别阳性病灶是否存在，观察阳性病灶的表现特征，判断阳性病灶的所在部位，分析阳性病灶与周围组织的关系等，以确定阳性病灶。对于一时难以辨认的病灶，需做多次的复检，或做会诊检查及特殊检查。对可疑菌性感染、恶性病变等异态病灶，要及时做相应检查，鉴别确诊。

（二）壮医探病诊法

壮医探病诊法是在疾病错综复杂，一时难以做出明确诊断，或病者"巧坞"（大脑）已乱，昏不知人，无法询之的情况下，所采用的一些特殊诊断方法，类似于现代医学的诊断性治疗。壮医有时还借助探病法判断预后吉凶。探病诊法古代壮医用得较多。

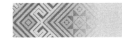

第三节　壮医特色诊断方法简介

一、壮医目诊

壮医目诊，也叫"勒答"诊，即"观目诊病"，是壮医最具特色的诊断方法之一，属壮医望诊的内容。是指借助现代放大镜技术，在数倍放大镜下，通过观察白睛上的龙路脉络和斑点的形色及其位置结构来判断疾病的病位与病性的诊察方法。

壮医称眼睛为"勒答"，在诊察疾病时，把"勒答"诊放在极为重要的位置。壮医认为"勒答"是天、地、人三气精华之所系，人体三道两路之精气，皆上注于目，且"勒答"生长在"巧坞"之前，直接受"巧坞"指挥，所以"勒答"能反映人体内脏、"嘘"（气）、"勒"（血）、谷道、气道、水道、龙路、火路和"巧坞"的病理状况，许多疾病都可以通过目诊诊断出来，目诊可以早期诊察疾病的病位与病性，推测疾病的轻重和预后。

（一）目诊的操作规范

可以根据病情让病人采取坐位、卧位或站位。先嘱患者双目往前平视，并缓缓地左右转动眼睛以方便观察。医生左手持放大镜（无放大镜者不用亦可），右手持手电筒照射患者"勒答"，以看得清楚为度。然后用食指和拇指分开患者的上下眼皮，嘱患者将视线集中于其脚尖，以充分暴露白睛，即巩膜区域。

（二）目诊的定位方法

白睛时钟 12 等分标记法：将每一侧眼睛的白睛分为 12 个部位，在瞳孔正中做垂线和横线，交叉于瞳孔正中，以球结膜缘为边，上缘为 12 点，下缘为 6 点，左侧为 3 点，右侧为 9 点，以此类推分为 1 ～ 12 个区点。

（三）目诊的临床意义

白睛出现的龙路脉络及斑点的形态和颜色是壮医判断疾病病理变化的重要征象。

1.白睛龙路脉络的形色。

龙路脉络的形态：脉络弯曲较多，弯度较大，为重病、势急；脉络弯曲较少、弯度较小，为轻病、势缓。龙路脉络边界浸润混浊，模糊不清，为体内有湿毒为患；脉络多而散乱，分布毫无规则，为风毒作祟；脉络多而集中，靠近瞳仁，为火毒热毒作怪；脉络分散，远离瞳仁，乃寒湿之毒或风寒之毒为患；脉络呈穗状、扫帚状或荷花状，多为恶性病变。

龙路脉络的颜色：脉络的颜色过深，呈深红色或绛红色，表示该反应区对应的内脏有宿疾；脉络的颜色较浅，呈鲜红色或粉红色，表示该反应区对应的内脏新病不久，或病较轻。

2. 白睛斑点的形色。

白睛上有黑斑、黑点，为体内有血滞，常见于龙路、火路不通的疾病。若黑斑、黑点的边缘浸润，则多为恶性病变。白睛上有蓝点、黑点、蓝斑，为谷道虫毒内积。

总之，龙路脉络及斑点的形色定病性可概括为：脉络颜色判新久，脉络弯度别轻重，脉络浸润有湿毒，脉络散乱为风毒，脉络聚瞳乃火热，脉络散边是寒湿，脉络花样多病恶，黑斑属瘀蓝为虫。

3. 临证分型。

根据异变信号出现在巩膜上的位置和形象，测知病变的器官、部位及性质。然后根据患者巩膜上的脉络形态、颜色及有无斑点等情况进行分型。一般来说，脉络着色深，呈绛红色或深红色，提示为久病；脉络着色浅，呈鲜红色或粉红色，提示为新病；脉络弯曲频率密集，提示为重病、急病；脉络弯曲频率缓，提示病情较轻缓。此外，还要分辨不同的兼证。临床常见的分型有：

（1）夹湿型：脉络边缘浸润混浊，界线不清为夹有湿气。

（2）夹风型：脉络散乱多为有风。

（3）夹火型：脉络多且集中靠近瞳孔者为多火。

（4）夹寒型：脉络散靠眼球边缘为有寒。

（5）夹瘀型：巩膜上有黑斑为夹有瘀血，有蓝斑为虫积。

4. 六步积分法。

通过对壮医目诊的检查，在患者眼睛的白睛和黑睛相应的反应区所获得的阳性眼征，尤其是白睛上脉络的走向、大小、颜色、弯曲度、末端瘀点、瘀斑大小，黑睛的改变等，进行评判积分，以利于分析，帮助临床诊断，分值越高准确率越高，积分超过 13 分者

结合临床表现可确诊,积分 10 ～ 13 分者诊断须结合临床进一步确诊,具体积分法见表 1:

表 1　六步积分法

项目步骤	积分		
	3 分	2 分	1 分
第一步:脉络走向	伸向瞳孔或离断	伸向其他	杂乱无章
第二步:脉络大小	根部粗大或脉络粗大	一般大	细小
第三步:脉络颜色	深红或绛紫色	鲜红色	淡红色
第四步:脉络弯曲度	螺旋状或弯曲度大	蛇形状	较直或不规则
第五步:脉络末端斑点	斑块或大斑点	小斑点	无斑点
第六步:黑睛的变化	凹陷穿窿、代谢环变化、瞳孔异常	代谢环变化、有黑线或黑点	瞳孔异常

5. 目诊规律经验总结。

壮医目诊规律可概括为:"着色深浅判新久,弯曲频率别轻重,脉络混浊有湿毒,脉络散乱为风毒,脉络近瞳属于火,脉络靠边属于寒,黑斑瘀来蓝斑虫,目诊仔细辨分明。"

6. 部分疾病的壮医目诊指征。

(1) 谷道常见疾病目诊指征。

肝硬化:眼睛白睛上肝区脉络增粗,弯曲多,弯度大,脉络多而集中,靠近瞳仁,色深红,脉络边界浸润混浊,模糊不清,末端可见瘀点。黑睛肝区有凹陷穿窿,消化环残缺不全。

消化性溃疡:巩膜胃肠区有以 12 点或 6 点中线的大"U"型、倒"U"型或"Y"型脉络分布,根部增粗、曲张、色鲜红,且近虹膜端有顶部带瘀点的脉络分支,或该区巩膜、虹膜交界处兼有瘀点。黑睛消化环纹理不均匀,时粗时细、时疏时密。

糖尿病:白睛上常有小红点出现,这是毛细血管末端扩张所致。黑睛上双眼虹膜卷缩轮有典型念珠刻痕,状如蔷薇疹或蔷薇花瓣。

(2) 气道常见疾病目诊指征。

咳痰:眼睛白睛上脉络颜色呈深红色,脉络弯曲多而散乱如蜘蛛网,并且脉络边界浸润浑浊、模糊不清。

咽痛:眼睛白睛上鼻咽反应区脉络弯曲多,隆起曲张,弯度大而集中近瞳仁。

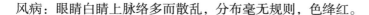

风病：眼睛白睛上脉络多而散乱，分布毫无规则，色绛红。

（3）水道常见疾病目诊指征。

淋病：定位为左眼白睛 6～7 点处，右眼巩膜 5～6 点处，征象为左眼或右眼或双眼反应区有增粗、弯曲多、弯度大、赤红或淡蓝脉络向瞳孔方向延伸，急性感染则见血管赤红，突出明显。

风湿病：眼睛上脉络边界浑浊、模糊不清，色绛红。

（4）龙路常见疾病目诊指征。

子宫肌瘤：定位为左右眼巩膜约 6 点处，征象为左眼或右眼或双眼约 6 点处有增粗、弯曲、靠近瞳孔方向、带圆形瘀点的脉络，类蝌蚪状。黑睛生殖器反应区颜色浓厚，颜色变暗。

输卵管堵塞：白睛上约 6 点处可见脉络弯曲、增粗或螺旋状，在白睛某处突然出现中断，末端可见瘀点。部分患者在白睛约 12 点左右亦出现脉络增粗、弯曲、中断，末端见瘀点。少部分患者仅见白睛 6 点处脉络增多、散乱，色鲜红征象。

（5）火路常见疾病目诊指征。

中毒：上脉络弯曲多，弯度大，色青紫或青黑。

腰椎间盘突出：白睛 12 点处血管弯曲如蛇形，向下延伸，近瞳孔处可见大小不一的瘀血点。如有下肢麻木疼痛症状，则白睛 6 点处见血丝增粗，呈螺旋状延伸。

高血压：双眼白睛 11～12 点处，即"头部"反应区脉络增粗、扩张、弯曲或螺旋状，部分脉络末端见深色斑点。病程长者，脉络颜色深暗；病程短者，脉络颜色鲜红。双眼黑睛周围出现一色彩浓厚的乳白色环，周围纤维紊乱，模糊不清，尤其在上部脑区，乳白色雾状影明显增厚。

二、壮医甲诊

壮医甲诊又叫"察甲诊病"，是壮医自成体系和独具特色诊察疾病的方法，通过甲诊收集到的临床资料能在一定程度上反映病程进展、预后及转归。壮医甲诊方便易行，具有简单、独特、快捷的特点，在壮族地区应用较广，有较大的临床实用价值。

（一）壮医临床，甲诊为先

壮医认为，人体气血网络以指甲部位最为密集，而手部网络是与躯肢百节、脏腑气血密切联系的。所以在临床中，壮医对各种错综复杂的病症，都要症状与甲象合参。遇到疑难杂症与甲象合参时，有的要舍症从甲；在甲脉合参时，必要时还要舍脉从甲。察甲诊病在壮医临床中具有重要的地位。

（二）与脏腑的络属关系

初步研究表明，人体五脏六腑与指甲有着络属的关系：拇指甲内络"咪隆"（脾）和"咪胴"（胃），故脾、胃和消化系的疾病大都可以在拇指指甲上反映出来；食指指甲内络"咪钵"（肺）和"咪虽"（大肠），故呼吸系统的疾病和肠道的疾病大都可以在食指指甲上反映出来；中指指甲内络"咪心头"（心）和"咪虽"（小肠），故心脏或肠道的疾病大都可以在中指指甲上反映出来；无名指指甲内络"咪叠"（肝）和"咪背"（胆），故肝胆的疾病大都可以在无名指指甲上反映出来；小指指甲内络"咪腰"（肾）、"咪小肚"（膀胱）和"咪花肠"（胞宫），故肾及生殖系统疾病大多可以反映在小指指甲上。壮医认为，人体脏腑的疾病都可以在其所络属的指甲上反映出来。而胃肠疾病分布较分散，在大拇指、食指、中指的指甲上均可留下痕迹，所以在临床诊断时须结合其他诊断方法加以确诊。

（三）甲诊观察方法

检查时，在自然光线下，让病人俯掌，各指自然伸直，向前平伸，充分暴露爪甲，医者与患者相距约 33 cm 以眼睛直接观察。医者先将十指指甲整体审视一遍，然后再逐个指甲仔细诊视。具体来说，医者可以用一手拇指、食指夹持患者手指末节两侧，固定指端，再以另一手拇指、食指持于患者指甲两侧缘的前 1/3 处，通过仔细查看或以捏、推、挤、压等动作，逐一检查各指甲体、甲床、月痕、皱襞等，分辨其形状、质地、颜色、光泽度、动态等情况。一般诊视时，应两手指甲互相对比，必要时亦可诊察两足趾甲。临证时如遇目视不清楚时，还可用 5 ～ 10 倍放大镜，进行辅助诊察。

（四）壮医甲象的种类

壮医认为，除本色甲象外，每一种甲象都各有它所提示的临床意义，可提示一种或多种疾病的存在及轻重缓急和预后等情况。初步研究表明，壮医的甲象辨证要点主要有本色甲、白色甲、红色甲、斑点甲等 28 种。

（五）甲诊的内容

1. 观指甲颜色。

淡红有光泽为正常甲色，其色过深或过浅均为有疾，天气变化等影响除外。正常指甲被压按甲尖后，指甲由红润变为白色，但放开后马上恢复原色。观察指甲的颜色，实际上主要是透过透明的甲体察看甲床的颜色。一般可分为自然察色和按甲察色两种观察指甲颜色的方法。

自然察色是指患者在自然俯掌平放的情况下，医者直接地观察患者指甲的颜色，来诊察病情。其内容分述如下：

（1）甲色鲜明多为新病、轻病；甲色晦暗多为宿疾、重病。

（2）甲色鲜红或深红，为热毒为患；甲色绛红，为热毒深重。

（3）甲色青紫或紫黑，为寒毒血滞或热毒血壅，龙路、火路瘀阻。

（4）甲色黄，多为黄病。

（5）甲色淡白色，为"勒"（血）虚之征兆。

（6）甲色苍白，多为"嘘勒"（气血）不足之象，或为寒毒。

（7）甲中央自甲根至甲床远端呈现有模糊之黑滞者，为阳衰阴盛之征兆。

（8）甲呈现滞暗，压之不易散开者，为"夹色"病的征兆，心阳虚阴盛亦可见之。

（9）甲有絮状白点或白斑，为谷道功能不足或有虫毒。

（10）甲有芝麻状的黑点，表示患者曾有外伤病史，如黑点在右手为左身躯受伤。

（11）甲远端靠近甲缘处呈现弧形且背弓向末端的红线，为患者有腰胀、失眠及多梦之征象。

观甲之颜色，应剔别染甲，以免误诊。

2. 观甲质。

正常指甲质地表面光滑、厚薄均匀、质地坚韧。

甲体呈细小竖条纹路，或甲软而不坚，为"嘘勒"（气血）不足，指甲失养。

甲薄而脆，色鲜红，为阴衰阳盛；色淡白或苍白，甚至易断裂，主"勒"（血）不足，常见于久病体弱，营养不良者。

若指甲增厚，凹凸不平，为湿热痰饮诸毒内阻，尤以水湿之毒多见。

甲体中间凸起，两边凹陷，呈明显弓形，表示有痰毒阴邪内聚，甚或有癥积肿块。

3. 观月痕。

月痕在指甲根部，呈一弯新月的形状。健康男性的拇指月痕约占 3 mm，自食指、中指、无名指依次递减，女性的月痕略小。

月痕暴露太多，为内脏"嘘勒"（气血）亏虚，阴精外泄。月痕暴露太少，甚或全无，为阳衰而寒毒内盛，主寒毒阴证。

4. 观甲襞。

正常甲襞，皱襞边缘平滑呈弧线形，与甲体结合密切，保护甲沟不致显露，其颜色淡红润泽。

甲襞颜色异常，呈苍白、紫绛、乌黑、黄浊和杂色斑驳等，或甲襞形质改变，呈干瘪、枯涩、起刺等，与毒邪内盛，或"嘘勒"（气血）荣枯有关，须仔细分辨。

主要甲象以及临床意义如下：

（1）本色甲：指甲与手指长短宽窄相称，一般长四宽三，甲体微曲，从侧面观察略弯曲有一定的弧度，厚薄均匀，质地坚韧而有弹性，表面平滑光洁，正常颜色以各指甲平均色度为底色，颜色淡红而鲜明，光泽而润活；月痕清晰，指甲轻按变白，放手即变红色，甲床无斑纹瘀点。这是健康甲象，壮医亦称"常甲"。

（2）白色甲：指甲枯萎，甲板部分或全部变白，色白无华，质地疏松，月痕枯涩如白粉状。多为寒毒内盛，气血亏虚，脾、肾阳衰。

（3）红色甲：红甲主热证，可见于甲亢患者，或感冒发热患者。鲜红为血热，暗红为血瘀，暗甚则瘀重；色淡为血虚，色淡有斑点浮现，多提示为"咪胴"（胃）、"咪虽"（肠）疾病。

（4）斑点甲：甲板或甲床上出现各色斑点。白斑，常见于"嘘"（气）积、胸满、肿胀、咳喘、缺钙、虫积等症；黄赤斑，为湿毒、热毒内蕴；青斑，为寒毒、痛症；紫赤斑，为热毒化火，风毒内动，瘀毒内阻龙路、火路之络，多为"咪心头"（心）疾病，常见于心胸痹痛等症；点彩状甲，则可见于银屑病。

（5）半黑半白甲：半黑半白指甲是一个具有特异性的体征，多提示肝肾不足、功能低下，主危症、重症。

（6）黑色甲：甲根黑如炭，甲床有黯黑斑，月痕呈棕灰色。此甲象主寒毒、瘀毒极盛，或热毒极盛，阴伤津涸。甲黑提示人体脏器功能低下、气血运行不畅、经络不通、瘀血内阻、寒毒内盛，或患有急性疾病、疼痛性疾病等；甲黑且甲中有斑点或斑块则提示有瘀血、虚劳、癌症、"咪心头"（心）疾病、"巧坞"（大脑）疾病等；久病见黑甲，多为"咪心头"（心）、"咪叠"（肝）、"咪腰"（肾）不用，主危症、重症。

（7）青紫甲：甲呈青紫色，以指压甲根、甲床泛现青紫色，无光泽。此甲象主火毒极重，痰毒极盛，风毒内动，临床可见于系统性红斑狼疮、冻疮、硬皮病等疾病，亦可见于惊风及其他病症。壮医认为，若久病或体虚甲呈青紫色者，为恶候，多提示"巧坞"（大脑）已乱，为危象。

（8）红紫甲：甲体呈红紫色，以指压甲体、甲床呈红紫或深紫色，松压后复原。此甲象主热毒症、火毒症、痧症、暑毒等，多为风热毒盛，毒邪侵犯"巧坞"，或历节风、痹症等。

（9）蓝色甲：全甲呈蓝色，压之难褪色，复原慢，月痕混浊无光，多为"嘘勒"（气血）虚衰，血瘀毒滞、三道两路受阻，"咪心头"（心）、"咪叠"（肝）为毒邪中伤。此甲象主毒蕴脏腑，病情重笃，临床也可见于由误吃发芽土豆或误吃烂白菜引起的亚硝酸盐中毒。

（10）葱管甲：甲体过度卷曲，如卷筒状，甲根枯槁，甲面无华，压之则甲根白，复原慢。此甲象主久病体质虚损，气血亏虚，精枯不荣，临床也可见于过度安逸不劳作者。

三、壮医腹诊

壮医腹诊为壮医按诊的内容之一。从位置结构看，腹内为谷道、水道要塞。谷道脏器"咪叠"（肝）、"咪背"（胆）、"咪隆"（脾）、"咪曼"（胰）、"咪胴"（胃）、"咪虽"（肠），水道脏器"咪腰"（肾）、"咪小肚"（膀胱），妇人之"咪花肠"（胞宫）等，皆位于腹内。谷道、水道为人体精华化生、废物外排之所，而这正是维持人体正常生命活动的基础。故全身正之盛衰，特别是谷道、水道各脏器的病变，皆可通过腹诊察而得之。农氏腹诊法独具特色，故单独予以介绍，具体如下：

农氏腹诊法是广西马山县名老壮医农秀香祖传的主要用于诊断妇科疾病的方法。农

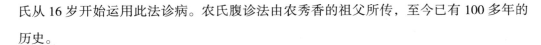

氏从 16 岁开始运用此法诊病。农氏腹诊法由农秀香的祖父所传，至今已有 100 多年的历史。

（一）农氏腹诊法的壮医理论依据

农氏腹诊法主要通过检查脐部及腹部血脉的跳动情况来诊断疾病。农氏认为其依据是：人体胚胎的形成，最初是通过"花肠"（输卵管）。连接母体的脐带，是婴儿吸取营养的唯一通路，是血脉的汇集点，而脐部则是"花肠"所在之处，其正常与否影响到人体生理功能。全身的病理变化都可以在脐周血脉上反映出来，故检查脐部及脐周血脉变化可以诊察疾病。

（二）农氏腹诊法的检查方法

操作时，以右手中指按压脐部，仔细观察脐部血脉跳动的节律、强弱及浮沉。以左手手背或四指依次按压脐部周围相应的反应点，观察血脉的流动情况及其相互关系。医者以右手中指按压患者脐部。分别检查上、下及左右各部血脉跳动情况。天部主大脑、面、胸、心、肺等器官疾病，地部主胞宫等下方疾病，左侧为血路，右侧为黄水通道。以左手中指先走下腹中点，即子宫点；接着中指、无名指定双侧膀胱线，即膀胱及附件；再依次走上方两条火线，即心窝、双侧肾点、肝部、锁骨上窝、肺点等部位。

第四章 ◆ 壮药学基础理论

第一节　壮药的定义

　　壮药是指在壮医理论和经验指导下，应用于防病治病和卫生保健的药用物质及其制剂，具有鲜明的民族性、传统性和地域性特点。壮族人民在长期同疾病做斗争的实践过程中，积累了丰富的医药经验和知识。壮药具有悠久的历史，其大量的行之有效的单方、复方、验方、秘方，千百年来在壮族地区被广泛应用，为一代代壮族人民的健康繁衍发挥了积极的作用，至今仍是广大壮族人民赖以防病治病的有力武器。

　　壮药是祖国医药宝库中的重要组成部分。壮医药发展至今已初具规模，有一定的理论基础，如对药物的辨识、采集、加工、功用、用法、鉴别、组方原则等，均有阐述，并被广泛地应用于民间及临床，大大地丰富了我国传统医药的知识，为各族人民的健康繁衍做出了应有的贡献。

第二节　壮药的产地和采集

　　壮药的产地和采集与壮药的开发和利用有着密切关系。野生壮药资源丰富，而壮药的生长环境和分布，离不开一定的自然条件，如因地域的限制、土壤、气候、水文条件的不同，药材质量都会受到影响。壮药的生长、采集是有一定时限的，提前或过时采集，都会影响壮药的质量。所以，对壮药的栽培与采集，不仅要具有栽培和采集的技术，更重要的是掌握栽培和采集的时机。

一、壮药的产地

　　广西地处亚热带地区，低纬近海，气候温暖，雨量充沛，有丰富的壮药资源。壮药按照来源分为植物药、动物药和矿物药。现已知的壮药达 2000 多种，常用的有 500 多种，广泛分布在壮族人民聚居的区域，这些自古以来就有记载。如《本草纲目》中记载田七"生广西南丹诸州番峒深山中"，"锦地罗出广西庆远山岩间，镇安、归顺、柳州皆有之。根似草薢及栝楼根状，彼人颇重之，以充方物。根气味微苦、平、无毒，主治山岚瘴毒疮毒，并中诸毒，以根研生酒服一钱七，即解"。《图经本草》中也记载有"山豆根生剑南山谷，今广西亦有，以忠、万州者佳"，芭蕉根"今出二广"。《太平圣惠方》曰："黄藤（十两锉岭南皆有之）……服讫，药毒内消，若恒服此藤，中毒自然不发云。"由此可见，药用植物的生长，需要一定的自然条件，这就形成了药材的地域性。

常用壮药的分布：田七主要分布在广西的德保、靖西，云南的文山等地；肉桂、八角主要分布在广西的南部，如防城港；罗汉果主要分布在广西的北部，如永福等地。

二、壮药的采集

壮医喜用鲜药，大多随采随用。植物类壮药的采集有其特定的时间性，过早则药势未成，稍晚则药势已歇，甚至腐烂，不堪药用。一般选择植物类壮药的根、茎、花、叶、果实等不同部分的"旺期"，即有效成分含量最多的时节进行。如采集根及根茎类壮药，多宜于初春或秋季采集，因为此时有效成分含量较高、质量好、产量大；皮类壮药，多宜于春季或初夏采集，因为此时树干汁液多，树皮易于剥离；茎、叶类壮药，多在开花期采集；花类壮药，一般宜在花蕾期或初放时的晴天采集；果实类壮药，一般宜在果实将成熟时采集；种子类壮药，多在种子全熟时采集；树脂类药，宜在干燥季节采集；全草类壮药，则多在开花时采集。植物类的壮药，多是野生的，采集时应该注意保护药源，不能竭泽而渔，一扫而光。宜采大留小，留种繁殖，按照实际治病所需而采，并注意保护药源。民间有采药歌诀："根薯宜在冬，茎叶宜夏天，花采寒露中，果实应初熟，种子老熟用。"

第三节 壮药的性味

壮药的性味包括药性和药味，药性是指药物作用于人体后所反映出不同的性质，药味是指通过人的味觉直接尝出药物的味道，也有些是根据临床经验推测出来的。壮医在实践中运用眼、鼻、舌等感官来识别植物、动物、矿物的形、色、气、味，从而鉴别出哪些可供药用、哪些不可供药物、哪些有毒、哪些无毒等，逐渐形成了对"药"的感性认识。壮医对壮药的茎、叶、花一般都能正确地识别，并且熟悉壮药的产地、生长环境等。壮医对药物的性味及功能既有独特的认识，又善于吸取中医的长处。根据医疗实践反复验证，然后归纳总结壮药的功能，通过口尝壮药的味与功用之间的联系，从而指导临床用药。壮药的性质有寒、热、温、凉、平缓五种。寒凉药多用于热证，如青牛胆、苦地胆、土黄连可用于解热毒；温热药多用于寒证，如肉桂、荆芥、紫苏多用于解寒毒；平缓性质的药物介于两者之间，寒热不显著，如土人参、土沙参。药味有酸、甜、苦、辣、咸、麻、淡、涩八种，与中药辛、甘、酸、苦、咸、淡、涩的药味理论既有共同点，也有不同点，如壮医的"涩"味应用较广。每味壮药都有其药性和药味，但又不是孤立的，药性相同、药味不同则功用也不同，药味相同、药性不同则作用也不一样。壮医将药学功用编成歌诀，广为流传："辛行气血能解表，跌打风湿并散寒。酸主固涩能收敛，止泻固精疗虚汗。苦寒祛湿能攻下，治疗实热排便难。麻能镇痛散痈疖，并疗舌伤与顽痰。涩主收敛能抗菌，止血烧伤能消炎。咸味化痞散瘰疬，通便泻下可软紧。甘味和中亦滋补，调和百药能矫味。淡味祛湿亦利水，镇静除烦且安眠。"壮医还总结出药物形态与功用的关系歌诀："有毛能祛风，浆液可拔脓，中空能利水，方茎发散功，毛刺多消肿，蔓藤关节通，对枝又对叶，跌打风湿痛，叶梗都有毛，止血烧伤用，诸花能发散，凡子沉降宏，方梗开白花，寒性皆相同，红花又圆梗，性味多辛温。"

壮医具有丰富的壮药治病的经验，认为壮药的治疗作用，在于以其性味之偏，来调整和纠正人体病理情况下的阴阳偏衰和三气不同步状态。以功用来区分，壮药可分为解毒药、调气药、补虚药、治湿药、通谷道药、通水道药、通龙路药、通火路药、调"巧坞"药、解寒毒药、杀虫药等。壮医的治疗原则是调气、解毒、补虚，既重视内治，也重视外治，强调及时治疗，并十分重视预防。因此，壮药按照主要功用也分为解毒药、调气药和补虚药三大类。

第四节　壮药的应用

一、壮药的用药原则

（一）辨病论治、对因用药

壮医对疾病的治疗，重点在辨病和因。对因用药，是根据不同疾病、不同病因选择药物，病因祛除，疾病则解，体现了壮医治病求本的思想。例如，壮医治疗黄疸病，用田基黄、郁金祛除湿热瘀毒；治疗瘴毒，选用青蒿等药物。

（二）辨证论治、对症用药

壮医的辨证论治、对症用药，是指在对因用药的基础上，针对不同的症状，选择一些药物治疗，以减轻或消除该症状，为治标之法。例如，治白冻（泄泻），用三姐妹止泻；治外感热毒痧症，喉痛明显者，用金线风、金果榄止痛。

（三）辨病为主、专病专药

壮医治疗疾病，因不同病因导致的疾病而选专药治疗。例如，治疗痧病，选用山芝麻、三叉苦、救必应等药物；治疗瘴毒，可选用青蒿、薏苡仁、槟榔等药物；治疗呗农（痈疮）、喯呗（痈疽），可用七叶莲、两面针、大青叶等药物；治疗痨病，可用铁包金、穿破石、不出林等药物；治疗红白痢可用三姐妹、地桃花、凤尾草等药物；治疗夺扼（骨折），可选用大驳骨、骨碎补、七叶莲等药物；治疗兵淋勒（崩漏），用铺地稔、龙牙草等药物。

二、壮药的配伍

壮药的配伍讲求简、便、廉、验，一般4～5味壮药即成一方，很少超过10味药。有时根据病情需要而使用两种以上药物，并将复方里的药物分为公药、母药、主药、帮药、带药。

三、壮药的配伍禁忌

壮医认为有些药物合用能降低药物原有功效，甚至失去药效，应避免配合作用。就病人体质而言，体质虚者，忌发散、泻下；体质壮实者，慎用温补之药；脾胃虚弱者，

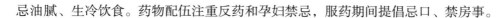

忌油腻、生冷饮食。药物配伍注重反药和孕妇禁忌，服药期间提倡忌口、禁房事。

（一）反药

两味或两味以上药同时合用对身体产生中毒、严重反应或后遗症的药物称"反药"，临床上是禁止使用的。

（二）孕妇禁忌

在一般情况下壮医对孕妇不随便给服药，以免损伤胎气，即便是外用药的使用也相当慎重。有些毒性较强或药性猛烈的药能损害胎儿导致流产，是妊娠禁忌药。

（三）忌口

壮医还重视疾病治疗时忌口。服药期间一般忌生冷、油腻、腥臭的食物。忌食的品种有母猪肉、公鸡肉、牛肉、鲤鱼、芋头、绿豆、葱、蒜、辛辣食物和酒。一般服用发汗药应禁生冷，治谷道病药禁油腻，水肿理气药禁豆类，治咳喘药禁鱼腥，止泻药禁瓜果。患疮疡、无名肿毒、皮肤病等疾病，以及手术后，患者应忌食鱼、虾、蟹、葱、韭菜、菠萝、烈酒、牛肉、竹笋等。

（四）禁房事

凡服药期间都要禁房事，恢复期间因病而定，一般服完药后的 3～5 日才可行房事，不然易导致病情反复。

此外，有些药物只能外用，忌内服，有些药物禁止与皮肤接触等。在食物配伍中，壮族民间还有忌"撞板"之说，即"并食毒"，指几种食物不能合食，合食则生毒，会引起身体不良反应，如绿豆不能和狗肉合食，花心红薯不能和芭蕉合食，鳖不能和苋菜合食等。

四、鲜药的应用

壮医有使用鲜药的习惯。鲜药的应用常有着与干药不同的效果与作用。壮医认为，鲜药因未经干燥工艺，药效成分丢失较少，故疗效一般优于干药。

五、毒药和解毒药的应用

（一）毒药的应用

壮医使用毒药具有悠久的历史，善用毒药是壮医药的特点和优势之一。壮医认为，疾病以毒为因，用毒药以毒攻毒，常能收到显著的疗效。据统计，目前壮医用于治病的毒药有 99 种，占常用壮药的 14%，用于治疗内、外、妇、儿、五官、皮肤等科的多种疾病，疗效显著。壮医使用毒药一般根据长期的经验积累，按毒药的分类用药，同时以辨病为主或辨病与辨证相结合。壮医使用毒药的原则：一是单味鲜品外用为多，二是严格掌握用量，三是讲究炮制，四是注意剂型，五是合理配伍。

（二）毒药的中毒救治

1. 解药物中毒：解钩吻中毒，可用雷公根捣烂拌茶油灌服；解曼陀罗中毒，可多食红糖，含服米醋；解野芋中毒，可用醋加生姜汁共煮，内服或含漱等。

2. 触蛇虫毒：可用独脚莲、续随子、苦荬菜、冷石碾末等敷患处。

3. 解食物中毒：可用橄榄、黄藤、金荆等。

4. 解酒毒：可用白萝卜、白豆蔻、橹罟子等。

5. 解金属毒：可用金蛇、甘蔗根等。

6. 解蛊毒：可用吉利草、灵香草等。

7. 解瘴毒：可用马槟榔、红花茶、槟榔、假蒌叶、沙姜、姜黄、黄瓜、苦瓜、辣椒、薏苡仁等。

8. 解箭毒：可用甘蔗、石药、猪腰、鹅抱、龟血、猪獾骨等。

9. 解其他毒：可用甘草、天仙藤、锦地罗、钗子股、黄藤、蒜、阳桃、白花藤等。

壮医常用的解毒药物是生姜、米醋、绿豆、防风、白点秤、金银花、甘草、糖等，特别是甘草、绿豆和糖。此外，对于某些急性药物中毒，壮族民间经验是立即给服鸡蛋、牛奶、大量的豆浆、黏稠的米汤、玉米面糊、木薯面糊等。

六、动物药的应用

壮族先民对动物药的应用较为普遍。他们有喜食蛇、鼠、山禽、螺蛳、海鲜、河鲜等的习俗，因此积累了较丰富的食疗经验。壮医认为，虫类药能祛风、止痛、镇惊，鱼鳞之品能化瘀通络、软坚散结，介甲之属能滋补潜阳、安神定魄，飞禽走兽能滋养气血、燮理阴阳。壮族民间有"扶正补虚，必配用血肉之品"的用药经验。如妇女"咪花肠"（胞宫）虚冷无子者，以山羊肉、鲜嫩益母草、黑豆互相配合作饮食治疗；对阴伤干咳者，喜用猪肉、老母鸭、水鸭煲莲藕。壮族地区动物药十分丰富，因而运用"血肉有情"之品以补虚，成为壮医用药的特色之一。

第五节　常用壮药

一、紫苏

【来源】为唇形科植物紫苏 *Perilla frutescens*（L.）Britt.var crispa Decne 的茎、叶。

【性能主治】温，辣。通气道，祛寒毒，通谷道，止咳化痰，安胎。用于治疗发痧（感冒），埃病（咳嗽），东郎（食滞），鹿（呕吐），心头痛（胃痛），腊胴尹（腹痛），白冻（泄泻），阿意咪（痢疾），咪裆噜（妊娠呕吐），胎动不安，食鱼蟹中毒，产呱忍勒卟叮（产后恶露不尽），呗嘻（乳痈）。

【用量】内服：3～10 g，水煎服，不宜久煎。

【临床应用】

1. 治感冒风寒，腹胀，食鱼蟹中毒：紫苏叶 10～15 g。水煎服。

2. 治胸闷不舒，呃逆呕吐，胎动不安：紫苏茎 15～25 g。水煎服。

3. 痰多咳喘：紫苏种子 5～15 g。水煎服。

二、苍耳子

【来源】为菊科植物苍耳 *Xanthium sibiricum* Patr. ex Widder 的带总苞的果实。

【性能主治】温，苦、甜、辣，有小毒。通气道，散风寒，通鼻窍，祛风湿，止痒。用于治疗贫痧（感冒），楞涩（鼻炎），愣哝（鼻渊），巧尹（头痛），发旺（痹病），麦蛮（风疹），能啥（荨麻疹），能啥能累（湿疹）。

【用量】内服：3～10 g，水煎服；或入丸散。外用：适量，捣敷，或煎水洗。

【临床应用】

1. 治风寒感冒，鼻炎，眩晕：苍耳子种子 5～15 g。水煎服。

2. 治高血压，痢疾，肠炎：苍耳子全草 5～15 g。水煎服。

3. 治宫颈炎，乳糜尿，风湿痹痛：苍耳子根 15 g。水煎服或炖猪骨服。

三、蝉蜕

【来源】为蝉科昆虫黑蚱 *Cryptotympana pustulata* Fabricius 羽化后的蜕壳。

【性能主治】凉，甜，咸。祛风毒，清热毒，透麻疹，止瘙痒，去目翳，利咽喉，止惊厥。用于治疗贫痧（感冒），货烟妈（咽痛），笃麻（麻疹），埃病（咳嗽），音哑，目赤肿痛，翳膜遮睛，发羊癫（癫痫），勒爷降痕呬（小儿夜啼），麦蛮（风疹），能那（瘙痒），破伤风。

【用量】内服：3～10 g，水煎服；或单味研末冲服。一般病症用量宜小，止痉则需大量。

【临床应用】

1. 治感冒，咳嗽失音：蝉衣 5 g，牛蒡子 15 g，甜草 5 g，桔梗 7.5 g。水煎服。

2. 治咳嗽，肺气壅滞不利：蝉壳（去土，微炒）、人参（去芦）、五味子各 50 g，陈皮、甜草（炙）各 25 g。以上诸药共为细末，每服 2.5 g，生姜汤下，无时。

3. 治痘出不快：紫草、蝉蜕、木通、芍药、甜草（炙）各等分。水煎服，每服 10 g。

四、罗汉果

【来源】为葫芦科植物罗汉果 *Momordica grosvenori* Swingle. 的果实。

【性能主治】凉，甜。通气道谷道，清热毒，止咳化痰，生津润肠。用于治疗货烟妈（咽痛），声音嘶哑，埃病（咳嗽），比耐来（咳痰），唉百银（百日咳），唉勒（咯血），阿意勒（便血），阿意囊（便秘），阿尿甜（消渴）。

【用量】内服：10～15 g，水煎服；或捣汁饮。外用：适量，捣敷，或煎水洗。

【临床应用】

1. 治急、慢性支气管炎，扁桃体炎，咽喉炎，便秘：罗汉果 15～30 g。开水泡，当茶饮。

2. 治喉痛失音：罗汉果 1 个。切片，水煎，待冷后，频频饮服。

五、铁包金

【来源】为鼠李科植物铁包金 *Berchemia lineata*（L.）DC. 的根。

【性能主治】平，苦、涩。止咳嗽，祛风湿，调龙路，消肿痛。用于治疗埃病（咳嗽），钵痨（肺痨），咳勒（咯血），巧尹（头痛），豪尹（牙痛），心头痛（胃痛），腊胴尹（腹痛），喯疳（疳积），渗裂（咳血、衄血、胃出血等血症），能蚌（黄疸），发旺（痹病），林得叮相（跌打损伤），呗农呗叮（痈疮疔肿），额哈（毒蛇咬伤），仲嘿喯尹（痔疮），颈淋巴结肿大，睾丸肿痛。

【用量】内服：10～30 g，水煎服；或制成糖浆、片剂。外用：适量，捣敷，或煎水洗。

【临床应用】

1. 治肺结核，肺燥咳嗽，内伤咳血，肝炎：铁包金 50～100 g。水煎服。

2. 治风毒流注，睾丸肿痛：铁包金 50～100 g。水煎或加黄酒冲服。

3. 治毒蛇咬伤：铁包金适量。捣烂，调米粉敷伤口。

六、矮地茶

【来源】为紫金牛科植物紫金牛 *Ardisia japonica*（Thunb.）Bl. 的全株。

【性能主治】平，辣、微苦。通气道，止咳化痰，清热毒，除湿毒，通龙路。用于治疗埃病（咳嗽），比耐来（咳痰），钵痨（肺痨），咳勒（咯血），鹿勒（吐血），肉扭（淋证），发旺（痹病），京瑟（闭经），林得叮相（跌打损伤）。

【用量】内服：15～30 g，水煎服。外用：鲜品适量，捣敷。

【临床应用】

1. 治肺结核，支气管炎，咯血，呕血，黄疸型肝炎，慢性肝炎，流感，尿路感染，闭经，产后胎衣不下：矮地茶全株 5～15 g。水煎服。

2. 治肺痈：矮地茶 50 g，鱼腥草 50 g。水煎服，二次分服。

3. 治血痢：矮地茶茎叶适量。水煎服。

七、金线草

【来源】为蓼科植物金线草 *Antenoron filiforme*（Thunb.）Roberty et Vautier 的全草。

【性能主治】微寒，苦、辣。通气道、谷道，祛风毒，调龙路、火路，清热毒，散瘀止痛。用于治疗埃病（咳嗽），阿意咪（痢疾），白冻（泄泻），陆裂（咳血），鹿勒（吐血）渗裂（衄血），月经不调，京尹（痛经），兵淋勒（崩漏），呗农（痈疮肿毒），呗奴（瘰疬），唼呗（无名肿毒），渗裆相（烫伤），额哈（毒蛇咬伤），发旺（痹病），林得叮相（跌打损伤）。

【用量】内服：10～30g，水煎服；或泡酒、炖肉服。外用：适量，捣敷，或磨汁涂。

【临床应用】

1. 治初期肺痨咳血：金线草茎叶50g。水煎服。

2. 治胃痛：金线草茎叶适量。水煎服。

3. 治经期腹痛，产后瘀血腹痛：金线草50g，甜酒50g。加水同煎，红糖冲服。

八、青天葵

【来源】为兰科植物毛唇芋兰 *Nervilia fordii*（Hance）Schltr. 的全草或块茎。

【性能主治】凉，甜。通气道，润肺止咳，清热毒，通龙路，散瘀肿，止血。用于治疗钵痨（肺痨），唉勒（咯血），发得（发热），货烟妈（咽痛），呗奴（瘰疬），呗农（痈肿），呗叮（疔疮），渗裂（过敏性紫癜），林得叮相（跌打损伤）。

【用量】内服：10～15g，水煎服；或浸酒。外用：适量，捣敷。

【临床应用】

1. 治肺结核咳嗽，支气管炎，小儿肺炎：青天葵叶15～25g。水煎服。

2. 小儿疳积、疝气痛：青天葵鲜块茎10～20g。炖猪瘦肉或鸡蛋吃。

3. 治口腔炎，急性喉头炎：青天葵鲜全草1株。生嚼口含。

九、番木瓜

【来源】为番木瓜科植物番木瓜 *Carica papaya* L. 的果实。

【性能主治】平，甜。调谷道，止痛，行水利湿，发奶。用于治疗东郎（食积），心头痛（胃痛），湿热脚气，产呱嘻馁（产后乳汁不下）。

【用量】内服：30～60g，水煎服；或3～15g，研末；或适量绞汁饮。外用：适量，煎水洗。

【临床应用】

1. 治胃病，消化不良：番木瓜生吃或煮食，或用干粉，每服 3 ～ 6 g，每日 2 次。

2. 治乳汁稀少：鲜番木瓜、韭菜各适量。煮服。

3. 治脚气浮肿，乳汁稀少：鲜番木瓜果实 250 ～ 500 g，与猪脚炖吃。

十、布渣叶

【来源】为椴树科植物破布叶 *Microcos paniculata* L. 的叶。

【性能主治】平，微酸、涩。调谷道，消食滞，解热毒。用于治疗东郎（食积）、心头痛（胃痛），能蚌（黄疸），呗农（疮痈）。

【用量】内服：5 ～ 10 g，或鲜品 30 ～ 60 g，水煎服。外用：适量，煎水洗。

【临床应用】

1. 治感冒，消化不良，腹胀：①布渣叶 15 ～ 30 g。水煎服。②布渣叶、番石榴叶、辣蓼各 18 g。水煎服，每日 2 剂。

2. 治黄疸：①布渣叶 60 g，猪血 60 g。水煎服，每日 1 次，连服 6 日。②布渣叶、田基黄、茵陈蒿各 15 ～ 30 g。水煎服。

3. 治热滞腹痛：布渣叶、鸭脚木皮、黄牛木叶、露兜簕根、岗梅根各 12 ～ 32 g，水煎作茶饮。一般因湿热盛而身体不适者也可服用。

十一、独脚金

【来源】为玄参科植物独脚金 *Striga asiatica*（L）O.Ktze 的全草。

【性能主治】平，甜、淡。调谷道，健脾消滞，杀虫除疳。用于治疗小儿东朗（小儿伤食），小儿喯疳（疳积），脾虚纳呆，夜盲。

【用量】内服，6 ～ 15 g，水煎服。外用：适量，煎水洗。

【临床应用】

1. 治小儿疳积：独脚金全草 2.5 ～ 5 g，塘角鱼（胡子鲶鱼）1 条或猪肝、瘦肉适量。以上诸药共蒸食。

2. 治小儿消化不良，黄疸型肝炎，结膜炎，失眠：独脚金全草 10 ～ 15 g。水煎服。

3. 治夜盲：独角金干全草 15 ～ 34 g，配家禽家畜肝脏煮服。

十二、鸡屎藤

【来源】为茜草科植物鸡屎藤 *Paederia scandens*（Lour.）Merr. 的全草或根。

【性能主治】平，甜、酸。通谷道，除湿毒，祛风毒，活血止痛。用于治疗东郎（食积），小儿喃疳（疳积），白冻（泄泻），阿意咪（痢疾），中暑，能蚌（黄疸），肝炎，蛊病（肝脾肿大），埃病（咳嗽），发旺（痹病），呗奴（瘰疬），兵西弓（肠痈），呗呗（无名肿毒），渗裆相（烧烫伤），林得叮相（跌打损伤），能啥能累（湿疹），皮炎，脚湿肿烂，东笃哈（蛇咬蝎螫）。

【用量】内服：10～15 g，或大剂量30～60 g，水煎服；或浸酒。外用：适量，捣敷，或煎水洗。

【临床应用】

1. 治食积腹泻：鸡屎藤50 g。水煎服。

2. 治气郁胸闷，胃痛：鸡屎藤根50～100 g。水煎服。

3. 治小儿疳积：鸡屎藤干根25 g，猪小肚1个。水炖服。

十三、杧果叶

【来源】为漆树科植物杧果 *Mangifera indica* L. 的叶。

【性能主治】凉，甜、酸。通谷道气道，止咳化痰。用于治疗胴郎（腹胀），腊胴尹（腹痛），小儿喃疳（疳积），阿肉甜（消渴），能啥能累（湿疹）。

【用量】内服：15～30 g，水煎服。外用：适量，捣敷，或煎水洗。

【临床应用】

1. 治急性支气管炎，消化不良：杧果叶25～50 g。水煎服。

2. 治小儿疳积：杧果叶15 g，猪瘦肉50 g。蒸服。

十四、乌桕

【来源】为大戟科植物乌桕 *Sapiumse biferum*（L.）Roxb. 的根或茎皮。

【性能主治】微温，苦，有小毒。通水道，调谷道，除湿毒。用于治疗蛊病（臌胀），笨浮（水肿），幽卡（癃闭），阿意囊（便秘），喃疳（疳积），癥瘕积聚，能啥能累（湿疮），痂（癣），额哈（毒蛇咬伤）。

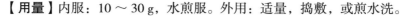

【用量】内服：10 ～ 30 g，水煎服。外用：适量，捣敷，或煎水洗。

【临床应用】

1. 治实证之腹水肿胀：乌桕根二层皮 50 g。焙干研粉，加米饭适量，制为丸如绿豆大，每日服 15 g，饭前用开水送服。

2. 治实热证之大便不通：乌桕 50 g。水煎服。

3. 治毒蛇咬伤：①乌桕树二层皮鲜皮 30 g 或干皮 15 g。捣烂，加米酒适量和匀，去渣，一次饮至微醉为度，药渣外敷伤口周围。②鲜叶 30 ～ 60 g。捣烂，用冷开水调匀，取汁服，药渣外敷伤口周围。

十五、扛板归

【来源】为蓼科植物扛板归 *Polygonumper foliatum* L. 的全草。

【性能主治】寒，酸、苦。通利水道，清解热毒，利湿退黄。用于治疗笨浮（水肿），阿意咪（痢疾），呗红线（丹毒），呗奴（瘰疬），呗农（痈疮），肉扭（淋证），能蚌（黄疸）。

【用量】内服：9 ～ 15 g，水煎服。外用：适量，捣敷，或研末调敷，或煎水洗。

【临床应用】

1. 治急性肾炎，痢疾，肠炎，痈疮，湿热带下，百日咳：扛板归全草 25 ～ 50 g。水煎服。

2. 治瘰疬：扛板归 35 g，野南瓜根 150 g，猪瘦肉 200 g。炖汤，以汤煎药。孕妇忌服。

3. 治痈肿：扛板归鲜全草 100 ～ 150 g。水煎，调黄酒服。

十六、肾茶

【来源】为唇形科植物肾茶 *Clerodendranthus spicatus*（Thunb.）C. Y. Wu ex H. W. Li 的地上部分。

【性能主治】凉，甜、淡。通水道，除湿毒，清热毒。用于治疗笨浮（水肿），肉扭（淋证），尿路结石，胆结石，发旺（痹病）。

【用量】内服：30 ～ 60 g，水煎服。

【临床应用】

1. 治肾炎、膀胱炎：肾茶 60 g，一点红、紫茉莉根各 30 g。水煎服。

2. 治尿路结石：肾茶、石韦（或荠菜）各 30 g，茅草根 90 g，葡萄 60 g。水煎服。

3. 治急、慢性肾炎，尿路感染，尿路结石，胆结石：肾茶茎、叶 50 ～ 100 g。水煎服。

十七、海金沙

【来源】为海金沙科植物海南海金沙 *Lygodium japonicum*（Thunb.）Sw. 的成熟孢子。

【性能主治】寒，甜、淡。通水道，利湿毒，清热毒。用于治疗肉扭（淋证），肉裂（血淋、尿血），沙淋，白浊，隆白呆（带下病），能蚌（黄疸）。

【用量】内服：6 ～ 15 g，水煎服。宜布包煎。

【临床应用】

1. 治热淋急痛：海金沙适量。研为末，生甘草汤冲服。

2. 治脾湿胀满：海金沙 50 g，白术 10 g，甘草 2.5 g，黑丑 7.5 g。水煎服。

3. 治尿酸结石症：海金沙、滑石各适量，共研为末。以车前子、麦冬、木通煎水调药末，并加蜜少许，温服。

十八、广金钱草

【来源】为豆科植物广金钱草 *Desmodium styracifolium*（Osb.）Merr. 的全草。

【性能主治】凉，甜、淡。利水道，除湿毒，解热毒，排结石，消积滞。用于治疗肉扭（热淋），砂淋，石淋，笨浮（水肿），尿少，胆囊结石，能蚌（黄疸），喏疳（疳积），呗农（痈肿）。

【用量】内服：15 ～ 30 g，或鲜品 30 ～ 60 g，水煎服。外用：适量，捣敷。

【临床应用】

1. 治泌尿系结石，胆囊结石，黄疸型肝炎，肾炎水肿：广金钱草全草 50 ～ 100 g。水煎服。

2. 治小儿疳积：广金钱草全草 15 ～ 20 g。水煎当茶饮，或同瘦肉、猪肝蒸食。

3. 治胆囊炎：广金钱草 30 g，鸡内金 9 g。水煎服。

十九、五爪金龙

【来源】为旋花科植物五爪金龙 *Ipomoea cairica*（L.）Sweet. 的全草。

【性能主治】寒，甜。通水道，解热毒，调气道。用于治疗肉扭（淋证），肉裂（尿血），埃病（肺热咳嗽），呗农（痈疮肿毒）。

【用量】内服：5～10 g，水煎服；或浸酒。外用：适量，捣烂，或研末调敷。

【临床应用】

1. 治肺热咳嗽：五爪金龙 30 g。水煎，冰糖调服。

2. 治尿血：五爪金龙 15 g，海螵蛸 15 g，旱莲草 15 g，酢浆草 15 g。水煎服。

3. 治热毒疮痈：五爪金龙鲜叶或块根适量。捣烂外敷。

二十、路路通

【来源】为金缕梅科植物枫香树 *Liquidambar formosana* Hance 的成熟果序。

【性能主治】平，苦。通水道，除湿毒，通龙路、火路。用于治疗笨浮（水肿），发旺（痹病），麻抹（肢体麻木），巧尹（头痛），产呱嘻馁（产后乳少），京瑟（闭经）。

【用量】内服：5～10 g，水煎服；或煅存性研末服。外用：适量，研末敷，或烧烟闻嗅。

【临床应用】

1. 治风湿关节痛：路路通、秦艽、桑枝、海风藤、橘络、薏苡仁各适量。水煎服。

2. 治耳内流黄水：路路通 25 g。水煎服。

3. 治荨麻疹：路路通 500 g。煎浓汁，每日 3 次，每次 30 g，空心。

二十一、车前草

【来源】为车前科植物车前 *Plantago asiatica* L. 或平车前 *Plantago depressa* Willd. 的全草。

【性能主治】寒，甜。通水道，清热毒，调气道。用于治疗肉扭（淋证），幽卡（癃闭），肉裂（尿血），笨浮（水肿），白冻（泄泻），埃病（咳嗽），呗农（痈疮）。

【用量】内服：9～20 g，或鲜品 30～60 g，水煎服；或捣汁服。外用：适量，煎水洗，或捣敷，或绞汁涂。

【临床应用】

1. 治尿血：车前草、地骨皮、旱莲草各 15 g。汤炖服。

2. 治高血压：车前草、鱼腥草各 50 g。水煎服。

3. 治热痢：车前草叶捣绞取汁一盏，入蜜一合，同煎一二沸，分温二服。

二十二、田基黄

【来源】为金丝桃科植物地耳草 *Hypericum japonicum* Thunb 的全草。

【性能主治】凉，甜、苦。利湿毒，退黄疸，清热毒，消瘀肿。用于治疗能蚌（黄疸），白冻（泄泻），阿意咪（痢疾），兵西弓（肠痈），呗叮（疔疮），口疮（口腔溃疡），目赤肿痛，额哈（毒蛇咬伤），林得叮相（跌打损伤）。

【用量】内服：9～15 g，水煎服；或鲜品加倍，大剂量可用至 90～120 g。外用：适量，捣敷，或煎水洗。

【临床应用】

1. 治传染性肝炎（有黄疸型和无黄疸型均可）：田基黄 100～150 g。水煎服，每日 1 剂。

2. 治跌打损伤肿痛：田基黄、接骨木各 30 g。水煎，加酒少许服。

3. 治急性结膜炎：田基黄全草 30～60 g。水煎熏洗患眼。

二十三、鸡骨草

【来源】为豆科植物广东相思子 *Abrus cantoniensis* Hance 除去荚果的全株。

【性能主治】凉，甜、微苦。利湿毒，清热毒，通调龙路、火路，调理肝气。用于治疗能蚌（黄疸），水蛊（肝硬化腹水），呗奴（瘰疬），北嘻（乳痈），发旺（痹病），林得叮相（跌打损伤），额哈（毒蛇咬伤）。

【用量】内服：15～30 g，水煎服；或入丸、散剂。外用：鲜品适量，捣敷。

【临床应用】

1. 治瘰疬：鸡骨草 3000 g，豨莶草 2000 g。研末，蜜为丸，每丸重 5 g。日服 3 次，每次 2 丸，连服 2～4 周。

2. 治黄疸：鸡骨草 100 g，红枣 8 枚。水煎服。

3. 治急、慢性肝炎，肝硬化，胃痛：鸡骨草全株 50～100 g。水煎服，或炖瘦猪肉服。

二十四、积雪草

【来源】为伞形科植物积雪草 *Centella asiatica*（L.）Urban 的全草。

【性能主治】寒，苦、辣。利水道，清热毒，除湿毒，消肿痛。用于治疗能蚌（黄疸），贫痧（感冒），中暑，阿意咪（痢疾），阿意囊（便秘），肉扭（淋证），唉勒（咯血），火眼，货烟妈（咽喉肿痛），呗农（痈疮肿毒）。

【用量】 内服：15～30 g，或鲜品 30～60 g，水煎服；或捣汁。外用：适量，捣敷，或绞汁涂。

【临床应用】

1. 治湿热黄疸：积雪草 50 g，冰糖 50 g。水煎服。

2. 治中暑腹泻：积雪草鲜叶搓成小团，嚼细，开水吞服一二团。

3. 治血淋：积雪草头、草益根各 1 把，冰糖 50 g。捣烂绞汁加冰糖，一次炖服。

二十五、两面针

【来源】 为芸香科植物两面针 *Zanthoxylum nitidum*（Roxb.）DC. 的根或枝叶。

【性能主治】 温，辣、苦，有小毒。通龙路、火路，祛风毒，消肿止痛。用于治疗发旺（痹病），核尹（腰痛），呗奴（瘰疬），贫痧（感冒），牙痛，货烟妈（咽痛），渗裆相（烧烫伤），疝气，额哈（毒蛇咬伤）。

【用量】 内服：5～10 g，水煎服。外用：适量，研末调敷，或捣敷，或煎水洗。

【临床应用】

1. 治风湿关节痛：两面针根 15 g，肖梵天花根 30 g。水煎服。

2. 治龋齿痛：①两面针根皮研粉，置痛处。②两面针根 3～9 g，水煎含漱。

3. 治烫伤：先用两面针煎水洗，洗后用两面针干根研粉，撒布患处。

二十六、战骨

【来源】 为马鞭草科植物黄毛豆腐柴 *Premna fulva* Craib 的茎。

【性能主治】 平，淡、微涩。通龙路，强筋骨，祛风毒，除湿毒，散瘀止痛。用于治疗约京乱（月经不调），肥大性脊椎炎，发旺（痹病），笨浮（水肿），委约（阳痿）。

【用量】 内服：15～30 g，水煎服。外用：适量，煎水洗，或捣敷。

【临床应用】

1. 治风湿关节炎：战骨根、大风藤各 40 g。泡酒服。

2. 治阳痿：战骨根 60 g，淫羊藿根、花脸荞根各 30 g。炖肉吃。

3. 治月经不调（经期推后）：战骨根、小血藤根各 9 g。水煎服。

二十七、红接骨草

【来源】为苦苣苔科植物红接骨草 *Chirita hedyotidea*（Chun）W. T. Wang 的全草。

【性能主治】凉，微苦、涩。通龙路，调气道，凉血散瘀，消肿止痛。用于治疗林得叮相（跌打损伤），埃病（劳伤咳嗽），呗农（痈疮），狠尹（疖肿）。

【用量】内服：10～30 g，水煎服。外用：适量，鲜品捣敷，或浸酒搽。

【临床应用】

1. 治劳伤咳嗽：红接骨草全草 15～50 g。水煎服。

2. 治跌打损伤，骨折：红接骨草鲜全草适量。捣烂酒炒外敷，或用全草浸酒内服外搽。

3. 治痈疮疖肿：红接骨草鲜全草适量。捣烂调红糖外敷。

二十八、水田七

【来源】为蒟蒻薯科植物裂果薯 *Schizocapsa plantaginea* Hance Tacea plantaginea（Hance）Drenth. 的根茎。

【性能主治】凉，苦、微甜，有小毒。通龙路，散瘀消肿，理气止痛，清热解毒，调气道谷道。用于治疗林得叮相（跌打损伤），腊胴尹（腹痛），溃疡病，胃炎，发得（发热），埃病（咳嗽），货咽妈（咽喉肿痛），诺嚎哒（牙髓炎，牙周炎），呗农（疮疡肿毒），疟疾，航靠谋（痄腮）。

【用量】内服：9～15 g，水煎服；或研末，每次 1～2 g。外用：适量，捣敷，或研粉调敷。

【临床应用】

1. 治溃疡病：水田七、胡椒根（或胡椒）、淀粉、乌贼骨、地榆、石菖蒲。水煎服。

2. 治臌胀：水田七、车前子各 9～15 g。水煎服。

3. 治刀伤出血及伤口溃烂：水田七适量。磨水外搽，一日 2 次。

二十九、姜三七

【来源】为姜科多年生草本姜三七 *Stahlianthus hainanensis*（Hayata）T. L. Wu 的根茎和块根。

【性能主治】温，辣。通龙路，调火路，消肿止痛。用于治疗林得叮相（跌打肿痛），发旺（痹病），鹿勒（吐血），渗裂（衄血），月经过多，外伤出血，额哈（毒蛇咬伤）。

【用量】内服：3～10 g，水煎服。外用：适量，研粉撒患处；或鲜品捣敷。

【临床应用】

1. 治跌打损伤：姜三七 3～9 g。水煎服或浸酒内服，并用鲜块根捣烂酒炒外敷。

2. 治吐血，衄血，月经过多：姜三七晒干用，煅存性，用 3～9 g，水煎服。

3. 治外伤出血：姜三七适量。炒炭，研粉，撒患处。

三十、益母草

【来源】为唇形科植物益母草 *Leonurus heterophyllus* Sweet 的地上部分。

【性能主治】微寒，苦、辣。通龙路，行血调经，清热毒，利水道。用于治疗兵淋勒（崩漏），约京乱（月经不调），京尹（痛经），京瑟（闭经），产呱忍勒卟叮（产后恶露不尽），呗农（疮疡肿毒），隆白呆（带下病），笨浮（水肿），林得叮相（跌打损伤）。

【用量】内服：10～30 g，或鲜品 30～60 g，水煎服；或熬膏，入丸剂。外用：适量，捣敷，或煎水洗。

【临床应用】

1. 治痛经：益母草 25 g，延胡索 10 g。水煎服。

2. 治闭经：益母草、乌豆、红糖、老酒各 50 g。炖服，连服 1 周。

3. 妇人分娩后服之，助子宫之整复：益母草 45 g，当归 15 g。水煎服，每日 1 剂，分 3 次服。

三十一、扶芳藤

【来源】为卫矛科植物扶芳藤 *Euonymus fortunei*（Turcz.）Hand.–Mazz、冬青卫矛 *Euonymus jiapinnicus* L. 或无柄卫矛 *Euonymussu bsessilis* Sprague 的地上部分。

【性能主治】平，辣。通龙路、火路，补肾壮腰，益气血，舒筋活络，止血消瘀。用于治疗麻邦（半身不遂），发旺（痹病），核尹（肾虚腰膝酸痛），唉勒（咯血），鹿勒（吐血），嘘内（气虚），勒内（血虚），林得叮相（跌打损伤），创伤出血，约京乱（月经不调），兵淋勒（崩漏），笃绥（落枕）。

【用量】内服：6～15 g，水煎服；或浸酒；或入丸、散剂。外用：适量，研粉调敷，或捣敷，或煎水熏洗。

【临床应用】

1. 治咳血，鼻衄，月经不调，血崩：扶芳藤 9 ～ 18 g。水煎服。

2. 治两脚转筋，四肢无力：扶芳藤、席草根各 30 g，大血藤 15 g。煮鸡蛋吃。

3. 治体质虚弱：扶芳藤 30 g，棉花根 60 g，山茱萸 24 g。共研细末，每日 2 次，每次服 9 g，温水冲服。

三十二、宽筋藤

【来源】为防己科植物中华青牛胆 *Tinospora sinensis*（Lour.）Merr. 的藤茎。

【性能主治】寒，微苦。通龙路、火路，舒筋通络，祛风毒，除湿毒。用于治疗发旺（痹病），核尹（腰酸背痛），麻邦（半身不遂），林得叮相（跌打损伤），水蛊（肝硬化腹水）。

【用量】内服：10 ～ 20 g，水煎服。外用：适量，捣敷。

【临床应用】

1. 治骨折，跌打损伤：宽筋藤 9 ～ 15 g，水煎服；外用宽筋藤鲜藤、叶捣烂敷患处。

2. 治风湿性关节炎：宽筋藤、山苍子根、大血藤、骨碎补各 15 g。水煎服。

3. 治乳腺炎，无名肿毒：宽筋藤鲜茎、叶适捣烂外敷患处。

三十三、牛大力

【来源】为蝶形花科植物美丽崖豆藤 *Millettia speciosa* Champ. 的根。

【性能主治】平，甜。调龙路、火路，通气道水道，除热毒，舒筋活络，补虚润肺。用于治疗核尹（腰痛），发旺（痹病），慢性肝炎，漏精（遗精），隆白呆（带下病），埃病（咳嗽），肺结核。

【用量】内服：10 ～ 20 g，水煎服；或浸酒。

【临床应用】

1. 治风湿性关节炎，腰肌劳损：牛大力、南五加皮各 1000 g，宽筋藤、海风藤各 750 g，牛膝 90 g，山胡椒根 250 g，榕树须（气根）500 g。加水 6000 mL，煎至1000 mL。每次服 50 mL，每日 2 次。

2. 治胸膜炎：牛大力藤 15 g，一见喜 3 g。水煎服。

3. 治病后体虚，肺虚咳嗽，风湿痹痛，腰腿痛，慢性肝炎：牛大力根 50～100 g。水煎服。

三十四、九龙藤

【来源】为豆科植物龙须藤 *Bauhinia championi*（Benth.）Benth. 的茎。

【性能主治】平，辣、苦。通龙路、火路，祛风毒，调谷道，利湿止痛。用于治疗发旺（痹病），林得叮相（跌打损伤），麻邦（半身不遂），心头痛（胃脘痛），唉啤（疳积），阿意咪（痢疾）。

【用量】内服：9～15 g，或鲜品加倍，水煎服；或浸酒。外用：适量，煎水洗。

【临床应用】

1. 治胃、十二指肠溃疡：九龙藤 50～100 g，两面针 10～15 g。水煎服，每日 1 剂，分 2～3 次服。

2. 治小儿疳积：九龙藤 9 g，人字草 6 g。水煎当茶饮，或研末同猪肝、鸡肝蒸吃。

3. 治风湿性关节炎，腰腿痛，跌打肿痛，病后虚弱：用茎 50 g，加姜、酒、猪蹄同煎服。

三十五、八角枫

【来源】为八角枫科植物八角枫 *Alangium chinense*（Lour.）Harms 的根。

【性能主治】微热，苦、辣，有毒。通龙路、火路，祛风除湿，温经脉，散瘀止痛。用于治疗发旺（痹病），林得叮相（跌打损伤），麻抹（肢体麻木），麻邦（半身不遂），邦巴尹（肩周炎），活邀尹（颈椎病），核尹（腰痛）。

【用量】内服：须根 1～3 g，根 3～6 g，水煎服；或浸酒。外用：适量，捣敷，或煎水洗。

【临床应用】

1. 治风湿骨痛：八角枫 21 g，酒 500 g。浸 7 日，每日早、晚各服 15 g。

2. 治精神分裂症：八角枫适量。研粉，每服 2.5～5 g，开水送服。

3. 治跌打损伤：八角枫 10 g，算盘子根皮 25 g，刺五加 50 g。泡酒服。

三十六、鹰不扑

【来源】为五加科植物虎刺楤木 *Aralia armata*（Wall.）Seem. 的根、根皮或枝叶。

【**性能主治**】温，辣，有小毒。通龙路、火路，祛风除湿，行气止痛。用于治疗林得叮相（跌打损伤），发旺（痹病），心头痛（胃痛）、白冻（泄泻），阿意咪（痢疾），能蚌（黄疸），笨浮（水肿），隆白呆（带下病），幽堆（前列腺炎），北嘻（乳痈），呗农（疮疖）。

【**用量**】内服：9～15 g，水煎服；或泡酒。外用：适量，捣敷，或煎水熏洗。

【**临床应用**】

1. 治急性传染性肝炎，急性肾炎，前列腺炎，咽炎：鹰不扑根5～15 g。水煎服。

2. 治跌打肿痛：鹰不扑250 g。用酒1500 mL浸7日，外搽患处。每日服药酒3次，每次15～30 mL。外用时，取鹰不扑鲜根适量，捣烂，酒炒，敷患处。

3. 治风湿骨痛：鹰不扑枝叶、红龙船花叶、鸡爪风叶、爬山虎各适量。煎水洗患处。

三十七、博落回

【**来源**】为罂粟科植物博落回 *Macleaya cordata*（Willd.）R.Br. 的全草。

【**性能主治**】温，辣、苦，有大毒。通龙路、火路，解毒消肿，镇痛，杀虫。用于治疗发旺（痹病），林得叮相（跌打损伤），呗农（痈疮），呗疔（疔疮），脓肿，货烟妈（咽喉肿痛），中耳炎，歇啥（阴痒、阴道炎），下肢溃疡，渗裆相（烧烫伤），蛇虫咬伤，顽癣。

【**用量**】外用：适量，捣敷，或煎水熏洗，或研末调敷。

【**临床应用**】

1. 治跌打瘀肿，风湿关节痛：博落回鲜根、叶适量。捣烂，酒炒，外敷。

2. 治皮肤瘙痒，疥癣：博落回鲜叶适量。捣烂，取汁，外涂。

3. 治痈疮溃烂：博落回叶适量。研粉撒患处。

三十八、草鞋根

【**来源**】为菊科植物地胆草 *Elephantopus scaber* L. 的全草。

【**性能主治**】寒，苦、辣。清热毒，除湿毒，解瘴毒，利水道。用于治疗贫痧（感冒），货烟妈（咽痛），埃病（咳嗽），鼻衄，能蚌（黄疸），阿意咪（痢疾），北嘻（乳痈），呗农（痈疮），呗叮（疔疮），额哈（毒蛇咬伤），肉扭（淋证），笨浮（水肿）。

【**用量**】内服：9～15 g，或鲜品30～60 g，水煎服；或捣汁饮。外用：适量，捣敷，或煎水洗。

【临床应用】

1. 治阳黄疸：草鞋根鲜根叶 120 ～ 180 g。煮猪肉食，连服 4 ～ 5 日。

2. 治感冒风热，扁桃体炎，咽喉炎，痢疾，腹泻，急性肝炎，水肿，阑尾炎：草鞋根鲜草 25 ～ 100 g。水煎服。

3. 治疖肿，乳痈：草鞋根全草适量。捣烂，加米醋调匀，敷患处。

三十九、狗肝菜

【来源】为爵床科植物狗肝菜 *Dicliptera chinensis*（L.）Nees. 的全草。

【性能主治】寒，微甜、苦。解痧毒，清热毒，调谷道气道，清肝明目，利水道。用于治疗贫痧（感冒），埃病（咳嗽），火眼，呗叮（疗疮），阿意勒（便血），肉裂（尿血），肉扭（淋证），兰喯（眩晕）。

【用量】内服：30 ～ 60 g，水煎服。外用：适量，捣敷，或熬膏贴。

【临床应用】

1. 治感冒高热，肺热咳嗽，目赤肿痛，小便淋沥，小儿痢疾：狗肝菜全草 25 ～ 50 g。水煎服。

2. 治小便淋沥：新鲜狗肝菜 500 g，蜜糖 50 g。捣烂取汁，冲蜜糖和开水服。

3. 治目赤肿痛：狗肝菜 50 g，野菊花 50 g。水煎服。

四十、大叶金花草

【来源】为鳞始蕨科植物乌蕨 *Stenoloma chusanum*（L.）Chin g 的全草或根。

【性能主治】寒，微苦、涩。解痧毒，除湿毒，止带，止咳，止血。用于治疗喯痧（痧病），中暑，贫痧（感冒），阿意咪（痢疾），呗农（痈肿），牙疳，白浊，隆白呆（白带过多），埃病（咳嗽），脉漏、鹿勒（吐血）、阿意勒（便血）、肉裂（尿血）等出血性疾病。

【用量】内服：50 ～ 100 g，水煎服；或捣汁饮。外用：适量，捣敷，或研末撒患处。

【临床应用】

1. 治中暑发痧：大叶金花鲜草叶 200 g。捣烂绞汁服。

2. 治痢疾：大叶金花鲜草全草、水蜈蚣鲜全草各 50 g。水煎服。

3. 治急性支气管炎：大叶金花鲜草叶 100 g。水煎服。

四十一、土柴胡

【来源】为菊科植物牡蒿 *Artemisis japonica* Thunb. 的全草。

【性能主治】寒，苦、微甜。祛风毒，清热毒，解瘴毒，凉血，杀虫。用于治疗贫痧（感冒），发得（发热），瘴毒（疟疾），中暑，钵痨（肺痨），潮热，血压嗓（高血压病），呗农（痈疮），呗叮（疔疮），疥癣，能啥能累（湿疹）。

【用量】内服：10 ～ 20 g，水煎服。外用：适量，捣敷或煎水洗。

【临床应用】

1. 治感冒风热，疟疾，黄疸，扁桃体炎，风湿关节炎，高血压：土柴胡 15 ～ 25 g，水煎服。

2. 治夏季感冒头痛：土柴胡 30 g。水煎服。

3. 治湿疹，风疹：土柴胡鲜全草水煎外洗。

四十二、青蒿

【来源】为菊科植物黄花蒿 *Artemisia annua* L. 的全草。

【性能主治】寒，苦、微辣。解瘴毒，清热毒，解暑，除蒸。用于治疗瘴毒（疟疾），暑热证，暑湿证，湿温证，虚热证，能蚌（黄疸），唥冉（疥疮），能啥能累（湿疹），风疹。

【用量】内服：5 ～ 10 g，水煎服；治疟疾可用 20 ～ 40 g，不宜久煎；鲜品用量可加倍，水浸绞汁饮；或入丸、散剂。外用：适量，研末调敷，或鲜品捣敷，或煎水洗。

【临床应用】

1. 治疟疾，间歇热：青蒿 15 ～ 25 g。水煎服。

2. 治暑热发痧，胸闷腹痛：青蒿鲜嫩叶 25 ～ 50 g 或种子 25 g。水煎服。

3. 治暑温，暑热，暑泻，秋暑：滑石（水飞）15 g，生甘草 20 g，青蒿 7.5 g，白扁豆 5 g，连翘（去心）15 g，白茯苓 15 g，通草 5 g，西瓜翠衣 1 片。水煎服，每日 1 ～ 2 剂。

四十三、走马胎

【来源】为紫金牛科植物大叶紫金牛 *Ardisia gigantifolia* Stapf 的根或根茎。

【性能主治】热，辣。祛风毒，除湿毒，调龙路、火路，祛瘀止痛。用于治疗发旺（痹病），林得叮相（跌打损伤），麻邦（半身不遂），呗农（痈疮），下肢溃疡，勒爷顽瓦（小儿麻痹后遗症），月经不调，兵淋勒（崩漏），产呱腊胴尹（产后腹痛）。

【用量】内服：9～15 g，或鲜品 30～60 g，水煎服；或浸酒。外用：适量，研末调敷。

【临床应用】

1. 治风湿关节炎：走马胎、金缕半枫荷、五加皮各 15 g。酒水各半煎服。

2. 治风湿骨痛，产后风瘫，半身不遂，小儿麻痹后遗症，月经不调，跌打损伤：走马胎根 15～50 g，水煎服。跌打损伤，并用鲜叶捣烂外敷。

3. 治疗肿：走马胎鲜叶或鲜根适量。捣烂外敷。

四十四、毛麝香

【来源】为玄参科植物毛麝香 *Adenosma glutinosum*（L.）Druce 的全草。

【性能主治】温，甜、辣。祛风毒，通龙路、火路，止痛，止痒。用于治疗发旺（痹病），勒爷顽瓦（小儿麻痹后遗症），腊胴尹（腹痛），呗农呗疔（痈肿疔疮），能啥能累（湿疹），林得叮相（跌打损伤），额哈（毒蛇咬伤）。

【用量】内服：10～15 g，水煎服。外用：适量，煎水洗，或捣敷。

【临床应用】

1. 治小儿麻痹后遗症，风湿痹痛，跌打损伤，疮疡肿痛，荨麻疹，毒蛇咬伤：毛麝香全草 15～25 g，水煎服；或用鲜全草适量，水煎外洗，或捣烂外敷。

2. 治哮喘：毛麝香净叶切丝，配洋金花卷烟吸。

3. 治臊鼠咬伤：毛麝香适量。煎水洗，或捣敷，再和苦楝树皮各 100 g，煎水饮之，另以甘蔗煎水洗之。

四十五、三叉苦

【来源】为芸香科植物三丫苦 *Evodia lepta*（spr.）Merr. 的叶。

【性能主治】寒，苦。解热毒，除湿毒，通龙路、火路，消肿止痛。用于治疗贫痧（感冒），林得叮相（跌打损伤），发旺（痹病），能啥能累（湿疹），皮炎，狠尹（疖肿），黄蜂蜇伤。

【用量】内服：30～50 g，水煎服。外用：适量，捣敷，或煎水洗。

【临床应用】

1. 治脑炎初期：三叉苦叶 100 g。水煎服。

2. 治耳内生疖：三叉苦鲜叶适量。捣烂取汁，滴耳。

3. 治外感痧气：三叉苦叶 100～150 g。煲水分数次服。

四十六、广豆根

【来源】为豆科植物越南槐 *Sophora tonkinensis* Gapnep. 的根。

【性能主治】寒，苦，有小毒。清热毒，调龙路、火路，通气道水道，止痛。用于治疗货烟妈（咽痛），牙龈肿痛，埃病（咳嗽），能蚌（黄疸），阿意咪（痢疾），宫颈糜烂，仲嘿唞尹（痔疮），呗农（痈疮），痤疮，痂（疥癣），蛇虫犬咬伤。

【用量】内服：3～6 g，水煎服。外用：适量。

【临床应用】

1. 治咽喉闭塞肿痛：广豆根 50 g，北大黄、川升麻、朴硝（生）各 25 g。为末，炼蜜丸，如皂子大。每一粒以薄绵包，少痛便含咽液。

2. 治喉中发痈：广豆根适量。磨醋噙之，追涎即愈，势重不能言者，频以鸡翎扫入喉中，引涎出。

3. 治亦白痢：广豆根适量。捣末炼蜜丸。空心，煎水下 20 丸，每日服 3 次。

四十七、金果榄

【来源】为防己科植物金果榄 *Tinospora capillipes* Gagnep. 或青牛胆 *Tinospora. sagittata*（Oliv.）Gagnep. 的块根。

【性能主治】寒，苦。清热毒，调气道，通火路。用于治疗货烟妈（咽痛），心头痛（胃痛），埃病（咳嗽），航靠谋（痄腮），北嘻（乳痈），呗农（痈疮），呗叮（疔疮），黄蜂蜇伤。

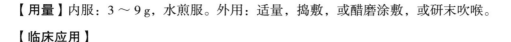

【用量】内服：3～9g，水煎服。外用：适量，捣敷，或醋磨涂敷，或研末吹喉。

【临床应用】

1. 治痈疽疔毒，恶疮：金果榄、苍耳草各适量。捣烂，加好酒稀释，滤汁温服。

2. 治急、慢性肠炎，菌痢：金果榄适量。切片晒干用，研粉口服，每次2g，每日3次。

3. 治小儿喘息性支气管炎：金果榄15g。水煎分2～3次服。

四十八、路边菊

【来源】为菊科植物马兰 *Kalimeris indica*（L.）Sch. –Bip. 的全草。生于坡地、路边、田边。广西各地均有分布。夏、秋采，鲜用或晒干用。

【性能主治】凉，辣、苦。清热毒，除湿毒，调龙路，消食积。用于治疗贫痧（感冒），埃病（咳嗽），货烟妈（咽痛），航靠谋（痄腮），能蚌（黄疸），胴尹（胃痛），腊胴尹（腹痛），鹿勒（吐血），渗裂（血证），兵淋勒（崩漏），约京乱（月经不调），紫癜，创伤出血，笨浮（水肿），淋浊，呗农（痈肿），肿嘿唭尹（痔疮），丹毒，小儿喏疳（疳积）。

【用量】内服：10～30g，水煎服；或鲜品30～60g，捣汁用。外用：适量，捣敷，或煎水熏洗。

【临床应用】

1. 治感冒风热，咽喉肿痛，口腔炎，消化不良，痢疾，结膜炎，乳腺炎，痈疮疔肿，预防流感、流脑：路边菊全草25～50g。水煎服。

2. 治小儿热痢：路边菊10g，仙鹤草15g，马鞭草15g，木通10g，紫苏10g，铁灯草10g。煎水服。

3. 治咽喉肿痛：路边菊全草5～10g。水煎频服。

四十九、金银花

【来源】为忍冬科植物忍冬 *Lonicera japonica* Thunb. 的含苞未放的花蕾。

【性能主治】寒，甜、苦。清热解毒，除痧毒，凉血止痢。用于治疗呗农（痈疮肿毒），货烟妈（咽喉肿痛），呗奴（瘰疬），鼠疮，唭痧（痧症），阿意咪（痢疾）。

【用量】内服：9～30g，水煎服。外用：适量，研末敷，或煎水洗。

【临床应用】

1. 治痢疾：金银花 25 g。红痢以蜜糖水调服，白痢以砂糖水调服，每日 1 剂。

2. 治痈疽初起：金银花 250 g。水 10 碗煎至 2 碗，1 次服完。

3. 治肠痈：金银花 90 g，甘草 9 g，当归 60 g，地榆 30 g，麦冬 30 g，玄参 30 g，薏苡仁 15 g，黄芩 6 g。水煎服，每日 1 剂。

五十、九节茶

【来源】为金粟兰科植物接骨金粟兰 *Sarcandra glabra*（Thunb.）Nakai. 的全株。

【性能主治】平，苦、微辣。清热毒，通气道，祛风邪，除湿毒，接骨疗伤。用于治疗贫痧（感冒），发得（发热），埃病（咳嗽），兵西弓（肠痈），发旺（痹病），林得叮相（跌打骨折），夺扼（骨折），阿意咪（痢疾），白冻（泄泻）。

【用量】内服：6～15 g，水煎服；或浸酒。外用：适量，捣敷，或煎水洗。

【临床应用】

1. 治劳伤腰痛：九节茶、四块瓦、退血草各 15 g。煨酒服，每日 1 剂。

2. 治风湿关节痛，风湿性腰腿痛：九节茶根 100～150 g，浸酒 500 g，7 日后可内服外搽。

3. 治肺炎：九节茶全株 50 g，水煎服；或制成针剂（每 1 mL 含生药 1 g），每次肌注 2 mL，每日 2～4 次。

五十一、冰糖草

【来源】为玄参科植物野甘草 *Scoparia dulcis* L. 的全草。

【性能主治】凉，甜。清热毒，除湿毒，通气道、水道。用于治疗痧病，埃病（咳嗽），货烟妈（咽喉肿痛），白冻（泄泻），笨浮（水肿），能啥能累（湿疹），呗农（痈疮），丹毒，热痱。

【用量】内服：15～30 g，或鲜品 60～90 g，水煎服。外用：适量，捣敷。

【临床应用】

1. 治小儿外感发热，肠炎，小便不利：冰糖草 25～50 g。水煎服。

2. 治小儿肝火烦热：鲜冰糖草 25 g。酌加冰糖，冲开水炖服。

3. 治湿疹、热痱：鲜冰糖草适量。捣汁外擦。

五十二、救必应

【来源】为冬青科冬青属植物铁冬青 *Ilex rotunda* Thunb. 的树皮（二层皮），叶、根也可入药。

【性能主治】寒，苦。清热毒，除湿毒，调谷道。用于治疗货咽妈（咽痛），痧病，胴尹（胃痛），白冻（泄泻），阿意咪（痢疾），渗裆相（烧烫伤），能啥能累（湿疹）。

【用量】内服：9～15 g，水煎服。外用：适量，捣敷；或熬膏涂。

【临床应用】

1. 治感冒风热，小儿发热，急性扁桃体炎，咽喉炎，急性胃肠炎，急性阑尾炎，肾炎水肿：救必应树皮 10～15 g。水煎服。

2. 治喉痛：干救必应 15 g。水煎作茶饮。

3. 治痈疮疖肿，毒蛇咬伤：救必应树皮 15～25 g。水煎服，并外洗。

五十三、火炭母

【来源】为蓼科植物火炭母 *Polygonum chinense* L. 或粗毛火炭母 *Polygonum chinense* L. var *hispidum* Hook.f. 的全草。

【性能主治】寒，涩、酸。清热毒，除湿毒，凉血止痛。用于治疗阿意咪（痢疾），白冻（泄泻），能蚌（黄疸），货烟妈（咽痛），歇含（霉菌性阴道炎），北嘻（乳痈），呗农（痈疮），能啥能累（湿疹），额哈（毒蛇咬伤）。

【用量】内服：9～15 g，或鲜品 30～60 g，水煎服。外用：适量，捣敷，或煎水洗。

【临床应用】

1. 治急、慢性菌痢：火炭母、野牡丹各 100 g。水煎，每日 1 剂，分 3 次服。对慢性菌痢，可以同样剂量做保留灌肠，每日 2 次，7～10 日为 1 个疗程。

2. 治湿热黄疸：火炭母 50 g，鸡骨草 50 g。水煎服。

3. 治痢疾，肠炎，消化不良：火炭母、小凤尾、布渣叶各 30 g。水煎服。

五十四、穿心莲

【来源】为爵床科植物穿心莲 *Andrographis paniculata*(Burm. f.)Nees. 的地上部分。

【性能主治】寒，苦。通火路，清热毒，除湿毒，消肿止痛。用于治疗贫痧（感

冒），货烟妈（咽痛），埃病（咳嗽），能蚌（黄疸），钵痨（肺痨），白冻（泄泻），

阿意咪（痢疾），肉扭（淋证），呗农（痈疮），钩端螺旋体病，隆白呆（带下病），

渗裆相（水火烫伤），额哈（毒蛇咬伤）。

【用量】内服：5～10 g，单味大剂量可用至 30～60 g，水煎服；或研末，每次
0.6～3 g，装胶囊吞服或开水送服。外用：适量，捣烂或制成软膏涂患处；或水
煎滴眼、耳。

【临床应用】

1.治流感：穿心莲叶研末，每日 2～3 次，每次服 3 g；预防流感，可用穿心莲研末，
吹入喉中，每日 1 次。

2.治肺炎：穿心莲、十大功劳叶各 15 g，陈皮 6 g。水煎服。

3.治高血压：穿心莲叶 5～7 片。开水冲泡，每日数次。

五十五、鱼腥草

【来源】为三白草科植物蕺菜 *Houttuynia cordata* Thunb. 的地上部分。

【性能主治】微寒，苦。清热毒，除湿毒，调气道水道，清痈排脓。用于治疗
钵农（肺痈），埃病（咳嗽），墨病（哮喘），发得（发热），阿意咪（痢疾），肉扭
（淋证），呗农（痈疮）。

【用量】内服：15～25 g，水煎服，不宜久煎；或鲜品加倍，捣汁服。外用：适量，
捣敷，或煎汤熏洗。

【临床应用】

1.治肺痈吐脓吐血：鱼腥草、天花粉、侧柏叶等分。煎汤服之。

2.治肺痈：鱼腥草适量。捣汁，入年久芥菜卤饮之。

3.治肺病咳嗽盗汗：鱼腥草叶 100 g，猪肚子 1 个。将鱼腥草叶置肚子内炖汤服。
每日 1 剂，连用 3 剂。

五十六、蒲公英

【来源】为菊科植物蒲公英 *Taraxacum mongolicum* Hand. –Mazz、碱地蒲公英
Taraxacum borealisinense Kitam. 或同属数种植物的全草。

【性能主治】寒，苦、甜。清热毒，除湿毒，调谷道。用于治疗呗嘻（乳痈），

呗叮（疔疮），呗妈（瘰疬），货烟妈（咽痛），钵农（肺痈），兵西弓（肠痈），能蚌（黄疸），肉扭（淋证），心头痛（胃痛），火眼（急性结膜炎）。

【用量】内服：10～30g，大剂量60g，水煎服；或捣汁；或入散剂。外用：适量，捣敷。

【临床应用】

1. 治乳痈（急性乳腺炎）：①蒲公英（洗净细锉）、忍冬藤各适量。同煎浓汤，入少酒佐之，服罢，随手欲睡，是其功也。②蒲公英100g，香附50g。每日1剂，煎服2次。

2. 治疳疮疔毒：蒲公英适量。捣烂覆之，别更捣汁，和酒煎服，取汗。

3. 治瘰疬结核，痰核绕项而生：蒲公英15g，香附5g，羊蹄根7.5g，山慈姑5g，大蓟独根10g，虎掌草10g，小一支箭10g，小九古牛5g。水煎，点水酒服。

五十七、古羊藤

【来源】为萝藦科植物马连鞍 *Streptocaulon juventas*（Lour.）Merr. 的根或叶。

【性能主治】寒，微甜、苦，有小毒。清热毒，除湿毒，通水道谷道。用于治疗贫痧（感冒），发得（发热），白冻（泄泻），阿意咪（痢疾），心头痛（胃痛），笨浮（水肿），能啥能累（湿疹）。

【用量】内服：3～6g，水煎服；或研末1.5～3g。外用：鲜品适量，捣敷。

【临床应用】

1. 治急、慢性肠炎，心胃气痛，外感寒热：古羊藤根，晒干用研末。每次服2.5～5g，开水送下，日服2次。

2. 治红、白痢症：古羊藤根50g，蜂蜜25g。煎汤冲蜜，每日1剂，分2次服。

3. 治毒蛇咬伤：古羊藤生叶100g。捣烂，冲酒100g，绞取酒50g，内服。渣涂敷伤口四周。

五十八、葫芦茶

【来源】为豆科植物葫芦茶 *Desmodium triquetrum*（L.）DC. 的全株。

【性能主治】寒，微苦。清热毒，除湿毒，通谷道水道。用于治疗贫痧（感冒），货咽妈（咽痛），阿意咪（痢疾），笨浮（水肿），能蚌（黄疸），发旺（痹病），喯疳（疳积），尿毒症，咪裆鹿（妊娠呕吐），歇啥（滴虫性阴道炎），月经不调，皮肤溃烂，痛风。

【用量】内服：15～30 g，或鲜品30～60 g，水煎服。外用：适量，捣汁涂；或煎水洗。

【临床应用】

1.治咽喉肿痛：葫芦茶100 g。煎水含咽。

2.治痢疾：葫芦茶全草、细叶扯头孟根各100～150 g，鸡蛋1个。同煎至鸡蛋熟时，将蛋壳除去再煎，加生盐调味，汤、蛋同服。

3.治暑季烦渴：葫芦茶适量。煎成日常饮料，以代茶叶。

五十九、肉桂

【来源】为樟科植物肉桂 *Cinnamomum cassia* Presl 的树皮。

【性能主治】热，辣、甜。通调龙路、火路，祛寒毒，行气止痛，补火助阳。用于治疗头痛，核尹（腰痛），心头痛（胃痛），胁痛，墨病（哮喘），阳虚头晕，委约（阳痿），遗精，月经不调，阴疮。

【用量】内服：3～6 g，宜后下，水煎服；或焗服。外用：适量，研末调敷，或浸酒涂擦。

【临床应用】

1.治胃寒腹痛，虚寒泄泻，虚寒腰痛，寒疮阴疽：①肉桂皮1.5～2.5 g，研粉服。②肉桂皮2.5～5 g，切成薄片，开水泡服。

2.治胃腹冷痛，虚寒泄泻：肉桂1.5～3 g。研末，温开水送服。

3.治产后余血作痛兼块者：桂心、姜黄各适量。上等分为末，酒服方寸匕，血下尽妙。

六十、八角茴香

【来源】为木兰科植物八角茴香 *Illicium verum* Hook. f. 的成熟果实。

【性能主治】热，辣、甜。祛寒毒，调火路，通谷道，止痛。用于治疗鹿（呕吐），心头痛（胃痛），核尹（腰痛），疝气，额哈（毒蛇咬伤）。

【用量】内服：3～6 g，水煎服；或入丸、散剂。外用：捣敷。

【临床应用】

1.治胸腹冷痛，呕吐，寒疝：八角茴香5～10 g。水煎服。

2. 治小肠气坠：八角茴香、小茴香各 15 g，乳香少许。水煎服取汗。

3. 治腰重刺胀：八角茴香适量。炒，为末，食前酒服，每次 10 g。

六十一、七叶一枝花

【来源】为百合科植物重楼 *Paris polyphylla* Smith P. 华重楼 *Polyphylla* Smith var. Platypetala Franch. 的根茎。

【性能主治】微寒，苦，有小毒。解热毒，消瘀肿，祛风毒，通龙路，止痉挛，通气道，止咳喘。用于治疗东笃哈（虫蛇咬伤），热疿呗疔（疔疮），温毒腮肿，货烟妈（咽喉肿痛），隆白呆（带下病），肝热惊风，埃病（咳嗽）痰多，墨病（气喘）。

【用量】内服：5 ～ 10 g，水煎服。外用：适量，研末，用水、酒或醋调敷患处。

【临床应用】

1. 治蛇咬伤：七叶一枝花根 10 g，研末开水送服，每日 2 ～ 3 次；七叶一枝花鲜根捣烂，或加甜酒酿，捣烂敷患处。

2. 治肺痨久咳及哮喘：七叶一枝花 25 g。加水适量，同鸡肉或猪肺煲服。

六十二、甘蔗

【来源】为禾本科植物甘蔗 *Saccharum sinensis* Roxb. 的茎秆或汁。

【性能主治】寒，甜。清热解毒，解酒提神，润燥除烦，生津止渴，润肺止咳，和中止呕。用于治疗饮酒过度，反胃，心胸烦热，热病阴伤口渴，埃病（肺热燥咳），沙呃（胃热呕逆），阿意囊（便秘），瘴气（疟疾），暑痢。

【用量】内服：30 ～ 90 g，水煎服；或榨汁饮。外用：适量，捣敷。

【临床应用】

1. 治饮酒过度：甘蔗 200 g，鲜萝卜 150 g。切碎，加水煮至萝卜烂熟，去渣取汁，随量服用。

2. 治发热口干，小便涩：甘蔗适量。去皮尽令吃之，咽汁。

3. 治胃反，朝食暮吐，暮食朝吐，旋旋吐者：甘蔗汁 7000 mL，生姜汁 1000 mL。二味相和，分为 3 服。

六十三、绿豆

【来源】为豆科植物绿豆 *Phaeolus radiatus* L. 的种子。

【性能主治】寒，甜。解药食中毒，清热毒，通水道。用于治疗药食中毒，呗农（痈疮肿毒），暑热烦渴。

【用量】内服：15～30 g，水煎服。外用：适量。

【临床应用】

1. 治食物中毒，附子、巴豆、砒霜、农药、毒草中毒：绿豆 50 g，粳米 100 g。共煮粥，每日 2～3 次，冷服。

2. 解药食中毒：绿豆、甘草各适量。煮汁饮服，频频饮绿豆浓汤，至毒解止。可解疗肿疮毒和药物中毒及酒食中毒。

3. 解暑：绿豆适量。水煮一滚，取汤停冷色碧食之。

六十四、九里香

【来源】为芸香科植物九里香 *Murraya exotica* L. 和千里香 *Murraya paniculata*（L.）Jack 的枝叶。

【性能主治】热，辣、微苦，有小毒。行气止痛，通龙路、火路，祛风毒，除湿毒，软坚散结。用于治疗心头痛（胃痛），发旺（痹病），牙痛，额哈（毒蛇咬伤），林得叮相（跌打损伤），能啥能累（湿疹），癌症疼痛。

【用量】内服：9～15 g，水煎服；或浸酒。外用：适量，捣敷。

【临床应用】

1. 治胃痛：①九里香叶粉、两面针粉各 2 份，鸡骨香粉、松花粉各 1 份，和匀，加黏合剂制成水丸如黄豆大。每次服 10～15 丸，每日 3 次。②九里香叶 15 g，瓦楞子（煅）50 g。共研末，每次服 5 g，每日 3 次。

2. 治跌打肿痛：九里香鲜叶 200 g。捣烂，用米酒半斤浸数小时后外搽；或用叶捣烂，调酒炒热外敷。

3. 治风湿骨痛：九里香全株 15 g，酒 1000 g。浸 7 日，每次服 25 g～50 g。

六十五、乌药

【来源】为樟科植物乌药 *Lindera aggregata*（Sims）Kosterm. 的块根。

【性能主治】温，辣。调气道谷道，散寒止痛。用于治疗坐闷（胸闷胀痛），心头痛（胃痛），腊胴尹（腹胀痛），东郎（食积），巧尹（头痛），病嘿细勒（疝气），京尹（痛经），产呱腊胴尹（产后腹痛），尿频，濑幽（遗尿）。

【用量】内服：5～10 g，水煎服；或入丸、散剂。外用：适量，研末调敷。

【临床应用】

1. 治气滞胃痛，宿食不消，心腹疼痛，疝气，尿频，夜尿：乌药根5～15 g。水煎服。

2. 治心腹气痛：乌药（水磨浓汁）一盏，入橘皮一片，苏一叶，煎服。（《频湖集简方》）

3. 治胀满痞塞，七情忧思所致：天台乌药、香附、沉香、砂仁、橘红、半夏各适量。共为末，每次服6 g，灯芯草汤调。

六十六、槟榔

【来源】为棕榈科植物槟榔 *Areca catechu* L. 的成熟种子。

【性能主治】温，苦、辣。打虫，调谷道，解瘴毒，通水道。用于治疗胴西咪暖（肠道寄生虫病），唉疳（疳积），阿意咪（痢疾），瘴毒（疟疾），脚气病。

【用量】内服：6～15 g，水煎服；单用杀虫，可用60～120 g；或入丸、散剂。

【临床应用】

1. 治各种肠道寄生虫：槟榔10 g，麻风草20 g，排钱草20 g，泽泻20 g，内金10 g，白芍10 g，使君子6 g，甘草6 g。水煎服。

2. 治食积腹胀，呕吐痰湿：槟榔10 g，生姜10 g，山胡椒5 g，水煎服。

3. 治蛔虫疼痛：槟榔100 g。酒二盏，煎一盏，匀二次服。

六十七、苦楝皮

【来源】为楝科植物楝树 *Melia azedarach* L. 的根皮或树皮。

【性能主治】寒，苦，有毒。打虫，疗癣。用于治疗胴西咪暖（肠道寄生虫病），唉冉（疥疮），头痂（癣），湿疮，能啥能累（湿疹）。

【用量】内服：6～9 g，或鲜品15～30 g，水煎服。外用：适量。

【临床应用】

1. 治蛔虫、钩虫、蛲虫病：苦楝皮（二层白皮）50 g。水煎 1 小时以上，空腹 1 次服完。如排虫少，第二日再服 1 次。

2. 治蛔虫病：苦楝皮鲜根 10 g，粳米（炒）10 g。水煎加红糖调服。

3. 治阴道滴虫：苦楝皮根皮或叶适量。水煎外洗。

六十八、田七

【来源】为五加科植物三七 *Panax notoginseng*（Burk.）F. H. Chen 的根和根茎。

【性能主治】热，甜。止血，补血，调龙路、火路，散瘀止痛。用于治疗陆裂（咳血），渗裂（衄血），阿意勒（便血），产呱耐（产后血虚），阿闷（胸痛），心头痛（胃痛），林得叮相（跌打损伤），兵淋勒（崩漏），京尹（痛经），产呱腊胴尹（产后腹痛）。

【用量】内服：3 ～ 10 g，水煎服；1 ～ 3 g，研末吞服。外用：适量。

【临床应用】

1. 治外伤出血：田七药粉撒敷患处。

2. 治咳血，吐血，便血，尿血，鼻衄，崩漏，产后恶露不止：田七根茎适量。研粉，每次用 2.5 ～ 5 g，开水冲服。

3. 治跌打损伤：①田七 5 ～ 10 g。磨甜酒内服，或研末内服。②田七药粉冲酒服，也可用田七药酒调敷患处，或用田七鲜叶捣烂外敷。

六十九、仙鹤草

【来源】为蔷薇科植物龙芽草 *Agrimonia pilosa* Ledeb. 的地上部分。

【性能主治】平，苦、涩。止血，调龙路，止痢，补虚，杀虫。用于治疗唉勒（咯血），鹿勒（吐血），渗裂（衄血），肉裂（尿血），阿意勒（便血），兵淋勒（崩漏），白冻（泄泻），阿意咪（痢疾），蛊病（肝硬化腹水），瘴病（疟疾），渗裆相（烧烫伤），呗农（痈疮），唪呗（无名肿毒）。

【用量】内服：10 ～ 15 g，大剂量可用 30 ～ 60 g，水煎服；或入散剂。外用：适量，捣敷或敷膏涂敷。

【临床应用】

1. 治肺痨咯血：鲜仙鹤草 50 g（干品 30 g），白糖 50 g。将仙鹤草捣烂，加冷开水，搅拌，榨取液汁，再加入白糖，一次服用。

2. 治赤白痢及咯血、吐血：仙鹤草 15～30 g。水煎服。

3. 治贫血衰弱，精力痿顿（民间治脱力劳伤）：仙鹤草 50 g，红枣 10 个。水煎，一日数回分服。

七十、苎麻根

【来源】为荨麻科植苎麻 *Boehmeria nivea*（L.）Gaud. 的根。

【性能主治】寒，甜。通龙路，解热毒，凉血止血。用于治疗鹿勒（吐血），幽勒（尿血），兵淋勒（崩漏），吠偻（胎漏），肉扭（淋证），奔寸（子宫脱垂），笃麻（小儿麻疹），狠尹（疮疖），夺扼（骨折），隆白呆（带下病）。

【用量】内服：10～30 g，水煎服；或捣汁。外用：适量，捣敷，或煎水洗。

【临床应用】

1. 治急性膀胱炎，尿血，麻疹高热，胎动不安：苎麻根 20～25 g。水煎服。

2. 治习惯性流产：苎麻干根 30 g，莲子、山药各 15 g。水煎服。

3. 治五淋：苎麻根 2 根。打碎，以水一碗半，煎取半碗，频服。

七十一、水菖蒲

【来源】为天南星科植物白菖蒲 *Acorus calamus* Linn. 的根茎。

【性能主治】温，辣、苦。调"巧坞"（大脑），健脾胃，除湿毒，杀虫。用于治疗昏迷仆倒，神志不清，发羊癫（癫痫），麻邦（半身不遂），慢性气管炎，阿意咪（痢疾），肠炎，腹胀腹痛，发旺（痹病）。

【用量】内服：5～10 g，水煎服。外用：适量，煎水洗，或研末调敷。

【临床应用】

1. 治癫痫：水菖蒲 30～60 g。捣烂取汁内服。

2. 治健忘，惊悸，神志不清：水菖蒲 9 g，远志 9 g，茯苓 9 g，龟板 15 g，龙骨 9 g。共研细末，每次 4.5 g，每日 3 次。

3. 治慢性气管炎：水菖蒲根茎粉装入胶囊，每粒 0.3 g。每次 2 粒，温开水送服，每日 2～3 次。

七十二、蜈蚣

【来源】为蜈蚣科动物少棘巨蜈蚣 *Scolopendra subspinipes mutilans* L. Koch 的干燥体。

【性能主治】温，辣，有毒。通龙路，散瘀结，祛风毒，止痉。用于治疗狠风（高热抽搐），发羊癫（癫痫），麻邦（半身不遂），发旺（痹病），巧尹（头痛），额哈（毒蛇咬伤），呗农（疮疡），呗奴（瘰疬），痂怀（牛皮癣）。

【用量】内服：3～5 g，水煎服；或研末，0.5～1 g。外用：适量，研末撒、油浸，或研末调敷。

【临床应用】

1.治中风口眼㖞斜：蜈蚣 1 条。焙干研末，猪胆汁调敷患处。

2.治惊痫：蜈蚣、全蝎各等分。研细末，每次 1.5～2.5 g，日服 2 次。

3.治小儿急、慢惊风：蜈蚣（葱汁浸 1 天 1 夜，焙干用）1 条，麝香（别研）一字，草乌头尖（薄荷、生姜鲜汁浸 1 天 1 夜，焙干用）14 枚。以上诸药研为细末。每潮搐时，用 1 粒米大吹入鼻中。

七十三、萝芙木

【来源】为夹竹桃科植物萝芙木 *Rauvolfia verticllata*（Lour.）Baill. 的根。

【性能主治】寒，苦，有小毒。调"巧坞"（大脑），通龙路、火路，清热毒，解瘴毒，凉血止血。用于治疗兰喯（眩晕），血压嗓（高血压病），贫痧（感冒），货烟妈（咽痛），呗农（痈疮），呗叮（疔疮），瘴毒（疟疾），陆裂（咳血），肉裂（尿血），林得叮相（跌打损伤），笨浮（水肿），额哈（毒蛇咬伤）。

【用量】内服：10～30 g，水煎服。外用：适量，捣敷，或煎水洗。

【临床应用】

1.治感冒头痛，身骨疼：萝芙木、土茯苓、白点秤各 60～90 g。煎汤，每日分 3 次服。

2.治喉痛：萝芙木根适量。切细，含嚼。

3.治高血压头晕、头痛、耳鸣、腰痛：萝芙木 30 g，杜仲 15 g。水煎服。

七十四、夜香牛

【来源】为菊科植物夜香牛 *Vernonia cinerea*（L.）Less. 的全草。

【性能主治】凉，苦、微甜。宁心神，祛风毒，清热毒，除湿毒。用于治疗年闹诺（失眠），贫痧（感冒），能蚌（黄疸），白冻（泄泻），呗疔（疔疮），额哈（毒蛇咬伤）。

【用量】内服：15～30 g，或鲜品 30～60 g，水煎服。外用：适量，鲜品捣敷。

【临床应用】

1. 治高热，咳嗽，喉头炎，支气管炎：夜香牛、甜珠草各 60 g。水煎服。

2. 治神经衰弱失眠：夜香牛 18 g，豨莶草 15 g，白千层 9 g。水煎服。

3. 治跌打损伤，胸部积痛：夜香牛全草 30 g。捣烂炖酒服。

七十五、地龙

【来源】为钜蚓科动物参环毛蚓 *Pheretima aspergillum*（E.Perrier）、通俗环毛蚓 *Pheretima vulgaris* Chen、威廉环毛蚓 *Pheretima guillelmi*（Michaelsen）或栉盲环毛蚓 *Pheretima pectinifera* Michaelsen 的干燥体。

【性能主治】寒，咸。通调龙路、火路，息风止痉，清热毒，调气道，利尿。用于治疗狠风（高热抽搐），发北（癫狂），麻邦（半身不遂），邦印（痛症），发旺（痹病），墨病（哮喘），埃病（咳嗽），笨浮（水肿），肉卡（癃闭）。

【用量】内服：5～15 g，或鲜品 10～30 g，水煎服；或入丸、散剂。外用：捣烂、化水，或研末调敷。

【临床应用】

1. 治支气管喘息：地龙适量。研为细末，装入胶囊，每次 5 g，日服 3 次，温开水下。

2. 治小儿急、慢惊风：地龙适量。去泥焙干，研为细末，加朱砂等分，糊为丸，金箔为衣，如绿豆大。每服 1 丸，白汤下。

3. 治中风半身不遂：地龙 15 g，全蝎 10 g，赤芍 20 g，红花 15 g，牛藤 20 g。水煎服。

七十六、钩藤

【来源】为茜草科植物大叶钩藤 *Uncaria rhynchopylla*（Miq）Jacks 的带钩茎枝。

【性能主治】凉，甜、苦。调"巧坞"（大脑），解热毒，疏风毒，止抽筋。用于治疗兰喷（眩晕），巧尹（头痛），血压嗓（高血压病），勒爷狠风（小儿惊风），抽筋。

【用量】内服：6～15 g，水煎服。

【临床应用】

1. 治小儿卒得急痫：钩藤、甘草（炙）各 25 g。上锉碎，以水五合，煮取一合，分八服，日五夜三。

2. 治小儿惊痫，腹大项细：钩藤、甘草（炙）、人参、栝楼根各一分。上四味，粗捣筛，每用一钱匕，水一小盏，煎取五分，去滓分温二服。午后空心服，随小儿年龄加减。（《圣济总录》）

3. 治小儿夜啼：钩藤 6 g，蝉蜕 7 个，灯芯草 1 札。水煎服。

七十七、土人参

【来源】为马齿苋科植物栌兰 *Talinum paniculatum*（Jacq.）Gaertn. 的根。

【性能主治】平，甜。补虚，调气，润肺止咳，清热敛汗，调经止带。用于治疗嘘内（气虚），病后虚弱，嘻馁（产后缺乳），白冻（泄泻），兰啈（眩晕），钵痨（肺痨），埃病（咳嗽），潮热，优平（自汗），约京乱（月经不调），隆白呆（带下病）。

【用量】内服：30～60 g，水煎服。外用：适量，捣敷。

【临床应用】

1. 治病后虚弱，老年体弱：土人参根适量。与鸡肉或猪脚煲服。

2. 治虚劳咳嗽：土人参、隔山撬、通花根、冰糖适量。炖鸡服。

3. 治劳倦乏力：土人参 25～50 g，或加墨鱼干 1 条。酒水炖服。

七十八、黄花倒水莲

【来源】为远志科植物黄花倒水莲 *Polygala fallax* Hemsl. 的根或全株。

【性能主治】平，甜。补气血，壮筋骨，祛湿毒，通龙路。用于治疗病后或产后虚弱，急慢性肝炎，约京乱（月经不调），勒内（产后血虚），京尹（痛经），奄寸（子宫脱垂），笨浮（脾虚水肿），肉扭（淋证），肾虚核尹（腰痛），发旺（痹病），林得叮相（跌打损伤）。

【用量】内服：15～30 g，水煎服。外用：适量，捣敷，或磨水涂。

【临床应用】

1. 治贫血：黄花倒水莲、土党参、鸡血藤各 50 g。水煎服。

2. 治病后、产后虚弱：①黄花倒水莲 30～60 g。气虚加党参，血虚加当归。水煎服或炖猪脚服。②黄花倒水莲根 50 ～ 100 g。水煎或炖猪脚服。

3. 治风湿关节炎，肾虚腰痛：黄花倒水莲根 50 ～ 100 g。水煎或浸酒服。

七十九、广山药

【来源】为薯蓣科植物褐包薯蓣 *Dioscorea persimilis* Prain et Burk. 的根茎。

【性能主治】平，甜。补肺脾肾，调谷道气道水道。用于治疗埃病（肺虚咳嗽），墨病（哮喘），濑精（遗精），核尹（肾虚腰痛），啊疳（食少，疳积），白冻（泄泻），隆白呆（带下病），肉扭（淋证），阿肉甜（消渴）。

【用量】内服：15 ～ 30 g，大量 60 ～ 250 g，水煎服；研末吞服，每次 6 ～ 10 g。补阴生津宜生用，健脾止泻宜炒用。

【临床应用】

1. 治脾胃虚弱，不思饮食：广山药、白术各 50 g，人参 1.5 g。以上诸药，捣罗为细末，煮白面糊为丸，如小豆大，每次服 30 丸，空心，食前温米饮下。

2. 治湿热虚泄：广山药、苍术等分，饭丸，米饮服。

3. 治噤口痢：干广山药一半炒黄色，一半生用，研为细末，米饮调下。

八十、灵芝

【来源】为多孔菌科真菌赤芝 *Ganoderma lucidum*（Leyss. ex. Fr.）Karst. 或紫芝 *Ganoderma sinense* Zhao，Xu et Zhang 的子实体。

【性能主治】平，甜。补气养血，调龙路，调气道、谷道。用于治疗兰喯（眩晕），年闹诺（失眠），血压嗓（高血压），冠心病，高血脂，慢性肝炎，墨病（哮喘），埃病（咳嗽），硅肺。

【用量】内服：10 ～ 15 g，水煎服；2 ～ 6 g，研末；或浸酒。

【临床应用】

1. 治神经衰弱，心悸头晕，夜寐不宁：灵芝 10 g。水煎服。

2. 治冠心病：灵芝切片 6 g。水煎煮 2 小时，早晚各 1 次。

3. 治肝炎，肾盂肾炎，支气管哮喘：灵芝研末，开水冲服，每次服 0.9 ～ 1.5 g，每日 3 次。

八十一、绞股蓝

【来源】为葫芦科植物绞股蓝 *Gynostemma pentaphyllum*（Thunb.）Makino 的全草。

【性能主治】寒，苦。补脾气，清热毒，通气道，祛痰止咳。用于治疗嘘内（气虚乏力），埃病（咳嗽）痰多，咽痒，墨病（哮喘），能蚌（黄疸），高脂血症。

【用量】内服：15～30 g，水煎服；散剂每次 3 g，每日 3 次；或泡开水代茶饮。外用：适量，捣涂。

【临床应用】

1. 治劳伤虚损，遗精：绞股蓝 15～30 g。水煎服，每日 1 剂。

2. 治慢性支气管炎：绞股蓝适量。晒干研粉，每次 3～6 g，吞服，每日 3 次。

八十二、牛奶木

【来源】为桑科植物粗叶榕 *Ficus simplicissima* Lour. 的根。

【性能主治】温，辣、甜。健脾胃，补气血，下乳汁，通水道。用于治疗嘘内（气虚乏力），勒内（贫血），嘻馁（产后无乳），埃病（咳嗽），钵痨（肺痨），隆白呆（带下病），笨浮（水肿）。

【用量】内服：15～60 g，水煎服。

【临床应用】

1. 治急性黄疸型肝炎，较重慢性肝炎：穿破石 1000 g，牛奶木 250 g，葫芦茶 150 g。加水浸煮两次，浓缩至 1500 mL，加白糖 300 g，入防腐剂，静置，过滤。较重者每天服 90 mL，分 2 次服；轻者，每天服 45 mL，一次服完。1 个月为 1 个疗程。

2. 治产后无乳：牛奶木 100 g。炖猪脚服。

3. 治白带：牛奶木 50 g，一匹绸 100 g。水煎服。

八十三、何首乌

【来源】为蓼科植物何首乌 *Polygonum multiflorum* Thunb. 的块根。

【性能主治】微温，苦、甜、涩。补血虚，通谷道，除湿毒。用于治疗勒内（血虚），兰喷（眩晕），巧豪（须发早白），年闹诺（失眠），优平（自汗），腰腿酸痛，勒格（高脂血症），慢性肝炎，心头痛（胃痛），阿意囊（便秘），隆白呆（带下病），呗奴（瘰病），呗农（疮疡），能啥能累（湿疹），麦蛮（风疹）。

【用量】内服：10～30 g，水煎服。外用：适量，捣敷。

【临床应用】

1. 治骨软风，腰膝疼，行履不得，遍身瘙痒：首乌大而有花纹者、牛膝（锉）各 500 g，酒 1000 mL。浸 7 日，曝干，于木臼内捣末，蜜丸。每日空心，食前酒下 30～50 丸。

2. 治久疟阴虚，热多寒少：何首乌为末，鳖血为丸，黄豆大，辰砂为衣，临发，五更白汤送下 2 丸。

八十四、龙眼肉

【来源】为无患子科植物龙眼 *Dimocarpus longan* Lour. 的假种皮。

【性能主治】温，甜。补血虚，安神，调龙路。用于治疗勒内（血虚），嘘内（气虚），健忘，虚劳，心跳（心悸），年闹诺（失眠），兵淋勒（崩漏），经行兰喷（眩晕）。

【用量】内服：10～15 g，大量 30～60 g，水煎服；或熬膏；或浸酒；或入丸、散剂。

【临床应用】

1. 治妇人产后浮肿：龙眼肉、生姜、大枣各适量。合煎汤服。

2. 治脾虚泄泻：龙眼肉 14 粒，生姜 3 片。合煎汤服。

八十五、鸡血藤

【来源】为豆科植物密花豆 *Spatholobus suberectus* Dunn 的藤茎。

【性能主治】温，苦、甜。补血，调龙路、火路，祛风毒，除湿毒。用于治疗勒内（血虚），发旺（痹病），麻抹（肢体麻木），麻邦（半身不遂），约京乱（月经不调）。

【用量】内服：10～15 g，大剂量可用至 30 g，水煎服；或浸酒。

【临床应用】

1. 治贫血，月经不调，风湿痹痛，四肢麻木，关节疼痛：鸡血藤 25～50 g。水煎服。

2. 治放射线引起的白血病：鸡血藤 50 g。长期煎服。

3. 治经闭：鸡血藤、穿破石各 30 g。水煎服，每日 1 剂。

八十六、当归藤

【来源】为紫金牛科植物当归藤 *Embelia parviflora* Wall. 的根或老藤。

【性能主治】平，苦、涩。养血补精，通谷道水道，除湿毒，通龙路，调经。用于治疗勒内（血虚），月经不调，贫血，京瑟（闭经），隆白呆（带下病），心头痛（胃痛），白冻（泄泻），发旺（痹病），夺扼（骨折），林得叮相（跌打损伤）。

【用量】内服：10～30 g，水煎服。外用：适量，捣敷。

【临床应用】

1. 治骨折：当归藤鲜叶或鲜根捣烂外敷。

2. 治风湿痹痛，贫血，月经不调，闭经：当归藤根 25～50 g。水煎服，或浸酒服。

3. 治胃痛，慢性肠炎，胸胁痛，白带：当归藤根或老藤 15～25 g。水煎服。

八十七、旱莲草

【来源】为菊科植物鳢肠 *Eclipta prostrata* L. 的全草。

【性能主治】寒，甜、酸。补阴益肾，凉血止血。用于治疗肾虚耳鸣，巧豪（须发早白），兰喯（眩晕），核杂尹（腰膝酸软），渗裂（衄血），肉裂（尿血），阿意勒（便血），兵淋勒（崩漏），外伤出血，白冻（泄泻），阿意咪（痢疾）。

【用量】内服：10～15 g，水煎服。外用：适量，捣烂。

【临床应用】

1. 补腰膝，壮筋骨，强肾阴，乌髭发：冬青子（即女贞实，冬至日采）不拘多少，阴干，蜜、酒拌蒸，过一夜，粗袋擦去皮，晒干用为末，瓦瓶收贮，旱莲草（夏至日采）不拘多少，捣汁熬膏，和前药为丸。临卧酒服。

2. 治咳嗽咯血：鲜旱莲草 100 g。捣绞汁，开水冲服。

八十八、黄精

【来源】为百合科植物黄精 *Polygonatum sibiricum* Red.、滇黄精 *Polygonatum kingianum* Coll. et Hemsl.、多花黄精 *Polygonatum cyrtonema* Hua 的根茎。

【性能主治】平，甜。滋补阴液，润肺补血，强壮筋骨。用于治疗钵痨（肺痨），唉勒（咯血），病后血虚，发旺（痹病），阿肉甜（消渴），血压嗓（高血压病）。

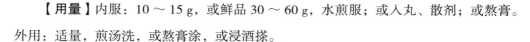

【用量】内服：10～15 g，或鲜品 30～60 g，水煎服；或入丸、散剂；或熬膏。外用：适量，煎汤洗，或熬膏涂，或浸酒搽。

【临床应用】

1. 治肺结核，病后体虚：黄精 25～50 g。水煎服或炖猪肉食。

2. 治脾胃虚弱，体倦无力：黄精，党参，山药各 50 g。蒸鸡食。

3. 治肺痨咳血，赤白带：黄精鲜根头 100 g，冰糖 50 g。开水炖服。

八十九、蛤蚧（养殖）

【来源】为壁虎科动物蛤蚧 *Gekko gecko*（L.）的除去内脏的全体。

【性能主治】平，咸。壮肾阳，益精血，补气虚，定咳喘。用于治疗埃病（咳嗽），墨病（哮喘），委约（阳痿），遗精，阿肉甜（消渴）。

【用量】内服：5～10 g，水煎服；研末冲服，每次 1～2 g；浸酒服，1～2 对。

【临床应用】

1. 治虚劳咳嗽及肺壅上气：蛤蚧（头尾全者，涂酥炙令黄）1 对，贝母（煨微黄）50 g，紫菀（去苗、土）50 g，杏仁（汤浸，去皮，尖，双仁，麸炒微黄）50 g，鳖甲（涂醋炙令黄，去裙襕）100 g，皂荚仁（炒令焦黄）50 g，桑根白皮（锉）50 g。上药捣罗为末，炼蜜和捣 200～300 杵，丸如梧桐子大。每服以枣汤下 20 丸，每日 3～4 服。忌苋菜。

2. 治肺痨咳嗽：蛤蚧（用醋少许涂，炙令亦色）1 对，白羊肺（分为三份）30 g，麦门冬（去心，焙）15 g，款冬花 0.3 g，胡黄连 0.3 g。以上诸药除羊肺外，捣细罗为散，先将羊肺 0.3 g，于沙盆内细研如膏，以无灰酒一中盏，暖令鱼眼沸，下羊肺，后入药末9 g，搅令匀，令患者卧，去枕，用衣簟腰，仰面徐徐而咽，勿太急。

3. 治肺嗽，面浮，四肢浮肿：蛤蚧（雌雄头尾全者，净洗，用法酒和蜜涂炙熟）1 对，人参（紫团参）1 株。以上诸药，捣罗为末，熔蜡 200 g，滤去滓，和药末，做六饼子。每服，空心，用糯米作薄粥一盏，投药一饼，趁热，细细呷之。

4. 治男子肾虚、性功能减退或阳痿：生蛤蚧 4 条，米酒 2500 mL，浸泡 3 个月，每日 2 次，每次 20 mL。

九十、千斤拔

【来源】为豆科植物蔓性千斤拔 *Moghania philippinensis*（Merr.etRolfe）H.Y.Li 的根。

【性能主治】平，甜、淡、涩。补虚壮骨，祛风邪，除湿毒，通龙路、火路，敛肺止咳。用于治疗发旺（痹病），核尹（腰痛），腰肌劳损，偏瘫痿痹，委约（阳痿），气虚脚肿，劳伤埃病（咳嗽）。

【用量】内服：30 ～ 60 g，水煎服。外用：适量，捣敷，或煎水洗。

【临床应用】

1. 治风湿骨痛，腰肌劳损，偏瘫，慢性肾炎，慢性气管炎：千斤拔根 50 g，水煎服。

2. 治阳痿：千斤拔根 50 ～ 100 g。水煎冲酒服。

3. 治跌打损伤：千斤拔 35 ～ 50 g。酒、水各半煎服。

九十一、巴戟天

【来源】为茜草科植物巴戟天 *Morinda officinalis* How. 的根。

【性能主治】微温，辣，甜。补肾阳，壮筋骨，祛风毒，除湿毒。用于治疗委约（阳痿），漏精（遗精），少腹冷痛，濑幽（遗尿），子宫虚冷，约京乱（月经不调），发旺（痹病），核朵尹（腰膝酸痛），兵约（痿证）。

【用量】内服：3 ～ 10 g，水煎服。

【临床应用】

1. 治肾虚阳痿、早泄、遗精，腰背酸痛，风湿痹痛，腿膝无力，子宫寒冷，月经不调：巴戟天根 5 ～ 15 g。水煎服。

2. 治妇人子宫久冷，月脉不调，或多或少，赤白带下：巴戟天 150 g，良姜 300 g，紫金藤 800 g，青盐 100 g，肉桂（去粗皮）、吴茱萸各 200 g。以上诸药捣罗为末，酒糊为丸。每服 20 丸，暖盐酒送下，盐汤亦得。日午、夜卧各一服。

3. 治风冷腰胯疼痛，行步不得：巴戟天 75 g，牛膝 150 g（去苗），羌活 75 g，桂心 75 g，五加皮 75 g，杜仲（去粗皮，炙微黄，锉）100 g，干姜（炮裂，锉）75 g。以上诸药捣罗为末，炼蜜和捣 200 ～ 300 杵，丸如梧桐子大。每于食前，以温酒饮下 30 丸。

九十二、海龙

【来源】为海龙科动物刁海龙 *Solenognat hushardwicii*（Gray）的全体或除去皮膜及内脏的全体。

【性能主治】温，甜、咸。补阳虚，散结肿。用于治疗委约（阳痿），漏精（遗精），不育，墨病（肾虚哮喘），呗奴（瘰疬），贫北（癥瘕）。

【用量】内服：3～10 g，水煎服；1.5～3 g，研末。外用：适量，研末敷。

【临床应用】

1. 治瘰疬，瘿瘤：海龙 9 g，冬菇 18 g，紫菜 9 g，红枣 31 g。水煎服。

2. 治跌打内伤：海龙适量。焙干研末，每服 3 g，温酒送服。

3. 治妇女子宫阵缩无力而难产：海龙 9 g。煮水，冲入黄酒半杯温服。

九十三、海马

【来源】为海龙科动物线纹海马 *Hippocampus kelloggi* Jordan et Snyder、刺海马 *Hippocampus histrix* Kaup、大海马 *Hippocampus kuda* Bleeker、三斑海马 *Hippocampus trimaculatus* Leach 或小海马（海蛆）*Hippocampus japonicus* Kaup 的干燥体。

【性能主治】温，甜。补阳虚，调龙路，散瘀肿。用于治疗委约（阳痿），濑幽（遗尿），墨病（哮喘），难产，贫北（癥瘕），林得叮相（跌打损伤）。

【用量】内服：3～10 g，水煎服。外用：适量，研末敷。

【临床应用】

1. 治远年虚实积聚癥块：木香 50 g，海马子 1 对（雌者黄色，雄者青色），大黄（炒，锉）、青橘皮（汤浸，去白，焙）、白牵牛（炒）各 100 g，巴豆 49 粒。上六味，以童子小便浸青橘皮软，裹巴豆，以线系定，入清水内再浸 3 日，取出，麸炒黄，去巴豆，只使青橘皮并余药粗捣筛。每服 10 g，水一盏，煎三，五沸，去滓，临睡温服。

2. 治发背诸恶疮，兼治疔疮：海马（炙）1 对，地龙 6 g，水银、朱砂各 10 g，雄黄 15 g，轻粉 5 g，樟脑、麝香各少许。除水银外，以上诸药各研为末和合，入水银再研至无星。针破疮口，点药入内，1 日 1 点。

九十四、金樱根

【来源】为蔷薇科植物金樱子 *Rosa laevigata* Michx. 的根。

【性能主治】平，酸、涩。固精涩肠，通调龙路，补血，止血。用于治疗瀱精（遗精），瀱幽（遗尿），阿意咪（痢疾），白冻（泄泻），兵淋勒（崩漏），隆白呆（带下病），耷寸（子宫下垂），笨浮（水肿），仲嘿唊尹（痔疮），渗裆相（烧烫伤）。

【用量】内服：15～30 g，水煎服。外用：适量。

【临床应用】

1. 治遗精：金樱子根 60 g，五味子 9 g。以猪精肉煮，服之。

2. 治小儿遗尿：金樱子根 15～30 g，鸡蛋 1 个。同煮，去渣。连蛋带汤服。

3. 治妇女崩漏：①金樱子根 60～90 g，猪瘦肉 120 g。加水同炖，去渣。食肉喝汤。（《江西民间草药验方》）②金樱子根 60 g，龙芽草 30 g。水煎服，每日 1 剂，分 2 次服。

九十五、番石榴叶

【来源】为桃金娘科植物番石榴 *Psidium guajava* Linn. 的叶。

【性能主治】平，甜、涩。调谷道，收敛止泻，止血。用于治疗白冻（泄泻），阿意咪（痢疾），东郎（食滞），阿肉甜（糖尿病），优平（盗汗），中耳炎，能啥能累（湿疹），诺嚎哒（牙周炎），外伤出血，肾结石。

【用量】内服：3～5 g，或鲜品 15～30 g，水煎服。外用：适量，煎水洗，或捣敷。炒番石榴叶收敛止泻作用增强，用于单纯性消化不良泄泻。

【临床应用】

1. 治腹泻：番石榴嫩叶 15 g，同白米少许，炒至微黄。水煎服。

2. 治痢疾：番石榴叶、桉树叶各 30 g。水煎服。

3. 治胃肠炎：番石榴叶 15 g，生姜 6～9 g，食盐少许。捣烂，炒热后水煎服。

九十六、石榴皮

【来源】为石榴科植物石榴 *Punic granstum* L. 的果皮。

【性能主治】温，酸、涩。涩肠止泻，固崩止遗，驱虫止痛。用于治疗白冻（泄泻），阿意咪（痢疾、下痢不止），尊寸（脱肛），瀱精（遗精、滑精），兵淋勒（崩漏），隆白呆（带下病），胴西咪暖（肠道寄生虫病），腊胴尹（腹痛）。

【用量】内服：3～10 g，水煎服。外用：适量，捣敷，或煎水洗。

【临床应用】

1. 治阿米巴痢疾：石榴果皮50～100 g。水煎服。

2. 治腹痛，腹泻，菌痢，便血，脱肛，绦虫病，蛔虫病，蛲虫病：石榴根皮或果皮15～25 g。水煎服。

3. 治暴泻不止，赤白痢：酸石榴皮，烧存性，不以多少，干为末。空心，米饮调下10 g。

九十七、硫黄

【来源】为天然硫黄矿的提炼加工品，主含硫（S）。

【性能主治】温，淡、酸，有毒。内服补阳虚、通谷道，外用解毒杀虫、止痒。内服用于治疗委约（阳痿），足冷，墨病（寒喘冷哮），阿意囊（虚寒便秘）；外治用于治疗痂（疥癣），巧痂（秃疮），阴疽恶疮，能啥能累（湿疹）。

【用量】内服：1～3 g，入丸、散服。外用：适量，研末撒敷，或香油调涂。

【临床应用】

1. 治痰咳：硫黄、绿豆（纱布包好）各等量。加水煮沸2小时，取出硫黄干燥研粉，加酒制大黄20%，压片，每片含硫黄0.25 g，每次4片，每日2次，饭后服。

2. 治黄水疮：硫黄、雄黄、大黄各等量。共研细粉，凡士林适量，调涂患处。

3. 治疬疡风病，白色成片者：以布拭醋，磨硫黄、附子涂之，或硫黄、白矾擦之。

九十八、雄黄

【来源】为硫化物类矿物雄黄的矿石，主含二硫化二砷（As_2S_2）。

【性能主治】温，辣、苦，有毒。解疮毒，除湿毒，祛瘴毒，杀虫。用于治疗呗农（痈肿），呗叮（疔疮），蛇虫咬伤，胴西咪暖（虫积），胴尹（腹痛），狠尹（惊痫、惊风），瘴病（疟疾）。

【用量】内服：0.1～0.5 g，入丸、散剂。外用：适量，研细末撒布，或调敷，或配制眼剂外用。

【临床应用】

1. 治布鲁氏菌病后遗症：雄黄 50 g，大蒜 60 瓣。将雄黄研细，大蒜捣烂，配制成 60 丸，每次 1 丸，每日 3 次。连服 20 日为 1 个疗程。

2. 治痈疽坏烂及诸疮发毒：雄黄 25 g，滑石 50 g。以上诸药，研为细末，洗后掺疮上，外用绵子覆盖相护。凡洗后破烂者，用此贴之。

九十九、南酸枣

【来源】为漆树科植物南酸枣 *Choerospondias axillaris*（Roxb.）Burtt et Hill 的树皮、根皮或果核。生于村边、路旁或山岭疏林中。广西各地有分布。夏、秋果实成熟时采，晒干用或鲜用。

【性能主治】寒，酸、涩。清热解毒，收敛止血。用于治疗渗裆相（烧烫伤），外伤出血，疮疡溃烂，兵嘿细勒（疝气）。

【用量】外用：适量，树皮、果核煅炭研末调敷。

【临床应用】

1. 治外伤出血：南酸枣果核煅炭研粉外敷。

2. 治烧烫伤：南酸枣树皮或根皮熬成膏外涂，或用果核煅炭研粉调香油外涂。

3. 治疮疡溃烂，疝气：南酸枣根皮适量，水煎外洗。

一百、断肠草

【来源】为马钱科植物钩吻 *Gelsemium elegans*（Gardn. et Champ.）Benth. 的根和茎。

【性能主治】寒，辣、苦，有大毒。通龙路、火路，祛风毒，消肿止痛。用于治疗呗叮（疔疮），呗农（痈疮），呗奴（瘰疬），疥癣，能啥能累（湿疹），林得叮相（跌打损伤），夺扼（陈旧性骨折），发旺（痹病）。

【用量】外用：适量，捣敷，或研末调敷，煎水洗，浸酒外搽或烧烟熏。

【临床应用】

1. 治疗疮肿毒，疮疡溃烂，跌打肿痛，疥鲜：断肠草鲜叶适量。捣烂外敷，或水煎外洗。

2. 治痈疮肿毒：生断肠草 200 g，黄糖 25 g。共捣敷患处。

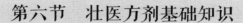

第六节　壮医方剂基础知识

一、壮医方剂的组成

壮医方剂是壮医药临床工作者在长期的临床实践与不断的探索中，逐步总结和归纳出来的一套独特的组方配伍用药原则和方法。

壮医认为，人只有两种病证，即阴证和阳证。因此，处方中设有公药、母药相对应用于病证。公药针对阴证而设，凡温补，增强人体抵抗力、免疫力类壮药多为公药。母药针对阳证而设，多为寒凉类壮药。大抵有清热降火、消炎解毒、杀菌作用。为了分清药物功能的主次，强调主要药物的作用，壮医便根据病情需要，将复方中的药物分为主药、帮药及带药。主药，又称"头药"，是针对主要病症或病因起作用的药物。帮药，即辅佐药，是帮助主药治疗主病的辅助药物，或针对兼症起作用的药物。带药，又叫"药引"，是带领或引导方中其他药物到达病所，加强主、帮药的治疗作用，或调和药味，减轻药物毒副作用的药物。在具体应用时，可以根据不同病种、不同病情合理选择，主药也可以同时是公药或母药。主药的剂量要大一些，其他药物剂量要小一些。同一种药在不同的病症中，可以是主药，也可以是帮药。公药、母药则相对固定。对于身体虚弱者，多配用动物药。治疗小儿疾病多配成药膳治疗。常用的配伍有以下几种类型：

1. 主公帮（主母帮）或主帮合用，增加功力。这是对于某些病情较重，单方药达不到治疗效果的，或同时存在两种疾病需同时治疗的一种配伍方法。在处方中除针对主病用主药外，还配上一味或几味帮药，协同主药发挥更大的作用。

2. 主帮公母合用，减轻毒性。针对病选用主药，但因毒副反应大，或因气味大难以服用的，可选用帮药减少毒性或减少气味有利于服用。

3. 主公引（主母引）或公引（母引）合用。壮医重视药引在处方中的作用，认为药引是方中不可缺少的重要组成部分。因为药引既有治疗作用，又协同方中其他药物发挥作用，或者加强药物的渗透力以快速到达病所。

二、壮医方剂的常用剂型

剂型，是指方剂组成之后，根据病情需要与药物的特点制成一定的形态。壮医方剂的剂型较多，常用的有汤、丸、散、膏、酒、线、栓、洗等剂型。现代壮医方剂又有很多发展，人们研制了许多新的剂型，如片剂、冲剂、注射剂等。

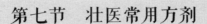

第七节 壮医常用方剂

一、玉叶板兰贯众汤

【组成】玉叶金花 30 g，板蓝根 20 g，贯众 20 g。

【用法】水煎服，每日 1 剂，分 3 次服。

【功用】疏风邪，解热毒，通气道。

【主治】贫痧（感冒）。症见发热，或微怕冷，头痛身疼，咽痛，口渴，小便黄短，舌红苔黄。

【方解】本方所治为热性贫痧（感冒）。乃风邪热毒外袭，入侵肌体，阻于气道，两路不畅，三气不能同步所致。毒正交争，迫邪外出，故发热而微怕冷；身体肌肉被毒邪阻滞，两路及其网络不畅，故头痛身疼；阻于咽喉，龙路、火路不畅而咽喉疼痛；热毒盛而津液伤，则口渴，小便黄赤，舌红苔黄。当以祛风清热为治。方中重用甘苦微凉之玉叶金花为主，以清热解毒，疏散风邪，并能宣通气道。帮以板蓝根、贯众助清热解毒之力。三药合用，清热解毒之力甚强，并能散风毒，通气道，使热毒得清，风毒得散，气道通畅而诸症自解。

【临床运用】

1.本方适用于热性贫痧（感冒）。辨治要点：发热，或微怕冷，头痛身疼，咽痛口渴，小便黄短，舌红苔黄。

2.本方可用于现代医学的上呼吸道感染、流感、急性咽喉炎等属于风热为患者的治疗。

二、山芝枇杷大鱼百草汤

【组成】山芝麻 15 g，枇杷叶 15 g，大叶桉 20 g，鱼腥草 20 g，百部 10 g，甘草 6 g。

【用法】水煎服，每日1剂，分3次服。

【功用】疏风清热，降气止咳。

【主治】贫痧（感冒）。症见发热或怕风，头痛身疼，鼻塞，咽痛，咳嗽，口微渴，舌红苔薄黄。

【方解】本方所治乃热性贫痧（感冒）。系风邪热毒外袭于肌体，阻滞气道，天、地、人三气不能同步所致。风邪热毒侵袭肌体，毒正相争，故发热怕风；风毒、热毒阻于咽喉及身体肌肉，龙路、火路之网络不畅，则咽痛，头痛身疼；阻滞气道，三气不能同步，肺气不畅，其气上逆，故见咳嗽，鼻塞或流涕；口微渴，舌红苔薄黄乃热性贫痧（感冒）之征。治当疏风清热以祛邪，通畅气道以止咳。方中以鱼腥草、大叶桉清热解毒为主，大叶桉并能祛风邪，通气道。辅以山芝麻散风散邪，清解热毒，宣通气道，以增强主药之力；枇杷叶、百部疏畅气道，降气止咳。带以甘草止咳化痰，调和药性。诸药合用，使风邪得去，热毒得清，气道通畅，则诸症自解。

【临床运用】

1.本方适用于热性贫痧（感冒）。辨治要点：发热或怕风，头痛身疼，鼻塞咽痛，咳嗽，口微渴，舌红苔薄黄。

2.本方可用于现代医学的上呼吸道感染、流行性感冒、急性气管炎、急性支气管炎等属于风热为患者的治疗。

三、黄皮公根冰糖汤

【组成】黄皮叶10 g，山芝麻50 g，雷公根50 g，冰糖草10 g，甘草6 g。

【用法】水煎服，每日1剂，分3次服。

【功用】祛风邪，解热毒，通气道。

【主治】贫痧（感冒）。症见发热怕冷，无汗，头痛身痛，鼻塞，咳嗽，咽干口渴，舌红苔薄白或微黄。

【方解】本方所治为热性贫痧（感冒）。系由风邪热毒入侵，阻于气道及身体肌肉，气机不利，三道两路不畅，天、地、人三气不能同步所致。毒正交争，故发热怕冷；邪毒阻于身体之皮肤、肌肉，龙路不利，故头身疼痛；水道不利，则无汗出；阻于气道，气道不畅，肺气上逆，则鼻塞咳嗽；热毒伤津，故咽干口渴等；舌红苔薄白或微黄为风邪外侵之象。治当祛风邪，解热毒，通气道。方中山芝麻、雷公根均味辛苦，性寒凉，能祛风邪、解热毒，为方中头药。黄皮叶助祛风散邪，清热解毒之功，并能通气道而止咳；冰糖草祛风清热，并能生津止渴。二药共为帮药。甘草清热解毒，调和药性，为带药。诸药合用，则有疏风清热、通气道、止咳嗽之功。

【临床运用】

1.本方适用于热性贫痧（感冒）。辨治要点：发热怕冷，无汗，头痛身痛，鼻塞，咳嗽，咽干口渴，舌红苔薄白或微黄。

2.本方可用于现代医学的上呼吸道感染、流行性感冒等风热为患者的治疗。

四、白果温钵汤

【组成】白果（炒黄）20 g，生姜 15 g，麻黄 10 g，桑白皮 10 g。

【用法】水煎服。

【功效】通气道，祛风散寒，化痰止咳。

【主治】埃病（咳嗽）因风寒毒邪为患者。症见咳嗽、喷嚏频作，痰多色白，鼻塞声重，流清涕，胸闷不适，无汗，舌质淡，苔薄白，脉浮紧。目诊可见白睛右眼 11 点、左眼 1 点肺气管反应区血脉模糊不清或边界湿润混浊，或脉络多而散乱如蜘蛛网状，分布不规则。

【方解】本方主治因风寒毒邪侵犯"咪钵"（肺）所致的埃病（咳嗽）。方中白果味甜、苦、涩，性平，具有通调气道、化痰止咳、敛肺定喘之功效；生姜为辛辣发散温通之物，善调气道、祛风毒、寒毒，又能温肺止咳，与白果同用，一散一敛，相反相成，通气道之效更著。二药共为主药、公药。麻黄有通气道、祛风寒之毒、宣肺平喘的功效，可助生姜祛风散寒、温肺止咳之力；桑白皮通气道、化痰毒，加强通调气道、化痰止咳之功。二药共为帮药。诸药合用，风毒去，寒毒散，气道通，咳嗽诸症自解。

【临床运用】

1.本方适用于风寒毒邪侵犯"咪钵"（肺）所致的埃病（咳嗽）。辨治要点：咳嗽、喷嚏频作，吐痰色白，鼻塞流清涕，苔薄白，脉浮紧等。

2.若见鼻塞，流涕量多质稀者，酌加通调气道的药物，如苍耳子、紫苏、辛夷等。若咳嗽甚者，可配伍苦杏仁、白前等止咳药。痰多者，可与半夏、陈皮等同用。

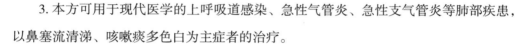

3.本方可用于现代医学的上呼吸道感染、急性气管炎、急性支气管炎等肺部疾患，以鼻塞流清涕、咳嗽痰多色白为主症者的治疗。

【方注】

1.本方又名"白果温肺汤"。

2.方中白果有毒，不宜多用。

五、杧果叶化痰汤

【组成】杧果叶 15 g，榕树叶 15 g，罗汉果 15 g，桔梗 10 g，甘草 3 g。

【用法】水煎服。

【功效】清热毒，通气道，化痰止咳。

【主治】埃病（咳嗽）、比耐来（咳痰）。症见喉中痰多，咳痰黏稠或稠黄，咯吐不爽，胸胁闷痛，舌红，苔黄腻。

【方解】本方主治的埃病（咳嗽）、比耐来（咳痰）多因热毒、湿毒（痰浊）蕴积于肺，气道不通，随气上逆所致。治宜清热毒、通气道、化痰止咳。方中杧果叶味甜，性凉，具有通气道、谷道，止咳化痰之功效，为主药、母药；榕树叶味苦涩，性凉，止咳化痰，除湿毒；罗汉果味甜，性凉，清热毒，通气道、谷道；桔梗化痰、止咳，调气道。三药共为帮药。甘草调和诸药，为带药。诸药合用，热毒清，咳痰可止。

【临床运用】

1.本方为壮医治疗咳嗽痰多的常用方，适用于热痰咳嗽。辨治要点：喉中痰多，咳痰黏稠或稠黄，咯吐不爽，胸胁闷痛等。

2.若痰多气急，酌加除湿毒、化痰的药物，如鱼腥草、桑白皮、半夏等。若恶心呕吐，酌加调理谷道的药物，如砂仁、鸡屎藤、叶下珠等。

3.本方可用于现代医学的急性气管炎、急性支气管炎、支气管扩张等肺部疾患，以咳嗽痰多、痰黏或黄为主症者的治疗。

六、热咳方

【组成】十大功劳 20 g，鱼腥草 15 g，磨盘根 15 g，石仙桃 15 g，七叶一枝花 10 g，一点红 15 g，百部 10 g，多麻根 10 g，枇杷叶（去毛）10 g，土甘草 10 g。

【用法】水煎服，每日 1 剂，分 3 次服。

【功效】清热解毒，止咳化痰。

【主治】热性埃病（咳嗽）。症见咳嗽，咳痰色黄浓稠，发热，口渴，舌质红，苔黄。

【方解】热性埃病（咳嗽），多因热毒入侵，阻滞气道，内干于咪钵（肺），气道不畅，咪钵（肺）功能失调，天、地、人三气不能同步所致。热毒阻滞于肺，气逆于上故咳嗽，咳浓黄痰；发热口干，舌红苔黄均是热毒为患。治以清热解毒为主，佐以宣通气道，化痰止咳。方中重用十大功劳清热解毒为主。帮以七叶一枝花、磨盘根、鱼腥草清解热毒，通气道，止咳嗽，善治痰热咳嗽，息急气喘；一点红、多麻根等寒凉之药以增清热解毒之力。带以百部、枇杷叶、石仙桃、土甘草以通气道，化痰止咳，其中石仙桃甜凉，兼有清肺养阴之功。诸药合用，重在清热解毒以治本，兼以通气道，化痰止咳以治标，使热毒得解，气道宣通则热退而咳止。

【临床运用】

1. 本方适用于热性埃病（咳嗽）。辨治要点：咳嗽，咳痰色黄浓稠，发热，口渴，舌质红，苔黄。

2. 本方可用于现代医学的急性支气管炎、肺炎、咽喉炎等属热毒为患者的治疗。

七、寒证哮喘方

【组成】麻黄6g，射干10g，蚯蚓15g，陈皮6g，生姜3片，土甘草15g，枇杷叶（去毛）15g。

【用法】水煎服，每日1剂，分3次服。

【功效】散寒邪，通气道，化痰平喘。

【主治】寒性哈催（哮喘）。症见气急喘促，喉间痰鸣，咳痰清稀，胸中痞闷，或背部怕冷，面色晦暗，舌苔白滑或白腻，脉弦滑。

【方解】本方所治乃寒性哈催（哮喘）。素有痰浊内伏，复感寒毒，从口鼻内侵气道，引动内伏之痰浊，痰气交阻于肺，气道不畅，肺功能障碍，三气不能同步，气逆于上，故气急喘促，咳痰清稀；气触其痰，故喉中痰鸣有声；甚则三道两路气机不畅而见胸膈痞闷不舒；肺有寒痰阻遏，阳气不能敷布，故背怕冷；苔白滑或白腻，脉弦滑是寒痰之征。治当祛散寒邪，宣通气道，化痰平喘。方中以麻黄辛散寒邪，最善宣通气道而平喘，是为方中之主药、公药。帮以射干、蚯蚓以助通气道，平喘咳之力；陈皮理气化痰，生

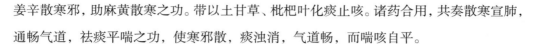

姜辛散寒邪，助麻黄散寒之功。带以土甘草、枇杷叶化痰止咳。诸药合用，共奏散寒宣肺，通畅气道，祛痰平喘之功，使寒邪散，痰浊消，气道畅，而喘咳自平。

【临床运用】

1. 本方适用于寒痰所致的哈催（哮喘）。辨治要点：气急喘促，喉间痰鸣，咳痰清稀，舌苔白滑或白腻，脉弦滑等。

2. 寒重宜加干姜、细辛等祛寒止咳药物，喘甚加杏仁降气平喘，痰多加半夏以增强祛痰之力。

3. 本方可用于现代医学的支气管哮喘属寒痰为患者的治疗。

八、热证哮喘方

【组成】木黄连 20 g，鱼腥草 15 g，枇杷叶 15 g，七叶一枝花 10 g，百部 10 g，地龙 10 g，不出林 10 g，麻黄 6 g。

【用法】水煎服，每日 1 剂，分 3 次服。

【功效】清热解毒，通畅气道，平喘止咳。

【主治】热性哈催（哮喘）。症见发热，咳嗽，气促，张口抬肩，咳痰黄稠，舌红苔黄等。

【方解】本方所治之哈催（哮喘），是风热外袭所致。风毒、热毒之邪从口鼻而入，客于气道，不能表散，则见发热。风热蕴积于肺，湿毒（痰浊）内生，壅阻于气道，三气不能同步，气道不畅，气逆上冲而咳嗽气喘；湿毒（痰浊）随气上逆而见咳痰黏稠色黄。治法当清热解毒，通气道以平咳喘。方中重用木黄连为主，善于清热解毒。辅以鱼腥草、枇杷叶清热解毒，清肺化痰，通气道而止咳平喘；七叶一枝花专于清热解毒，以助清热解毒之力；百部、地龙、不出林功善祛痰、镇咳、平喘；加上麻黄发汗解表，宣肺平喘。八药相合，相辅相成，清热解毒力强，且能止咳平喘，实为肺热咳喘的常用方。

【临床运用】

1. 本方适用于热性哈催（哮喘）。辨治要点：发热，咳嗽，气促，张口抬肩，咳痰黄稠，舌红苔黄等。

2. 本方可用于现代医学的肺炎、支气管炎等属于热毒为患者的治疗。

九、蛤蚧平喘汤

【组成】蛤蚧 15 g，三姐妹 15 g，鱼腥草 15 g，盐肤木 10 g，罗裙带 10 g，不出林 10 g。

【用法】水煎服。

【功效】补气虚，通气道，平哮喘。

【主治】墨病（哮喘），病久气道虚弱者。症见哮喘阵作，喉中痰鸣，哮声低弱，呼气延长，可伴紫绀，烦躁。目诊白睛右眼 11 点、左眼 1 点反应区血脉弯曲、怒张、鲜红、散乱。脉数。

【方解】墨病（哮喘）病久，病邪未去，气道已伤。治宜扶正祛邪并用。方中蛤蚧味咸，性平，具有补益气道、平喘止咳的功效；三姐妹微苦、辛，性寒，可清残余热毒，化痰毒。二药相配，治疗气道虚弱引起的哮喘疗效较好，同为主药、公药。哮喘频作，根在风毒、热毒、痰毒缠结于气道，故配以小剂量的鱼腥草、盐肤木、罗裙带、不出林等，清热毒，化痰结，调气道，止咳平喘，共为帮药、母药。诸药配伍，共奏补气虚、通气道、平哮喘之功。

【临床运用】

1. 本方适用于墨病（哮喘）由气道虚弱引起者。辨治要点：哮喘阵作，喉中痰鸣，哮声低弱，呼气延长，可伴紫绀，烦躁。目诊白睛右眼 11 点、左眼 1 点反应区血脉弯曲、怒张、鲜红、散乱。脉数。

2. 若久病正气大伤，体质虚弱，稍劳即发，酌加补益气血的药物，如黄花倒水莲、灵芝、黄精、百合等，以利机体康复。

3. 本方可用于现代医学的支气管哮喘、哮喘性支气管炎等阻塞性肺病属于气道虚弱者的治疗。

十、消导方

【组成】布渣叶 12 g，山楂 10 g，山药 10 g，金银花 10 g，葛根 6 g，青皮 6 g。

【用法】水煎服，每日 1 剂，分 3 次服。

【功效】消食导滞，畅通谷道。

【主治】东郎（食滞不化）。症见食后肚子胀满或疼痛，恶心呕吐，不思饮食，嗳气酸腐，大便溏薄，气味酸臭，舌苔腻等。

【方解】本方所治之病症，由身体虚弱，谷道的消化、吸收功能低弱，加之暴饮暴食，饮食停滞不化，热毒、湿毒等邪毒内生，阻滞谷道，气机不畅，以致肚子胀满或疼痛；气机升降功能失调，胃气上逆，则恶心呕吐，或嗳气酸腐；谷道运化吸收功能失调，水谷精微营养物质不能很好地消化吸收，混杂而下，故大便溏烂等。治当消食导滞，通畅谷道，佐以健脾清热。方中以善于消食化滞的布渣叶、山楂为主；辅以山药健脾胃以助消食止泻；青皮行气导滞，调理谷道气机，消胀止痛；葛根升清止泻；金银花清热解毒，以清食积所生之热毒。诸药配合，使食积得消，谷道通畅，升降复常，则诸症自解。

【临床运用】

1. 本方为治食积证的常用方。辨治要点：食后肚子胀满或疼痛，恶心呕吐，不思饮食，嗳气酸腐，大便溏薄，气味酸臭，舌苔腻。

2. 无热象者，可去金银花；胀痛甚者，可加广木香，陈皮以通谷道；恶心呕吐重者，加半夏、生姜以降逆止呕。

3. 本方常用于治疗现代医学的消化不良。

十一、清热通便汤

【组成】番泻叶（后下）15 g，大黄（后下）10 g，芒硝（冲服）5 g，生姜5 g，神曲5 g。

【用法】水煎服。

【功效】清热毒，通谷道。

【主治】阿意囊（便秘），谷道热毒内盛者。症见大便数日不通，粪便干硬如球状，面色发红，腹胀腹痛，口干口臭，舌红苔黄而干，脉数有力等。

【方解】阿意囊（便秘）的形成，热毒为最常见之因。热毒壅盛于谷道，耗伤阴液，谷道失润、功能不畅而引起大便秘结，常伴见面色发红、腹胀腹痛、口干口臭等热象。治宜清热毒，通谷道。方中番泻叶味甘、苦，性寒，具有清热毒、通谷道的功效；大黄味苦，性寒，具有通利谷道、通便、清热毒的功效。二药共为主药、母药。芒硝味苦，性寒，具有清热泻下功效，可加强主药、母药通利谷道的作用，是为帮药。生姜味辣，性温，具有通调谷道的作用，并可预防主药、帮药之苦寒伤正；神曲是谷道病常用药，起到引药传入谷道的作用。二药共为带药。诸药配合，热毒得清，谷道得利，便秘诸症可除。

【临床运用】

1. 本方适用于阿意囊（便秘），谷道热毒内盛者。辨治要点：大便数日不通，粪便干硬如球状，面色发红，腹胀腹痛，口干口臭，舌红苔黄而干，脉数有力等。

2. 腹部胀痛较甚，酌加通调谷道的药物，如陈皮、枳壳等。

3. 本方可用于现代医学的习惯性便秘属于大肠热结者的治疗。

十二、治上吐下泻汤

【组成】凤尾草 15 g，火炭母 10 g，金果榄 12 g，金银花 12 g，穿心莲 10 g，仙鹤草 20 g。

【用法】水煎服，每日 1 剂，分 3 次温服。

【功效】清热解毒，祛湿止泻。

【主治】鹿（呕吐）、白冻（泄泻）属湿热者。症见大便稀薄，甚则如水样，肚痛肠鸣，恶心呕吐（或干呕），恶寒发热，舌红苔黄，脉数。

【方解】本方所治之鹿（呕吐）、白冻（泄泻）为湿热所致。热毒、湿毒外袭，从口鼻入侵谷道，或过食煎炸油腻之物，停滞谷道，蕴湿生热。谷道功能障碍，水谷不化，混杂而下，而致泻下如水；谷道气机阻滞，胃气失于通降而上逆，故恶心呕吐或干呕；毒正交争而见恶寒发热。治当清热解毒，祛湿止泻。方中以凤尾草、火炭母解热毒而利湿毒，消谷道积滞，共为方中主药。金果榄、金银花、穿心莲善清热解毒，助主药解毒祛邪之力，是为帮药。仙鹤草收涩止泻以治标，为带药。诸药协作，共奏清热毒、祛湿毒、止泻利之功。

【临床运用】

1. 本方适用于鹿（呕吐）、白冻（泄泻）属湿热者。辨治要点：大便稀薄，甚则如水样，肚痛肠鸣，恶心呕吐（或干呕），恶寒发热，舌红苔黄，脉数。

2. 本方可用于现代医学的急性胃肠炎、急性细菌性痢疾、消化不良等属于湿热毒邪为患者的治疗。

十三、凤尾草止痢汤

【组成】鲜凤尾草 100 g，鲜雷公根 100 g，鲜紫花地丁 50 g。

【用法】水煎服。

【功效】清热毒，除湿毒，止痢疾。

【主治】阿意咪（痢疾），湿毒热毒并重者。症见痢下赤白，夹鲜紫脓血，伴腹痛，里急后重，肛门灼热，身热口渴，舌质红绛，苔黄腻，舌下脉络粗胀，色青紫，脉滑数等。

【方解】阿意咪（痢疾）多由饮食不节，谷道受伤所致。饮食滞于谷道，谷道气机阻滞，酿生湿热，故见痢下赤白，腹痛，里急后重，肛门灼热；身热口渴，舌质红绛，苔黄腻，也为湿热之象。治宜清热毒，除湿毒，止痢疾。方中凤尾草味苦、性寒，长于清热毒，除湿毒，调谷道，止血；雷公根苦寒，善清热毒，除湿毒，通龙路，止血。二药均是治疗痢疾要药，是为主药、母药。紫花地丁味苦、性寒，可增强主药清热毒，除湿毒之力，是为帮药。三药合用，共奏清热毒、除湿毒、止痢疾之效。

【临床运用】

1. 本方适用于阿意咪（痢疾），且湿毒热毒并重者。辨治要点：痢下赤白，夹鲜紫脓血，伴腹痛，里急后重，肛门灼热，身热口渴，舌质红绛，苔黄腻，舌下脉络粗胀，色青紫，脉滑数等。

2. 若痢下赤多白少，是热毒、湿毒灼伤血脉之征，酌加凉血止血的药物，如槐花、地榆、苦参等。

3. 本方可用于现代医学的细菌性痢疾、阿米巴痢疾等属于湿热邪毒为患者的治疗。

【使用注意】本方用药为鲜品，干品酌减用量。

十四、地桃花救痢汤

【组成】地桃花 50 g，火炭母 30 g，功劳木 25 g，金果榄 15 g，古羊藤 10 g。

【用法】水煎服。

【功效】清热毒，除湿毒，止痢疾。

【主治】阿意咪（痢疾），热毒较盛者。症见痢下赤白脓血或无下痢表现，灌肠液检查有脓细胞，腹痛剧烈，甚至腹胀如鼓，高热不退，舌红绛，苔黄燥，脉极数或脉微细无力。病重时，体温不升，血压下降，全身衰竭而死亡。

【方解】阿意咪（痢疾），热毒较盛者，相当于中毒性痢疾。这种痢疾发病急，迅速加重，易危及生命。治宜大剂清热毒，除湿毒，止痢疾。方中重用地桃花、火炭母，取二药性味辣寒，有除湿毒、清热毒之功，以去除痢疾之因，是为主药、母药。功劳木味苦，性寒，长于清热毒，除湿毒；金果榄味苦，性寒，长于清热毒，除湿毒，消肿痛，调谷道。二药均可增强主药、母药的作用，共为帮药。古羊藤味苦微甘，性凉，有清热毒，散瘀肿，止疼痛之功，能纠正热毒型痢疾的不适反应，用为带药。诸药合用，共奏清热毒、除湿毒、止痢疾之功。

【临床运用】

1.本方适用于阿意咪（痢疾），热毒较盛者。辨治要点：痢下赤白脓血或无下痢表现，灌肠液检查有脓细胞，腹痛剧烈，甚至腹胀如鼓，高热不退，舌红绛，苔黄燥，脉极数或脉微细无力。病重时，体温不升，血压下降，全身衰竭而死亡。

2.热毒内盛之痢疾，类似于现代医学的中毒性痢疾，病情凶险，可每日煎服 2～3 剂以上，并配合中西医结合抢救。

十五、胴尹除湿汤

【组成】铁扫帚 15 g，鸡屎藤 10 g，瓦楞子 10 g，木香 5 g，乌药 5 g。

【用法】水煎服。

【功效】调谷道，除湿毒，清热毒，行气止痛。

【主治】胴尹（胃痛）由食积、气滞引起者。症见上腹胀痛，频频嗳气，或恶心呕吐，呃逆，泛酸，舌红苔白腻或黄腻，脉滑。目诊见白睛胃肠区有"U"形或"Y"形脉络分布，根部增粗、曲张、色鲜红。

【方解】本方所治的胴尹（胃痛），乃因食滞谷道，蕴积湿热，致"咪胴"（胃）气机失常所致。谷道阻滞，胃气上逆，故见上腹胀痛，频频嗳气，或恶心呕吐，呃逆，泛酸；舌红苔白腻或黄腻，脉滑为湿热之征。治宜调谷道，除湿毒，清热毒，行气止痛。方中铁扫帚味苦、涩，性凉，具有通谷道、调两路、清热毒、除湿毒的功效；鸡屎藤味甘、微苦，性平，长于调谷道、除湿毒。二者共为头药。瓦楞子调谷道、通龙路、制酸止痛；木香、乌药调气机、行气止痛。三药共为帮药。诸药合用，谷道通调，气机通畅，胴尹（胃痛）可除。

【临床运用】

1. 本方适用于胴尹（胃痛）由食积、气滞引起者。辨治要点：上腹部胀痛，频频嗳气，或胁痛，或恶心呕吐，呃逆，泛酸，舌苔白腻或黄腻，脉滑。目诊见白睛胃肠区有"U"形或"Y"形脉络分布，根部增粗、曲张、色鲜红。

2. 无泛酸者，可去瓦楞子；伴泄泻，大便黏滞不爽者，酌加清热毒、除湿毒、止泻的药物，如凤尾草、大飞扬、苦参等。

3. 本方可用于现代医学的胃炎、消化性溃疡、消化不良等胃肠疾病的治疗。

【方注】原方中使用的是青木香，但其对肾功能有损害作用，现已停用，可用木香代之。

十六、胴尹散寒饮

【组成】茶辣 5 g，草豆蔻 5 g，两面针 5 g，佛手柑 10 g，金耳环 3 g。

【用法】水煎服。

【功效】通调谷道、祛寒毒，调气止痛。

【主治】胴尹（胃痛），由寒毒引起者。症见腹痛暴作，恶寒喜暖，呕吐清水痰涎，得温熨则痛减，遇寒则痛甚，舌苔薄白，脉弦紧。

【方解】本方主治胴尹（胃痛）由寒毒引起者。寒毒蕴积谷道，致谷道运行失常，气结心头，故腹痛暴作，恶寒喜暖，呕吐清水或痰涎。治宜通调谷道，祛寒毒，调气止痛。方中茶辣味辣、苦，性热，具有调谷道、祛寒毒、调气止痛的功效；草豆蔻味辣，性温，能调谷道、祛寒毒、除湿毒、止疼痛。二药共为主药、公药。佛手柑加强通谷道、调气道、祛寒毒之力；两面针味辣，性温，有通龙路、祛风毒、除湿毒、通络止痛功效。二药共为帮药。金耳环具有祛风毒、消肿止痛的功效，为带药。诸药合用，谷道调，寒毒散，胴尹（胃痛）可除。

【临床运用】

1. 本方适用于胴尹（胃痛）由寒毒引起者。辨治要点：腹痛暴作，恶寒喜暖，呕吐清水痰涎，得温熨则痛减，遇寒则痛甚，舌苔薄白，脉弦紧。

2. 若伴腹胀、胁痛、嗳气者，酌加调谷道、行气止痛的药物，如延胡索、鸡屎藤、陈皮等；若伴大便溏烂或呈水样者，酌加除湿毒、止泻的药物，如薏苡仁、金樱根等。

若患病日久，寒伤阳气，损害谷道功能，症见胃痛绵绵，喜温喜按，乏力纳差者，酌加补阳、补"嘘"（气）的药物，如干姜、黄花倒水莲、土人参等。

3. 本方可用于现代医学的急性胃炎、慢性胃炎、消化性溃疡、消化不良等胃肠疾病属于寒毒者的治疗。

【方注】本方又称为"胴尹祛寒汤"。

十七、阿尿甜补阴膏

【组成】葛根300 g，石斛200 g，玄参150 g，生地150 g，何首乌150 g，山药150 g，女贞子150 g，金樱子150 g，五味子150 g。

【用法】水煎，浓缩后，加等量蜂蜜，文火炼成膏状。每次10 g，温开水冲服，每日3次。

【功效】补阴液，清热毒。

【主治】阿尿甜（糖尿病），发病中后期，阴液日渐不足。症见多饮，多食，多尿，尿甜，乏力，体重下降明显，舌红而干，少苔或无苔，脉细数无力等。实验室检查有助于确诊。

【方解】阿尿甜（糖尿病）的成因，责之于热毒与阴亏两个方面。初期为热毒偏甚，耗伤阴液，导致典型的三多表现（多饮、多食、多尿）。病之中后期，耗损大量阴液，阴液不足成为主要矛盾。治宜补阴液为主，清热毒为辅。方中葛根、石斛、玄参、生地、何首乌均为补益阴液、清除热毒的良药，共为主药、母药。女贞子、金樱子、五味子则有补阴液、固阴脱之功效，可加强主药的作用，是为帮药。山药味甘，性平，能补气，调理谷道，为方中带药。诸药配合，阴液复，热毒清，三多（多饮、多食、多尿）诸症可除。

【临床运用】

1. 本方适用于阿尿甜（糖尿病）中后期，阴液不足者。辨治要点：多饮，多食，多尿，尿甜，乏力，体重下降明显，舌红而干，少苔或无苔，脉细数无力等。实验室检查有助于确诊。

2. 本方可用于现代医学的阿尿甜（糖尿病）的治疗。

【方注】本方又称"尿甜补阴膏""阿尿甜补阴膏"。

十八、闭鞘姜通水方

【**组成**】闭鞘姜 5 g，玉米须 15 g，车前草 10 g，茅根 15 g，仙鹤草 10 g。

【**用法**】水煎服。

【**功效**】除湿毒，清热毒，通水道。

【**主治**】笨浮（水肿），湿热偏盛者。症见眼睑、四肢浮肿或全身浮肿，小便不利，大便烂，舌红苔黄腻，脉滑等。

【**方解**】本方主治的笨浮（水肿），乃因湿毒、热毒阻滞水道，天、地、人三气不能同步所致。水道不通，水液溢于肌肤，则见眼睑、四肢浮肿或全身浮肿；湿热滞于"咪小肚"（膀胱），则小便不利；湿热滞于"咪虽"（大肠），故大便烂；舌红苔黄腻，脉滑均为湿热之象。治宜清热毒，除湿毒，通水道。方中闭鞘姜味辣，性寒，具有清热毒、祛湿毒、通水道之功效，是为主药、母药。帮以玉米须、车前草加强清热解毒、通利水道、利尿消肿之力。茅根清热毒、利水道、凉血止血，仙鹤草固龙路，可防止热毒灼伤水道中的龙路龙脉，二药共为带药。诸药合用，热毒得清，水道通利，水肿自消。

【**临床运用**】

1.本方适用于湿热阻滞水道所致的笨浮（水肿）。辨治要点：眼睑、四肢浮肿或全身浮肿，烦热口渴，小便不利，大便烂，舌红苔黄腻等。

2.若伴头痛、发热、怕风者，酌加祛风毒的药物，如麻黄、防风等。若伴身体困重、胸闷、不思饮食者，酌加调理谷道、除湿毒的药物，如茯苓、薏苡仁、叶下珠等。

3.本方可用于现代医学的肾炎、肾病综合征、肾功能衰竭等属于湿热为患者的治疗。

十九、肉扭肾茶汤

【**组成**】肾茶 20 g，凤尾草 20 g，救必应 15 g，海金沙 15 g，车前草 15 g。

【**用法**】水煎服，每日 1 剂，分 3 次服。

【**功效**】清热毒，除湿毒，通水道。

【**主治**】肉扭（淋证），热毒、湿毒较盛者。症见小便频数短涩，淋沥刺痛，欲出未尽，伴口干口苦，腰部胀痛，舌红苔黄。目诊见白睛右眼 5～6 点或左眼 6～7 点肾、膀胱反应区血脉增粗隆起，弯度大，弯曲多，色鲜红，集中靠近瞳仁或向瞳孔内侧延伸。

【**方解**】本方所治之肉扭（淋证），乃因热毒、湿毒所致。湿热毒邪入侵，滞留于水道及"咪腰"（肾）和"咪小肚"（膀胱），或邪毒熏灼水道中的尿液，尿中杂质聚成结石，阻滞水道，使水道中的两路网络受损，以致水道不通畅，故有小便频数短涩，淋沥刺痛，欲出未尽，伴口干口苦，腰部胀痛，舌红苔黄等症。治宜清热毒，除湿毒，通水道。方中肾茶味甜、淡、微苦，性凉，具有除湿毒、清热毒、通水道、排石利水之功效；救必应味苦，性寒，具有清热毒、除湿毒、止痛等功效。二味药配合，是治疗幽扭（淋证）的良药，共为主药、母药。凤尾草、海金沙、车前草均性寒，具有除湿毒、清热毒、通水道之功效，凤尾草兼可调龙路、凉血止血。三味药可增强头药功效，共为帮药。诸药合用，火热邪毒被清，湿毒既除，诸证自愈。

【临床运用】

1.本方适用于肉扭（淋证），热毒、湿毒较盛者。辨治要点：小便频数短涩，淋沥刺痛，欲出未尽，伴口干口苦、腰部胀痛、舌红苔黄，目诊见白睛右眼5～6点或左眼6～7点肾、膀胱反应区血脉增粗隆起，弯度大，弯曲多，色鲜红，集中靠近瞳仁或向瞳孔内侧延伸。

2.若尿中夹石，少腹绞痛难忍者，酌加清热毒、排结石的药物，如广金钱草、排钱草、穿破石等。若尿中带血，酌加止血药物，如小蓟、白茅根等。

3.本方可用于现代医学的泌尿系感染、泌尿系结石、急慢性肾盂肾炎等属于湿热为患者的治疗。

【方注】本方又名"幽扭肾茶汤"。

二十、三金排石汤

【组成】金钱草30 g，茅根30 g，海金沙15 g，冬葵子15 g，车前子15 g，鸡内金10 g。

【用法】水煎服。

【功效】通调水道，利尿排石止痛。

【主治】肉扭（砂淋、石淋）。症见腰部绞痛或下腹剧烈疼痛，排尿不畅甚至不通。实验室检查确诊者。

【方解】肉扭（砂淋、石淋）之成因，湿热最为多见。外感湿毒、热毒，内阻于水道，结而成石；或恣食辛热煎炒，热毒湿毒内生，渐聚于水道，结而成石。水道受结石之阻，龙路、火路不通，不通则痛，故有腰部绞痛或下腹剧烈疼痛；结石阻于水道，故出现排尿不畅，甚至不通的现象。治宜通调水道，利尿排石止痛。方中大剂量应用善治结石的金钱草，通利水道，排石止痛，是为主药。茅根、海金沙、冬葵子、车前子均能除湿毒，清热毒，利水道，加强金钱草的排石之功，共为帮药。鸡内金善化结石，有引药入石之意，是为带药。六药皆为母药，善消尿石，通水道而止痛。

【临床运用】

1. 本方适用于肉扭（砂淋、石淋）。辨治要点：腰部绞痛或下腹剧烈疼痛，排尿不畅甚至不通，实验室检查确诊者。

2. 若腰痛或腹痛剧烈者，酌加通调龙路、火路之药物，如延胡索、川楝子等。伴尿血者，酌加止血的药物，如炒栀子、田七等。若结石日久不下，耗伤正气，酌加补益正气之药物，如黄花倒水莲、桂党参、枸杞子等。

3. 本方可用于现代医学的泌尿系结石的治疗，包括肾结石、输尿管结石、膀胱结石和尿道结石等。

二十一、偏瘫外治方

【组成】走马胎 100 g，伸筋草 100 g，路路通 100 g，两面针 50 g，田七 20 g，红花 50 g。

【用法】鲜药为佳，捣烂，或干品研粉，加酒糟拌匀，炒热，纱布包好，熨敷患侧肢体，每日 2～3 次。

【功效】通龙路、火路，调"巧坞"（大脑），强筋骨。

【主治】邦呷（中风后遗症）。症见中风后偏瘫，半边肢体感觉障碍，功能受限，难以行走等。

【方解】本方专治邦呷（中风后遗症），临床表现为中风后，经抢救病情稳定，无昏迷或昏迷后苏醒，遗留肢体偏瘫，功能受限，难以行走等。方中走马胎、伸筋草、路路通重用，调畅龙路、火路以恢复偏瘫肢体的知觉，为方中主药。配以两面针增强调火路之功，田七、红花调龙路、畅血行，共为方中帮药。诸药合用，则有通龙路、火路，伸筋止痛的功用。药物外敷治疗邦呷（中风后遗症），是壮医治本病的特色之一，可增强疏通血脉、恢复肢体功能的作用。

【临床运用】

1. 本方适用于邦呷（中风后遗症）。辨治要点：中风后偏瘫，半边肢体感觉障碍，功能受限，难以行走等。

2. 其他原因引起的肢体痉挛，活动受限，肌肉疼痛等，也可用本方治疗。

3. 本方可用于现代医学的急性脑血管病表现为中风偏瘫者的治疗。

【使用注意】

1. 治疗时，注意药包温度，勿烫伤局部皮肤。

2. 本方为外用方剂，用量较大，不可内服。

二十二、萝芙木降压汤

【组成】萝芙木 10 g，钩藤 10 g，葛根 10 g，救必应 10 g，罗汉果 5 g，玉米须 30 g。

【用法】水煎服。

【功效】清热毒，利湿毒，降血压。

【主治】血压嗓（高血压病）伴有水道不利者。症见血压升高，口舌干燥，面红目赤，耳聋耳鸣，头晕头痛，尿少色黄，下肢浮肿等。

【方解】血压嗓（高血压病）部分患者，可有邪毒侵犯水道，引起水道功能下降，出现尿少、下肢浮肿、压之不起等症。治宜清热毒，利湿毒，降血压。本方主治血压嗓（高血压病）伴有水道不利者。方中萝芙木味苦，性凉，具有清热毒、降血压的功效，是治疗血压嗓（高血压病）之要药；钩藤甘苦而凉，具有清热毒、祛风毒、止头痛的功效，也有降血压作用。二味药共为方中主药、母药。葛根、救必应、罗汉果、玉米须等药，具有清热毒、通水道的作用，协助主药降压，控制症状，恢复水道功能，是为帮药。诸药相伍，则热毒清，湿毒祛，血压降。

【临床运用】

1. 本方适用于血压嗓（高血压病），伴水道不利者。辨治要点：血压升高，伴有口舌干燥，面红目赤，耳聋耳鸣，头晕头痛，尿少色黄，下肢浮肿等。

2. 若水道功能障碍严重，下肢浮肿较重，甚至全身浮肿，酌加通利水道的药物，如茅根、车前子、葫芦茶等；若便秘，酌加润肠通便的药物，如决明子、柏子仁、瓜蒌仁等；

若头晕严重，湿毒痰毒过盛，酌加除湿毒、化痰毒的药物，如天麻、陈皮、半夏等。

3. 本方可用于现代医学的高血压病伴有水道不利者的治疗。

【附方】石钩银板肝菜汤组成：生石膏 30 g，钩藤 10 g，银花 10 g，板蓝根 15 g，狗肝菜 20 g。用法：水煎，每日 1 剂，分 2 ～ 3 次服。功效：疏风清热，通龙路、火路，止头痛。主治：头痛因血压嗓（高血压病）引起者。症见头部胀痛或热痛，眩晕，心烦躁扰，面红目赤或发热，汗出口渴，小便黄赤，舌红苔干，脉弦数等。

二十三、八角暖腰汤

【组成】八角 10 g，牛大力 10 g，狗脊 10 g，牛膝 10 g，杜仲 10 g，海桐皮 10 g，延胡索 5 g，枸杞子 10 g，白术 5 g。

【用法】水煎服。

【功效】祛寒毒，通火路，补肾虚。

【主治】核尹（腰痛）因寒毒引起者。症见腰部冷痛，热敷痛减，反复发作，夜尿多，头晕眼花，腰酸腿软，舌淡，苔白，脉沉细等。

【方解】本方所治核尹（腰痛），乃因寒毒阻滞腰部火路所致。方中八角味辛甘，性温，具有祛寒毒、调气止痛的功效，寒毒散则火路通；牛大力、狗脊、牛膝、杜仲均有补肾的功效，与八角配合，善治因寒毒过盛引起的腰部冷痛。五味药共为方中主药、公药。海桐皮长于调火路、祛风毒；延胡索长于调龙路、火路，止疼痛二药共为帮药。佐以枸杞子、白术补益"嘘勒"（气血），扶助正气，加强疗效，是为带药。诸药相配，寒毒祛，肾虚补，火路畅，故寒毒所致核尹（腰痛）能除。

【临床运用】

1. 本方适用于核尹（腰痛）因寒毒引起者。辨治要点：腰部冷痛，热敷痛减，反复发作，夜尿多，头晕眼花，腰酸腿软，舌淡，苔白，脉沉细等。

2. 若夜尿过多，甚至影响睡眠时，可酌加收涩的药物，如金樱子、益智仁、海螵蛸等。

3. 本方可用于现代医学的腰肌纤维炎、强直性脊柱炎、腰椎骨质增生、腰椎间盘病变、腰肌劳损等腰部病变以腰痛为主要症状，辨证属于寒毒所致者的治疗。

二十四、腰痛强筋汤

【组成】牛大力 15 g，牛膝 15 g，宽筋藤 10 g，桂枝 10 g，桑寄生 10 g。

【用法】水煎服。

【功效】补益肝肾，通调龙路、火路。

【主治】慢性核尹（腰痛）属肝肾不足者。症见腰部酸痛，腿脚无力，耳聋耳鸣，夜尿频多、脉沉无力等。

【方解】本方所治慢性核尹（腰痛），乃因肝肾不足，龙路、火路失于濡养所致。方中二牛（牛大力、牛膝）既能补益肝肾，又能通龙路、火路、止疼痛，是为主药、公药。宽筋藤具有通火路、祛风毒、除湿毒、止疼痛的功效；桂枝调火路，善除关节寒毒，止疼痛。二药共为帮药。桑寄生长于补益肝肾，强壮筋骨，并有引药物进入腰筋的功用，是为带药。诸药相配，肝肾充盛，龙路、火路得养，则慢性核尹（腰痛）可除。

【临床运用】

1.本方适用于腰痛日久，肝肾不足者。辨治要点：腰部酸痛，腿脚无力，耳聋耳鸣，夜尿频多，脉沉无力等。

2.若伴头晕眼花、视物不清、记忆力减退等，酌加补益肝肾的药物，如枸杞子、石斛、山茱萸等。

3.本方可用于现代医学的腰肌纤维炎、强直性脊柱炎、腰椎骨质增生、腰椎间盘病变、腰肌劳损等腰部病变以腰痛为主要症状，辨证属于肝肾不足所致者的治疗。

二十五、香附调气汤

【组成】香附 10 g，乌药 10 g，川芎 5 g，白芷 5 g，艾叶 5 g，土牛膝 10 g。

【用法】水煎服。

【功效】通火路，调气机，调咪花肠，止疼痛。

【主治】妇女小腹疼痛因火路阻滞，气机不调引起者。症见小腹胀痛，甚至胀起如鼓，拒按，面色苍白，舌淡，苔薄白，脉紧等。

【方解】本方主治的妇女小腹疼痛，乃因火路阻滞、气机不调引起。方中香附和乌药皆味辛甘，性平，具有通火路、调气机、解郁、调经止痛等功效，是为主药。川芎、白芷、艾叶能调气机，通龙路、火路，止疼痛，为妇科常用药，是为帮药。土牛膝通龙路、火路，引药下行，可增强主药、帮药的作用，是为带药。诸药相配，则火路通、气机畅，咪花肠安，疼痛得止。

【临床运用】

1. 本方适用于妇女小腹疼痛因火路阻滞，气机不调引起者。辨治要点：小腹胀痛，甚至胀起如鼓，拒按，面色苍白，舌淡，苔薄，脉紧等。

2. 若小腹冷痛，四肢冰冷，尿白量多，面色苍白，舌淡苔白，是寒毒较重之征象，酌加祛寒毒的药物，如益母草、附子、肉桂等。

3. 本方可用于现代医学的妇女痛经、妊娠腹痛、产后腹痛等病症，属于火路阻滞，气机不调者的治疗。

二十六、痧病除湿汤

【组成】磨盘草 30 g，鸭跖草 30 g，山芝麻 15 g，黄皮叶 10 g，薏苡仁 10 g，陈皮 5 g。

【用法】水煎服。

【功效】解痧毒，除湿毒，清热毒。

【主治】痧病湿毒较甚者。症见低热绵绵，神疲体倦，口微渴或不渴，胸背痧点淡红，界线不明显，舌淡，苔白腻或微黄，脉细或滑数等。

【方解】本方主治湿毒较盛的痧病。方中磨盘草、鸭跖草均为甘淡渗利的药物，既能解痧毒，又能通水道、除湿毒，是治疗痧病湿毒偏甚之要药。二药合用，解痧毒，除湿毒，清热毒，共为主药、母药。山芝麻味苦，性凉，具有解痧毒、清热毒、除湿毒、祛风毒、调气道谷道等功效；黄皮叶味苦、辣，性微寒，具有通气道、解瘴毒、清热毒的作用。二药可增强主药解痧毒的功效，共为帮药。湿毒为患，谷道功能会减弱或障碍，故佐以薏苡仁、陈皮改善谷道功能，防治湿毒损害谷道，二药是为带药。诸药配合，针对主因，控制病情发展，可收良效。

【临床运用】

1. 本方适用于痧病湿毒较甚者。辨治要点：低热绵绵，神疲体倦，口微渴或不渴，胸背痧点淡红，界线不明显，舌淡，苔白或微黄，脉细或滑数等。

2. 若伴腹泻、腹痛，酌加通调谷道、调气止痛的药物，如凤尾草、大飞扬、两面针、砂仁等。

3. 本方可用于现代医学的感冒、中暑等以痧病湿毒较甚表现类似者的治疗。

二十七、古羊凤尾汤

【**组成**】古羊藤 15 g，凤尾草 15 g，金果榄 6 g，黄皮叶 10 g，藿香 6 g，陈皮 6 g，两面针 10 g，甘草 6 g。

【**用法**】水煎，1 次顿服，每日 1 剂，病重者日 2～3 剂。

【**功效**】解痧毒，通谷道，止痛。

【**主治**】绞肠痧。症见上吐下泻，肚中绞痛，发冷发热，身体酸痛，胸背痧点明显，刮治痧点色紫红量多，舌苔黄腻。

【**方解**】本方主治绞肠痧。方中古羊藤苦寒，长于清热解毒，并能通谷道而止肚痛；凤尾草味淡，性凉，亦长于清热解毒，又能利湿毒，引湿热毒邪从水道去，以分利谷道湿热而止泻。两药合用，则既能解热毒，又能祛湿毒，且能止痛泻，故共为方中主药、母药。辅以金果榄助清热解毒之力；黄皮叶既助清热解毒之功，又能疏通谷道，行气止痛；两面针疏通龙路，活血止痛。三药共为帮药。藿香芳香化湿，辟秽化浊，通谷道而和胃止呕；陈皮调气化湿，通谷道；甘草解毒而和胃气。三药共为带药。诸药配合，解痧毒为主，辅以通谷道、止痛，庶使危症趋于缓解。

【**临床运用**】

1. 本方适用于绞肠痧。辨治要点：上吐下泻，肚中绞痛，发冷发热，身体酸痛，胸背痧点明显，刮治痧点色紫红量多，舌苔黄腻。

2. 若吐泻不得者，可配合盐汤探吐法。若腹痛剧烈者，可配合针刺放血疗法止痛。

3. 本方可用于现代医学的中毒性痢疾、霍乱等病症出现类似临床表现时的治疗。

二十八、独味青蒿汤

【**组成**】青蒿 50 g，或鲜品 200～500 g。

【**用法**】水煎，发作前 2 小时 1 次服完。病重者，可隔 6 小时再煎服 1 剂。或用鲜品洗净，捣烂绞汁，饮服。

【**功效**】清热除瘴。

【**主治**】瘴疟。症见寒战、发冷、高热、汗出者。

【**方解**】本方主治瘴疟，多为初病、新病。青蒿具有清热毒、除瘴毒的功效，是治疗瘴疟之要药、主药。其治瘴疟之效已得到医药界的广泛认可。本方药虽一味，但青蒿重用，直接针对主因主病，精炼有效。

【临床运用】

1. 本方适用于新近瘴疟。辨治要点：寒战、发冷、高热、汗出。

2. 青蒿治疗瘴疟，效果肯定，且野生多见，易采易用，方便群众自采自疗。

3. 若用鲜品，宜清水洗净，捣烂绞汁饮服，药物浓度更高，效果更好。

4. 临床症状控制后，仍需服药 3～5 天，以巩固效果，防止复发。

【方注】青蒿，在壮族地区以黄花蒿（青蒿入药的品种之一）为多见，故本方又名"独味黄花蒿汤"。

【附方】马鞭草方

组成：马鞭草 30 g。

用法：水煎取汁，分 2 次服，于疟疾发作前 2 小时、4 小时各服 1 次，疟止后连服 3 天，每日 1 剂。

功效：解毒截疟。

主治：防治疟疾（瘴毒）。

二十九、路边青退热汤

【组成】路边青 15 g，生石膏 30 g，白马骨 15 g，茅莓 15 g。

【用法】水煎服。

【功效】清热毒，退高热。

【主治】发得（发热），因热毒内盛引起者。症见高热不退，汗出，口渴，舌红苔黄，指甲色红，脉洪大有力。目诊见白睛主脉络弯曲，弯度大，脉络多而集中，靠近瞳仁等。

【方解】本方主治热毒内盛所致的发得（发热）。因里热炽盛，治当以清热毒、退高热为主。方中路边青味苦，性寒，为清热毒、通龙路之要药，主治发热；生石膏味甜淡，性寒，长于清热毒、退高热。二药合用，共奏清热毒、退高热之功，是为方中之主药、母药。白马骨味淡、微辣，性微寒，功专清热毒，调火路；茅莓味甜、苦，性凉，善清热毒。二药合用，共助主药、母药发挥清热毒之作用，是为方中之帮药。四药配伍，共同发挥清热毒、退高热之功。

【临床运用】

1. 本方适用于热毒内盛引起的发得（发热）。辨治要点：高热不退，汗出，口渴，舌红苔黄，指甲色红，脉洪大有力。目诊见白睛主脉络弯曲，弯度大，脉络多而集中，靠近瞳仁。

2. 若小便短赤，甚至疼痛者，酌加通利水道的药物，使热从水道而出，如排钱草、车前草、白茅根等。

3. 本方可用于治疗现代医学的感染性疾病、血液病、恶性肿瘤、变态反应等疾病引起的发热。

三十、生姜防寒汤

【组成】生姜600 g。

【用法】生姜100 g煎取浓汁，趁热饮服。生姜500 g，加半锅水，水煎沸再烧10分钟，用姜水沐浴全身。浴后立即盖被卧床休息，以微汗出较好。

【功效】发散寒毒，防治感冒。

【主治】贫痧（感冒）初起或受寒体冷。症见四季感受寒毒后感冒初起；或被大雨浇淋后，肌肤寒冷，甚至紫绀，手脚冰冷，头痛，口唇苍白或青紫，舌白，脉紧等。

【方解】本方主治之病症，多因伤风受凉，或淋雨湿衣后所致。感受外来寒毒之后，机体皮肤阳气被阻遏，龙路、火路不通，不通则痛，故出现肌肤寒冷，甚至紫绀，手脚冰冷，头痛，口唇苍白或青紫，舌白，脉紧等。治宜祛寒毒，除感冒。方中生姜味辣，性温，长于温散寒毒，药虽一味，但大剂量重用，内服兼外洗，药专力宏，则有较好的治疗感冒初期或被大雨浇淋后的各种病症。

【临床运用】

1. 本方适用于贫痧（感冒）初起或受寒体冷诸症。辨治要点：四季感受寒毒后感冒初起；或被大雨浇淋后，肌肤寒冷，甚至紫绀，手脚冰冷，头痛，口唇苍白或青紫，舌白，脉紧等。

2. 内服姜水时，加红糖适量服，效果更佳。盖红糖味甘，性温，有补阳气、补血虚的作用，可增强生姜的祛散寒毒、防治感冒的功效。若受寒严重，造成大面积冻伤，甚至休克、昏迷时，需配合中西医结合救治。

三十一、桂枝止痒汤

【组成】桂枝 15 g，芫荽 15 g，防风 10 g，荆芥 10 g，葫芦茶 10 g，车前草 10 g。

【用法】水煎服。

【功效】祛风毒，祛寒毒，止瘙痒。

【主治】麦蛮（风疹），风毒寒毒较盛者。症见皮肤斑疹，色淡红或苍白，高于皮肤，瘙痒难忍，遇冷刺激或风吹加重，此起彼伏，迅速发生，消退亦快，可伴头晕，发冷，呕吐，腹痛，舌淡，苔薄白，脉浮等。目诊可见"勒答"（眼睛）脉络散乱等。

【方解】本方所治麦蛮（风疹），主要为风毒挟寒毒侵犯肌表，阻滞龙路、火路而致。风疹由风毒寒毒引起者，临床也较为常见。寒性收引，寒性伤阳，故见皮肤苍白、肢体怕冷怕风等诸症。治宜祛风毒，祛寒毒，除湿毒。方中桂枝味辣、甜，性温，具有祛寒毒、祛风毒的功效，为治疗寒毒、风毒引起麦蛮（风疹）之要药，是为主药、公药。芫荽（即香菜）味辣，性温，有祛风毒、祛寒毒的功效，能加强主药的作用；防风、荆芥也是祛风毒的良药。三药共为帮药。葫芦茶、车前草为甜淡渗利之品，有除湿毒的作用，并引导寒毒从下而出，且有止痒作用，是为带药、母药。诸药配合，风毒、寒毒、湿毒得除，皮疹瘙痒诸症可除。

【临床运用】

1.本方适用于麦蛮（风疹），风毒寒毒较盛者。辨治要点：皮肤斑疹，色淡红或苍白，高于皮肤，瘙痒难忍，遇冷刺激或风吹加重，此起彼伏，迅速发生，消退亦快，可伴头痛，头晕，发冷，怕风怕寒，呕吐，腹痛，舌淡，苔薄白，脉浮。目诊可见"勒答"（眼睛）脉络散乱。

2.若有头痛头晕，酌加调"巧坞"（大脑）、止巧尹（头痛）的药物，如葛根、钩藤、天麻等。

3.本方可用于现代医学的荨麻疹等瘙痒性皮肤病属于风寒湿毒所致者。

三十二、地灵丢棒汤

【组成】地灵苋茎 75 g，丢了棒 25 g，红花青藤茎 50 g，香纳艾茎叶 50 g，红鱼眼 75 g。

【用法】水煎服，每日 1 剂，分 3 次服；或浸酒服，每次 10～20 mL，日服 2～3 次。

【功效】祛风除湿，通调两路，消肿止痛。

【主治】发旺（痹病），核尹（腰腿痛）。症见肢体关节肿胀或疼痛游走不定，或腰腿酸痛，屈伸不利，舌淡红，苔薄白等。

【方解】本方所治发旺（痹病）及核尹（腰腿痛），乃风毒、湿毒邪气侵入体内，滞留于肌肉、筋骨、关节，阻滞三道两路，气血运行不畅，使三气不能同步，以致肌肉、筋骨、关节疼痛，腰腿酸痛，屈伸不利；湿毒重则肿，风毒盛则疼痛游走不定。治当祛风除湿，疏通两路，活血止痛。方中以地灵苋、丢了棒祛风湿，疏通龙路，止痹痛，共为方中主药。红花青藤、香纳艾、红鱼眼祛风邪，以增强祛风散邪之功，并善能活血散瘀，疏通龙路，以消肿止痛，合为帮药。如用酒浸，借酒性善行，以助药力，行气血，通龙路以止痛。诸药合用，使风湿得去，龙路通畅而痛止。

【临床运用】

1. 本方适用于发旺（痹病），核尹（腰腿痛）风毒、湿毒痹阻者。辨治要点：肢体关节疼痛或肿胀，游走不定；或腰腿酸痛，屈伸不利，舌淡红，苔薄白等。

2. 本方可用于现代医学的风湿性关节炎、肩周炎、坐骨神经痛等属于风湿痹阻者的治疗。

【附方】

1. 过江通城汤。

组成：过江龙 10 g，通城虎 10 g，丢了棒 10 g，宽筋藤 20 g，威灵仙 10 g。

用法：水煎服，每日 1 剂，分 2～3 次服。

功效：祛风湿，通两路，消肿止痛。

主治：发旺（痹病）。症见肢体酸痛，或关节肿痛，游走不定，屈伸不利，或麻木不仁，舌淡苔白等。

2. 了了花草汤（齿叶泥花草汤）。

组成：鲜齿叶泥花草（五月莲）50 g，了刁竹 25 g，丢了棒 20 g，赤芍 15 g。

用法：水煎服，每日 1 剂，分 3 次服。

功效：通龙路、火路，祛风湿，止痹痛。

主治：核尹（腰腿痛），发旺（痹病）。症见腰部疼痛，转侧不利，或下肢麻痛，行走不便，或关节肿痛，游走不定，舌苔白腻等。

三十三、扶芳藤风湿宝

【组成】扶芳藤 30 g，鸡血藤 15 g，千斤拔 15 g，牛大力 15 g。

【用法】水煎服，加黄酒适量温服。

【功效】补益"嘘勒"（气血），祛风除湿，通调龙路。

【主治】发旺（痹病），发病日久，气血虚弱者。症见关节疼痛，身体虚弱，遇寒或疲劳后加重，面色萎黄，头晕耳鸣，腰酸腿软，舌淡，脉沉等。

【方解】发旺（痹病）之成因，责之风毒、湿毒共同侵犯机体，阻滞于关节，不通则痛，故表现为关节疼痛，活动受限。发旺（痹病）日久，耗伤正气，气血不足，可出现身体虚弱，遇寒或疲劳后加重，面色萎黄，腰酸耳鸣等症状。正气不足，抗邪无力，故本病治法当以补益"嘘勒"（气血）为主，兼以祛风毒，除湿毒，通龙路、火路。方中重用扶芳藤，取其调龙路、火路，止疼痛，兼有补"嘘勒"（气血）的功效，是为头药。鸡血藤、千斤拔、牛大力等药物，均是补中有通、通中有补的治疗发旺（痹病）的常用药，是为帮药。本方补虚、祛邪并举，四药合用，则有补益"嘘勒"（气血）、祛风除湿、通调龙路之功，所治之症可愈。

【临床运用】

1.本方适用于发旺（痹病），发病日久，气血虚弱者。辨治要点：关节疼痛，身体虚弱，遇寒或疲劳后加重，面色萎黄，头晕耳鸣，腰酸腿软，舌淡，脉沉等。

2.若关节疼痛剧烈，酌加通龙路、火路，止疼痛的药物，如两面针、鹰不扑、活血丹、伸筋草等。若年老体弱，气血大亏，关节萎缩，行走困难者，酌加补益气血、强筋壮骨的药物，如黄花倒水莲、桂党参、骨碎补、牛膝等。

3.本方可用于现代医学的风湿性关节炎、类风湿性关节炎、痛风等属于发病日久，气血虚弱者的治疗。

三十四、千斤拔强筋汤

【组成】千斤拔 30 g，藤杜仲 30 g，土牛膝 30 g，续断 15 g，淫羊藿 10 g。

【用法】水煎服，可兑入米酒适量温服。

【功效】祛风毒，除湿毒，补肝肾，强筋骨。

【主治】发旺（痹病），肝肾亏虚者。症见筋骨肌肉关节痛，腰膝无力，面色晦暗，头晕目眩，短气少言，夜尿频多，舌淡，苔白，脉沉细无力等。

【方解】发旺（痹病）日久不愈，耗损正气，导致肝肾虚弱，故出现一派虚弱征象。治宜祛风毒，除湿毒，补肝肾，强筋骨。方中千斤拔味甘、辛，性温，具有祛风毒、除湿毒、补肝肾之功效；藤杜仲味苦、微辛，性平，具有祛风毒、通龙路、火路，强筋壮骨之功效。二药重用，针对痹病伴肝肾虚损而设，共为主药、公药。土牛膝味苦、酸，性平，长于祛风毒，除湿毒，通龙路；续断味苦、辛，性微温，长于补肝肾，续筋骨；淫羊藿味辛甘，性温，长于祛风毒，补肾阳。三药进一步增强主药、公药的作用，共为帮药。诸药配合，外祛风寒湿毒，内补肝肾，加上米酒为药引，疗效可期。

【临床运用】

1. 本方适用于发旺（痹病），肝肾虚弱者。辨治要点：筋骨肌肉关节痛，腰膝无力，面色晦暗，头晕目眩，短气少言，夜尿频多，舌淡，苔白，脉沉细无力等。

2. 本方可用于现代医学的风湿性关节炎、类风湿性关节炎等关节病属于肝肾亏虚者的治疗。

【附方】

1. 地枫皮风湿酒。

组成：地枫皮 100 g，藤杜仲 100 g。

用法：上两味加入 50 度米酒 2000 mL，密封浸泡 60 日，适量饮服。

功效：祛风除湿，滋补肝肾，强壮腰膝。

主治：发旺（痹病），肝肾亏虚，气血不足者。症见筋骨肌肉关节痛，腰膝无力，面色晦暗，头晕目眩，短气少言，夜尿频多，舌淡，苔白，脉沉细无力等。孕妇、月经过多者忌用。

2. 发旺药膳方（痹病药膳方）。

组成：土茯苓 25 g，鸡血藤 25 g，猪腿骨 500 g。

用法：上述三药共炖，吃肉饮汤。

功效：祛风毒，除湿毒，补"嘘勒"（气血）。

主治：发旺（痹病），肝肾亏虚，气血不足者。症见筋骨肌肉关节痛，腰膝无力，

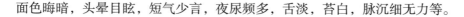

面色晦暗，头晕目眩，短气少言，夜尿频多，舌淡，苔白，脉沉细无力等。

三十五、田基黄退黄汤

【组成】田基黄 30 g，板蓝根 30 g，车前草 20 g，功劳木 20 g，虎杖 15 g，无根藤 15 g，人字草 15 g。

【用法】水煎服，每日 1 剂，分 3 次服。

【功效】清热毒，除湿毒，退黄疸。

【主治】能蚌（黄疸），湿毒热毒并重者。症见身目小便俱黄，黄色鲜明，发热，食少，舌红，苔黄腻，脉滑数等。

【方解】能蚌（黄疸）之病因，责之于湿毒、热毒，或从内而生，或从外感受，壅阻肝胆，使谷道不通，胆汁逆流于肌肤，发为黄疸。治当清热毒，除湿毒，退黄疸。方中田基黄味苦、辛，性寒，具有清热利湿、利胆退黄之功效，是壮医清除湿毒热毒，退黄疸之要药，是为主药。板蓝根味苦，性寒，功善清热解毒；车前草味甘，性寒，长于通利水道，使湿毒、热毒从水道而泄；功劳木味苦，性寒，能清热毒，除湿毒；虎杖味苦，性寒，清热毒，除湿毒，退黄疸之功具备。四药共为帮药。无根藤味甘、苦，性寒，有清热毒、除湿毒、调龙路之功效；人字草味甘，性凉，有清热毒、除湿毒、通水道之功效。二药可加强主药帮药的功效，起到带药的作用。诸药多为清热毒、除湿毒的母药，配合使用，湿毒热毒得以清除，胆汁归于常道，黄疸自退。

【临床运用】

1.本方适用于能蚌（黄疸），湿毒热毒并重者。辨治要点：身目小便俱黄，黄色鲜明，发热，食少，舌红，苔黄腻，脉滑数等。

2.若高热不退，酌加清热毒的药物，如生石膏、苦参、岩黄连等。

3.本方可用于现代医学的急性黄疸型肝炎、急性胆囊炎等属于湿毒热毒并重者的治疗。

【附方】

1.田虎娘功劳汤。

组成：田基黄 50 g，虎杖 12 g，十大功劳 15 g，桃金娘根 50 g，甘草 6 g。

用法：水煎服，每日 1 剂，分 3 次服。

功效：清热解毒，利湿退黄。

主治：能蚌（黄疸）。症见一身面目黄染，黄色鲜明，小便黄赤，发热身困，脘腹痞满，不欲饮食，恶心欲吐，舌苔黄腻。

2. 功劳鬼虎山栀汤。

组成：鬼针草 50 g，十大功劳 24 g，虎杖 20 g，山栀子 15 g。

用法：水煎服，每日 1 剂，分 3 次服。

功效：清热解毒，利湿退黄。

主治：能蚌（黄疸）。症见一身面目俱黄，黄色鲜明，小便黄赤不利，发热口渴，身体困重酸痛，或腹胀呕恶，或胁肋疼痛，舌苔黄腻。

三十六、利胆退黄汤

【组成】连钱草 30 g，金钱草 30 g，羊耳菊 15 g，白花蛇舌草 15 g，香附 10 g，石菖蒲 10 g，皂角 3 g。

【用法】水煎服。

【功效】清热毒，除湿毒，利胆排石。

【主治】能蚌（黄疸）由胆结石引起者，症见全身黄疸，右上腹绞痛，口苦，尿黄，舌红，苔黄，脉弦等。实验室检查可帮助诊断。

【方解】能蚌（黄疸）由胆结石引起者，其病理变化为湿毒、热毒熏煎胆汁，结而为石，阻滞胆道，胆汁逆流，故出现黄疸、右上腹绞痛等症状。治宜清热毒，除湿毒，利胆排石。方中重用连钱草、金钱草，二药均有清热毒、除湿毒、利胆排石的功效，共为主药、母药。羊耳菊又名"大力王"，味辛、微苦，性温，具有调气止痛、通谷道、除湿毒的功效；白花蛇舌草味苦、甘，性寒，具有调龙路、通水道、清热毒、除湿毒的功效。二药可加强主药、母药的作用，是为帮药。香附味辛，性微甘，具有调气止痛、促进排石的作用；石菖蒲味微苦，性温，具有通"巧坞"（大脑）、调火路、除湿毒的作用；皂角味辛，性温，具有祛风毒、止疼痛的作用。三药具有帮助排石的作用，共为带药。诸药针对胆结石而设，既从根本上清热毒、除湿毒，又可消除胆结石黄疸症状，诸症可除。

【临床运用】

1.本方适用于能蚌（黄疸）由胆结石引起者。辨治要点：全身黄疸，右上腹绞痛，口苦，

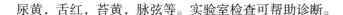

尿黄，舌红，苔黄，脉弦等。实验室检查可帮助诊断。

2. 本方可用于现代医学的胆结石所致的黄疸属于湿热为患者的治疗。

三十七、南瓜仁槟榔汤

【组成】南瓜仁200 g，槟榔60 g，苦楝树皮10 g。

【用法】空腹嚼食南瓜仁，1次吃完。2小时后，饮用槟榔与苦楝树皮的水煎液，1次饮完。儿童酌减。

【功效】杀虫，排虫。

【主治】胴西咪暖（肠道寄生虫病）由绦虫感染引起者。症见腹痛，消瘦，喜吃泥土，面有白斑，大便夹有片状虫体等。实验室检查可帮助诊断。

【方解】胴西咪暖（肠道寄生虫病）由绦虫感染引起者，临床治疗比较困难。治宜杀虫、排虫为主，且要排净虫体。方中南瓜仁性平，味甜，功专驱虫；槟榔味苦、辣，性温，能通谷道，驱虫。二药善除绦虫，共为主药。苦楝皮味苦性寒，具有清热毒、除湿毒、杀虫之功效，是为帮药。三药合用，杀虫排虫，可驱除体内寄生之绦虫。

【临床运用】

1. 本方适用于胴西咪暖（肠道寄生虫病）由绦虫感染引起者。辨治要点：腹痛、消瘦、喜吃泥土，面有白斑，大便夹有片状虫体等。实验室检查可帮助诊断。

2. 根据体重、体质、性别，槟榔用量可酌情增减，最大剂量可用至100～150 g。

【使用注意】本方药味苦性寒，易伤正气，宜中病即止。

三十八、血余田七止血方

【组成】血余炭3 g，田七2 g。

【用法】田七水煎取汁50 mL，冲血余炭服，每日2～3次；或按比例酌情增加药量，共研细末，每次3 g，每日2～3次，温水冲服。

【功效】止脉漏。

【主治】啰粝喔勒（谷道脉漏）。症见吐血，或大便下血，肚子闷胀，或刺痛。

【方解】本方所治之啰粝喔勒（谷道脉漏），是由毒犯谷道，其龙路及网络受阻，血溢于网络之外。或因体虚气损，天、地、人三气不能同步，龙路及其网络功能失调，血溢于网络之外，均可导致出血。逆于上从口而出则为吐血，渗于下从大便出则为大便下血。血为生命的重要物质，血漏于脉外，当以止脉漏为首务。方中血余炭、田七止脉漏，除瘀血，通龙路；田七善于通火路而且止肚痛。合而用之，止血与化瘀并重，止血不留瘀为患，共奏化瘀血、止脉漏之功。

【临床运用】

1. 本方适用于啰糇喔勒（谷道脉漏）。辨治要点：吐血，或大便下血，肚子闷胀，或刺痛。

2. 应用本方时，可根据出血的原因及病位脏腑加味运用。如火热熏灼龙路，血溢脉外者，可加救必应、岩黄连等清热凉血以止血。气虚而龙路功能失调，血溢脉外者，加土人参、黄花倒水莲等以益气摄血。阴虚火动，燔灼龙路，血溢脉外者，加旱莲草、地骨皮、麦门冬等清热养阴以止血。

3. 本方可用于治疗现代医学的溃疡病出血、胃炎出血、妇女功能性子宫出血、肺结核咯血、支气管扩张咳血等多种出血性疾病。

【使用注意】本方重在化瘀止血以治标，血止后当从本论治。

【附方】

1. 大叶紫珠方。

组成：大叶紫珠叶 50 g。

用法：水煎服，每日 1 剂。

功效：止脉漏。

主治：啰糇喔勒（谷道脉漏）。

2. 扶芳藤方。

组成：扶芳藤 60 g。

用法：水煎服，每日 1 剂。

功效：止脉漏。

主治：鹿勒（吐血）、阿意勒（便血），兵淋勒（功能性子宫出血）等。

三十九、清补巧坞汤

【组成】灵芝 15 g，桂党参 15 g，黄芪 15 g，灯芯草 3 g，淡竹叶 5 g。

【用法】水煎服。

【**功效**】补气血，调"巧坞"（大脑），安神志。

【**主治**】年闹诺（不寐）由气血不足引起者。症见失眠多梦，头晕耳鸣，健忘，神疲无力，舌淡红，苔白，脉细无力等。

【**方解**】本方主治由气血不足引起的年闹诺（不寐）。方中灵芝味甘，性平，有补气血、安心神功效；桂党参味甘，性温，长于补气虚。二药共为主药、公药。黄芪味甘，性温，能补气虚，调"巧坞"（大脑）；淡竹叶味甘，性寒，有清热、除烦、安神的功效；灯芯草味甘，性寒，有清热毒、定心神的作用。三药共为帮药。诸药配合，气血得补，"巧坞"（大脑）得调，不寐诸症渐除。

【**临床运用**】

1. 本方适用于年闹诺（不寐）由气血不足引起者。辨治要点：失眠多梦，头晕耳鸣，健忘，神疲无力，舌淡红，苔白，脉细无力等。

2. 若心悸、烦躁，酌加安定神志的药物，如珍珠母、生龙骨、生牡蛎等。

3. 本方可用于现代医学的神经衰弱的调理。

四十、嘘内大补汤

【**组成**】黄花倒水莲 30 g，灵芝 15 g，土人参 15 g，茯苓 10 g，扁豆 10 g。

【**用法**】水煎服。

【**功效**】补气虚，调谷道。

【**主治**】气虚证。症见神疲乏力，声低气短，易感冒，失眠，泄泻，纳呆，舌淡，苔白，脉细无力等。

【**方解**】气有维持机体正常生理功能的作用。气虚可导致机体生理功能下降，故可出现软弱无力、神色疲乏、声低息微、容易感冒、失眠、气短等症。气虚容易影响"咪隆""咪胴"（脾胃）的消化、吸收营养的功能，常有谷道功能失常的表现，如腹胀腹痛、泄泻、厌食等。治法为补气虚，调谷道。方中黄花倒水莲有补气之功，方中重用，为头药、公药。灵芝、土人参均为补气之要药，助头药补气之力，共为帮药。茯苓、扁豆味甘，性平，均有调理谷道、调补脾胃的作用，可增强主药的作用，是为带药。诸药配伍，共奏补气虚、调谷道之功。

【临床运用】

1. 本方适用于气虚证。辨治要点：神疲乏力，声低气短，易感冒，失眠，泄泻，纳呆，舌淡，苔白，脉细无力等。

2. 若有腹胀、厌食，酌加帮助消化的药物，如陈皮、砂仁、鸡内金等。

3. 本方可用于病后体弱、亚健康状态等的调理。

【方注】黄花倒水莲又名"黄花参"，故本方又名"黄花参补气汤"。

四十一、咪胴大补汤

【组成】猪肚 1 副，桂党参 15 g，黄花倒水莲（黄花参）15 g，扁豆 15 g，山药 15 g，叶下珠 10 g，葫芦茶 10 g。

【用法】猪肚洗净，切块。其余 6 味药水煎取药液，与猪肚隔水炖熟烂，吃肉饮汤。

【功效】补气虚，调谷道。

【主治】谷道虚弱。症见泄泻，大便次数增多，粪质清稀，腹胀不适，腹痛，肠鸣，食少或纳呆，舌淡苔白，脉弱。

【方解】谷道虚弱多因先天体质虚弱，或后天饮食失养，暴饮暴食，伤及谷道功能，调养不当，久久不能康复所致。治当补气虚，调谷道。方中猪肚为血肉有情之品，善补"咪胴"（胃），是壮医常用的调补"咪胴"（胃）的药食兼用品；桂党参和黄花倒水莲为补气虚之要药。二药与猪肚共为主药、公药。扁豆味甘，性平，可除湿毒，调谷道；叶下珠味甘苦，性凉，可清热毒，调谷道。二药可增强主药补益气虚、调理谷道的作用，是为帮药、母药。佐以葫芦茶、山药调理谷道、补气虚，是为带药。诸药合用，气虚得补，谷道强壮，诸症自除。

【临床运用】

1. 本方适用于治疗或调理谷道虚弱。辨治要点：泄泻，大便次数增多，粪质清稀，腹胀不适，腹痛，肠鸣，食少或纳呆，舌淡苔白，脉弱等。

2. 若泄泻日久不愈，酌加收敛肠道、调理谷道的药物，如金樱子、番桃叶、苍术等。

3. 本方可用于现代医学的消化系统功能低下引起的营养不良的调理。

【方注】本方又名"双参补胃汤"。

四十二、巧坞大补汤

【组成】乳鸽 1 只，土人参 15 g，桂党参 15 g，黄精 15 g，天麻 10 g。

【用法】乳鸽宰杀（不放血）后，除去毛、内脏。其余 4 味药水煎，滤取药液与乳鸽一起隔水蒸熟或炖汤，饮汤吃乳鸽。

【功效】补体虚，补巧坞。

【主治】"巧坞"（大脑）功能低下。症见神疲乏力，头晕眼花，记忆力明显下降，白发早生，耳聋耳鸣，声低息微，舌淡苔白，脉弱等。

【方解】"巧坞"（大脑）功能低下引起的诸症，多责于机体"嘘勒"（气血）不足。治宜补体虚，补"巧坞"。方中乳鸽又名"飞奴"，为血肉有情之品。乳鸽能千里归巢，智力过人，故有补"巧坞"（大脑），且起到引导药物进入"巧坞"（大脑）的作用；土人参、桂党参味甘，性温，有补"嘘"（气）虚、补"巧坞"的作用，对久病体虚、神疲乏力、纳呆起补益和强身作用；黄精味甘性温，有补"勒"（血）虚的作用。四味药共为主药。天麻味甘，性平，有祛风毒、补"巧坞"（大脑）的作用，是为帮药。诸药均为公药，配合应用，虚损得补，"巧坞"（大脑）功能慢慢恢复，神疲头晕健忘诸症渐解。

【临床运用】

1. 本方适用于"巧坞"（大脑）功能低下。辨治要点：神疲乏力，头晕眼花，记忆力明显下降，白发早生，耳聋耳鸣，声低息微，舌淡苔白，脉弱等。

2. 若有失眠、烦躁，酌加安定神志的药物，如珍珠、酸枣仁、灯芯草等。

3. 本方可用于现代医学的神经衰弱综合征的调理。

【方注】因乳鸽又名飞奴，故本方又名"飞奴补脑汤"。

四十三、妇科大补汤

【组成】紫河车（胎盘）25 g，黄精 15 g，桂党参 15 g，黄芪 15 g，鸡血藤 15 g，旱莲草 10 g，艾叶 5 g。

【用法】水煎服。

【功效】补气血，调"咪花肠"（胞宫）。

【主治】妇女体虚，不孕不育。症见面色萎黄，神疲肢软，月经不调，不孕不育，舌淡苔白，脉沉细无力等。

【方解】妇女体虚，多由经、带、胎、产时，劳伤过度，长期劳损所致。治宜补气血，调"咪花肠"（胞宫）。方中紫河车为血肉有情之品，大补精血，为壮医常用的调补妇女体虚之品；旱莲草味甘，性凉，具有补阴血、止血调经的作用；黄精也是补血佳品。三药共为主药。桂党参、黄芪具有补气虚、促生血的作用；鸡血藤有调龙路、补血虚的作用。三药共为帮药，艾叶味辛，性温。有祛寒毒、除湿毒的作用，为妇科常用药，起到带药的作用。诸药合用，气血得补，咪花肠（胞宫）得调，妇女体虚诸症可渐除。

【临床运用】

1.本方适用于妇女体虚之不孕不育。辨治要点：面色萎黄，神疲肢软，月经不调，不孕，舌淡苔白，脉沉细无力等。

2. 本方可用于现代医学的妇女贫血、生殖系统功能下降等病症的调理。

【方注】本方又名"河车助孕汤"。

四十四、鸡参首乌水莲汤

【组成】鸡血藤 15 g，土党参 15 g，何首乌 15 g，黄花倒水莲 15 g。

【用法】每日 1 剂，水煎分 3 次服。也可制成丸剂，方中药物用量可按比例酌情增加，每次服 6～10 g，日服 2～3 次，饭前服。

【功效】补气血，壮筋骨。

【主治】气血不足，身体虚弱。症见软弱无力，精神疲倦，形体消瘦，头晕眼花，心悸失眠，腰酸耳鸣，舌淡苔白，脉沉细等。

【方解】本方主治之证，或因先天禀赋不足，或因劳作过度，或因久病不瘥，消耗气血，以致气虚血少所致。治宜气血双补。方中黄花倒水莲味甘，性平，善能补气养血，强筋壮骨，为常用的补养强壮药，为方中头药。配伍土党参以助益气补虚；何首乌补肝肾，益精血，壮筋骨；鸡血藤能补能行，补血行血，与补血药合用，使补而不滞，新血易生。四药共为帮药。诸药合用，以收益气补血、填精补髓、强筋壮骨之功。

【临床运用】

1.本方适用于气血不足，身体虚弱证。辨治要点：身体软弱无力，精神疲倦，形体消瘦，头晕眼花，心悸失眠，腰酸耳鸣，舌淡苔白，脉沉细。

2. 如气虚明显者，酌加补气药，如土人参、五指毛桃等。如血虚明显者，酌加补血药，如熟地黄、白芍等。

3. 本方可用于现代医学的贫血，营养不良、慢性消耗性疾病等属于气血不足者。

【附方】

归参水莲汤

组成：土当归 15 g，土党参 15 g，黄花倒水莲 15 g。

用法：水煎服，每日 1 剂，分 3 次服。

功效：补气血。

主治：气血不足证。症见头晕眼花，神疲乏力，心悸气短，失眠健忘，面色萎白无华，或自汗，容易感冒，舌淡苔白等。

四十五、阴内大补汤

【组成】甲鱼肉 200 g，黄精 30 g，玉竹 20 g，女贞子 20 g，山药 20 g。

【用法】水煎至甲鱼肉熟烂，饮汤吃肉。

【功效】补阴虚，益精血。

【主治】阴内（阴虚）证。症见形体消瘦，神疲乏力，头晕耳鸣，潮热，五心烦热，盗汗失眠，腰膝酸软，遗精，舌红少苔或无苔，脉细数等。

【方解】阴内（阴虚）证多见于慢性消耗性疾病患者，或热性病后期，热邪伤阴所致。治宜补阴虚，益精血。方中重用黄精，其味甘，性平，大补阴血，扶养正气，是为主药。甲鱼味咸，性寒，有补阴虚、通龙路、补肾的功效，是壮医常用的补阴动物药，为帮药。玉竹、女贞子、山药加强主药、帮药补阴虚、益精血的功效，共为带药。五药配合应用，大补阴虚，益精养血，诸症可除。

【临床运用】

1. 本方适用于阴内（阴虚）证。辨治要点：形体消瘦，神疲乏力，头晕耳鸣，潮热，五心烦热，盗汗失眠，腰膝酸软，遗精，舌红少苔或无苔，脉细数等。

2. 若伴心悸、面色苍白、"勒答"（眼睛）结膜苍白，是阴虚兼有勒内（血虚），酌加补血药，如何首乌、鸡血藤、当归藤等。若有遗精、早泄，酌加收敛、固精药，如金樱子、海螵蛸等。

3. 现代可用于现代医学的慢性消耗性疾病、营养不良等属于阴虚、精血不足者的调理。

【方注】本方又名"黄精补阴汤"。

四十六、番石榴止泻汤

【组成】番石榴叶 15 g，金樱根 10 g，凤尾草 10 g。

【用法】水煎服。

【功效】调理谷道，去毒止泻。

【主治】白冻（泄泻）由湿毒阻滞谷道引起者。症见大便次数增多，粪质清稀，或便次不多，但粪质清稀，甚至如水样。常伴腹部不适，食少，舌下脉络粗胀，色青紫。目诊见"勒答"（眼睛）白睛上脉络弯曲少，弯度小，颜色浅，呈鲜红色。

【方解】白冻（泄泻）为病，多有湿毒侵犯"咪虽"（肠）等谷道主要脏腑，导致谷道不通，气机阻滞，天、地、人三气不能同步，水谷不化，夹杂而下而成。治宜调谷道，去湿毒。方中番石榴叶味涩，性平，具有调谷道、收敛止泻的功效，为止泻要药，为主药。金樱根收敛止泻，助主药以加强止泻功效，为帮药。湿毒侵犯"咪虽"（肠），常易蕴积生热，故予凤尾草除湿毒、清热毒，是为带药。诸药合用，谷道得调，毒邪可除，白冻（泄泻）自止。

【临床运用】

1. 本方适用于白冻（泄泻）由湿毒阻滞谷道引起者。辨治要点：大便次数增多，粪质清稀，或便次不多，但粪质清稀，甚至如水样等。一般病程较短，体质尚好。

2. 若伴呕吐、腹部绞痛，酌加调谷道气机、止疼痛的药物，如古羊藤、藿香、两面针等。若伴怕冷发热，头痛鼻塞者，是夹有风毒的表现，酌加祛风毒的药物，如葛根、生姜、白芷等。

3. 本方可用于现代医学的急性肠炎、消化不良等的治疗。

【使用注意】本方收涩药物较多，对湿毒夹热毒较甚，便下黏滞不爽，甚至有脓血便者，不宜使用，以免毒邪难出。

四十七、樱蛸固精汤

【组成】金樱子 15 g，海螵蛸 10 g，桃金娘果 10 g，五味子 5 g，薜荔果 5 g。

【用法】水煎服。

【功效】调气补虚，涩精止遗。

【主治】肾虚引起的遗精、滑精。症见遗精、滑精，神疲乏力，腰膝酸软，舌红苔白，脉沉弱等。

【方解】遗精与滑精的病因，多是肾虚。治宜调气补虚，涩精止遗。方中金樱子味酸、甘、涩，性平，具有补虚涩精之作用；海螵蛸味咸、涩，性温，长于收涩固精；二药共为主药、公药。桃金娘果味甘、涩，性平，能补虚、涩精；五味子味酸、甘，性温，长于调气补虚，收敛固涩；二药共为帮药。薜荔果味甘，性平，有固肾、涩精、补虚、通调三道二路的功效，是为带药。诸药合用，共奏调气补虚、涩精止遗尿之功效。

【临床运用】

1. 本方适用于肾虚引起的遗精、滑精，也可用于子宫脱垂、脱肛等病症。

2. 若遗精、滑精频发，须加补肾固精药，如补骨脂、覆盆子、菟丝子等。若伴有畏寒肢冷，酌加温阳固涩药，如肉桂、桑螵蛸等。若有腰酸膝软，五心烦热，耳鸣等，可加滋阴清热药，如知母、黄柏等；或与补阴固精汤合用。

【使用注意】方中诸药有收涩作用，便秘者慎用。

【方注】本方又名"金樱固精汤"。

四十八、解毒刺苋汤

【组成】刺苋 25 g，地丁 15 g，金银花 15 g，大青叶 10 g，功劳木 10 g。

【用法】水煎服。

【功效】清热毒，除湿毒，消痈疮。

【主治】呗农（痈疮）。症见皮肤初起即有粟粒样脓头，红肿胀痛，易向深部及周围扩散，继而脓头相继增多，溃烂之后，状如莲蓬蜂窝，好发于颈背部，可伴发热、恶寒、口渴等。

【方解】本方主治风毒、热毒等邪毒蕴结龙路、火路，气血不通所致之呗农（痈疮）。方中刺苋味甘，性微寒，有清热毒，除湿毒，消痈的功效；地丁味辛、苦，性寒，长于清热解毒，消疔毒；两药合用，热毒得除，共为主药。金银花味微甘、苦，性微寒，功善清热毒，去风毒火毒，治痈疮；大青叶苦寒，有清热解毒，消散痈肿之功；功劳木味苦性寒，功能清热燥湿，泻火解毒，通火路。三药合为帮药。方中五药均为母药，诸药合用，治疗热毒痈疮，红肿热痛者。

【临床运用】

1.本方适用于呗农（痈疮）。辨治要点：皮肤初起即有粟粒样脓头，红肿胀痛，易向深部及周围扩散，继而脓头相继增多，溃烂之后，状如莲蓬蜂窝，好发于颈背部，可伴发热、恶寒、口渴等症状。

2.若红肿疼痛明显，酌加通龙路、火路的药物，如了刁竹、鸭脚木、蚯蚓等。

3.本方可用于现代医学的蜂窝组织炎、急性化脓性淋巴结炎等疾病的治疗。

【方注】本方又名"刺苋解毒汤"。

【附方】

千里光消疮膏

组成：千里光 500 g，头花蓼 500 g，爬山虎 250 g，冰片 6 g。

用法：水煎浓缩成膏，每次取适量，涂敷患处。

功效：清热毒，除湿毒，消痈疮。

主治：呗农（痈疮）。

四十九、公英乳痈汤

【组成】蒲公英 30 g，地丁 20 g，木芙蓉 30 g，马齿苋 15 g，金银花藤 30 g，地龙 10 g。

【用法】水煎服。

【功效】清热毒，除湿毒，排脓毒，通龙路。

【主治】呗嘻（乳痈）。症见哺乳期妇女乳房红肿胀痛，内生痈疮。乳房内有疼痛性肿块，排乳不畅。脓肿形成时乳房肿痛加重，肿块变软，有波动感。可伴腋下淋巴结肿大、疼痛，或恶寒发热、头痛、周身不适、舌红、苔黄等。目诊：白睛右眼 9 ～ 10 点或左眼 2 ～ 3 点胸胁反应区血管增粗，色鲜红。

【方解】本方主治感染热毒，乳汁与热毒相搏，热盛于内导致之呗嘻（乳痈）。方中蒲公英与地丁味苦、甘，性寒，具有清热毒、除湿毒、消痈散结的功效，是治疮要药；木芙蓉味辛、微苦，性凉，具有清热毒、消肿排脓的功效；三药共为主药、母药。马齿

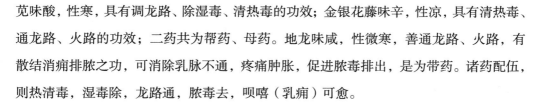

苋味酸，性寒，具有调龙路、除湿毒、清热毒的功效；金银花藤味辛，性凉，具有清热毒、通龙路、火路的功效；二药共为帮药、母药。地龙味咸，性微寒，善通龙路、火路，有散结消痈排脓之功，可消除乳脉不通，疼痛肿胀，促进脓毒排出，是为带药。诸药配伍，则热清毒、湿毒除，龙路通，脓毒去，呗嘻（乳痈）可愈。

【临床运用】

1. 本方适用于产后呗嘻（乳痈）。辨治要点：哺乳期妇女乳房红肿胀痛，内生痈疮。乳房内有疼痛性肿块，排乳不畅。脓肿形成时乳房肿痛加重，肿块变软，有波动感。

2. 若有发热、寒战，酌加清热毒、退热的药物，如野菊花、功劳木、大青叶等。

3. 本方可用于现代医学的乳腺炎的治疗。

【方注】本方又名"公英奶疮汤"。

五十、补虚调经汤

【组成】土当归 15 g，黄花倒水莲 15 g，龙眼肉 15 g，黄精 15 g，鸡血藤 15 g，土杜仲 15 g，益母草 15 g，莪术 10 g。

【用法】水煎，分 3 次服，每日 1 剂。

【功效】益气补血，通经。

【主治】经到楞（月经后期）属于气血不足，瘀阻龙脉所致者。症见月经退后而至，量少而色暗淡，经来小腹隐痛，或腰部酸痛，甚或闭经不行，头晕眼花，肢倦乏力，或心慌少睡，面色青白，舌质暗淡，苔白，脉沉细或细涩。

【方解】本方所治之经到楞（月经后期），乃气血不足，瘀阻龙脉所致。气虚则血行迟缓，血虚则经源不足，血瘀则龙脉不通，以致"咪花肠"功能失调，天、地、人三气不能同步，故月经退后，不能按期而至，甚至闭经；血虚血瘀，故月经量少，经色暗淡；气血虚而"咪花肠"失养，瘀血阻滞而龙脉不通，故经来小腹隐隐作痛；气血虚衰，"咪腰"失养，则腰部酸痛；头晕眼花，肢倦乏力，或心慌少睡，面色青白，舌质暗淡，苔白，脉沉细或细涩皆为气血虚弱兼有瘀滞之征。本方症候虚中夹瘀，治当益气补血，散瘀调经。方中土当归补血行血，通龙路，和血调经；黄花倒水莲益气补血，活血调经；二药合用，则气血双补，和血调经，共为方中之主药。龙眼肉、黄精滋补阴血；鸡血藤补血活血；二药共为帮药。土杜仲补肝肾而强腰脊；莪术、益母草活血散瘀，通龙路，止痛；二药共为带药。如此配伍组方，以补气血为主，兼以活血通经，补中有行，使气血足则经血有源，瘀血散而龙路通畅，月经自然按期而至，诸症亦随之而除。

【临床运用】

1. 本方适用于经到贯（月经先期）属于气血不足者。辨治要点：月经退后而至，量少而色暗淡，经来小腹隐痛，或腰部酸痛，甚或闭经不行，头晕眼花，肢倦乏力，或心慌少睡，面色青白，舌质暗淡，苔白，脉沉细或细涩。

2. 气血不足严重者，可配伍补气血药，如土人参、土党参、白芍等。瘀阻明显者，酌加通龙路、化瘀血药，如红花、桃仁、牛膝等。

3. 本方可用于现代医学的贫血、内分泌功能失调所致之月经后期或闭经属气血虚衰而夹有瘀滞者的治疗。

·中编·

壮医药学治疗方法

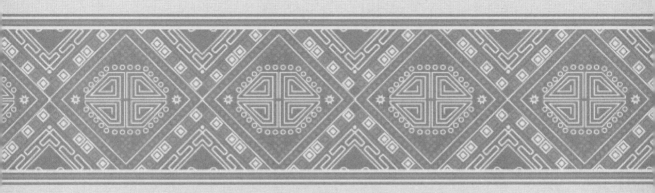

第一章 ◆ 壮医治法概述

　　治疗是疾病诊治过程中非常关键的关节。治法是治疗疾病时所应用的方法，是在辨清证候，审明病因、病机之后，有针对性地采取的治疗法则。治法在一定的治疗原则下应用，是治疗原则的体现。壮医治疗方法分为内治法和外治法两大类，具体内容丰富多彩，大多治法具有简、便、廉、验等特点和优势。

第一节　壮医治疗原则

一、治病求因原则

治病求因原则，就是在治疗疾病时，必须针对引起疾病的根本原因，运用内治或外治及内外兼治的疗法驱除致病因素，以达到治疗疾病的目的。壮医认为，人体生病，或为毒，或为虚所致，有病必有因，对因治疗实为治病求其本之义，病因一除，其病就会自然痊愈。例如，壮医治疗瘴疾，针对瘴毒的原因，选用青蒿、槟榔等抗瘴药。壮医治疗痧病，针对痧毒选用金樱花、板蓝根、山芝麻、黄皮果、三叉苦、救必应等。壮医治疗淤毒内阻，选用田七、桃仁、赤芍等。而治疗黄疸，则根据湿热淤毒病因，选用茵陈、田基黄、郁金等。

壮医认为，人体发病主要是由于人体正气不足，邪毒内侵，导致天、地、人三气不能同步而发病，即毒虚致百病。其中，毒就是痧、瘴、蛊、毒、风、湿等有形或无形之毒；虚主要指机体抵抗力下降，驱邪无力。发病因素可以是以邪毒为主或正虚为主或邪毒正虚并重。总之，有病必有因，找出致病因素，针对病因治疗，因去则病除。

二、辨病论治原则

辨病论治是指针对不同的疾病采用不同的治疗方法。壮医重视辨病，将通过各种诊断技法收集到的资料进行归纳、综合分析判断，以确定患者之疾为何病。壮医辨病重在辨痧、瘴、蛊、毒、风、湿六大类，在辨病的基础上，再辨阴证和阳证，这是壮医辨病为主，结合辨证的一大特点。

三、专病专方原则

专病专方原则是指在治疗疾病的过程中，首先要根据症状和体征辨明疾病，再根据疾病选用专门方药。简单地说，就是一病一个药方，也可以理解为辨病论治。以面治点的壮医辨病论治与传统中医辨证论治相比较，可以避免辨证论治以点治面的局限。大量使用专方专药是壮医用药的一个特点。近年来，在大规模的调查中，专家发现不少专病专方具有确切的疗效。例如，胃病药用救必应，红白痢药用凤尾草、金黄色银花藤等。

第二节　壮医治疗方法的基本特点

一、外治为要

壮医重视外治主要是由壮族地区常见疾病的发病因素决定的，与壮族所处的特定自然环境和社会环境密切相关。一方面，壮族聚居之地多丘陵地带，山林茂盛，人民外出劳作时容易跌打损伤。此外，壮族地区自然环境恶劣，"草木水泉皆禀恶气"，邪毒以及恶虫猛兽甚多，人们容易被虫蛇咬伤。另一方面，壮族人民居住分散，尤其是在古代，由于交通闭塞，加上在漫长的土司制度下形成的"鸡犬之声相闻，老死不相往来"的陋习的影响，相互交往相对较少，生活较简朴，思想较单纯，因而内伤杂病，尤其是情志内伤的疾病发病率较低。这些都是导致壮医重视外治的重要原因。壮医重视外治还基于壮医对道路理论的深刻认识，壮医认为三道两路沟通人体内外上下，刺激人体体表一定的网结（穴位），通过道路系统的传导，就可以作用于相应的道路以及脏腑组织。因而通过外治就能治疗体内脏腑疾病。壮医外治法内容丰富多彩，如壮医针法、灸法、刮法、敷贴法、熏洗、药罐法等等。在具体操作上，根据邪毒之部位、轻重，病之深浅缓急，或刮或挑，或熏或洗，或内外并治。一般而言，邪毒轻病浅者，多用外治，毒重而病复杂者，可兼以内治，力求尽快疏通三道两路气机，祛毒外出。

二、偏重祛毒

毒虚致百病是壮医重要的病因理论。壮医认为，人之所以发生疾病，有毒、虚两大方面，毒是外因，而一切疾病的发生均由毒引起。从外因来说，主要是受到痧、瘴、蛊、毒、风、湿等有形或无形之毒的侵犯，致天、地、人三同步失调，或人体三道（谷道、气道、水道）、两路（龙路、火路）运行不畅，功能失调。故治疗上强调以祛毒为先。临床根据毒邪的性质、轻重、侵犯的不同部位而选择不同的祛毒方法。壮医重视祛毒缘于壮族特殊的生活环境，壮族地区自古以来为瘴雾之地，各种毒物尤多，壮医在长期的实践中，逐渐认识到"病从毒起"。壮医"毒"的概念，最初主要指毒草、毒树、毒虫、毒水等有形之毒，后来，其外延逐渐扩大，把凡是能致人生病的因素皆称为毒，因而治病必重祛毒。

三、药简功专

壮医方剂中有一个特点就是药味比较简单，一般是 1～3 味药，绝大多数不超过 5 味（极少数例外），以防药多而杂，反而降低疗效。而且壮族地区药源丰富，壮医治病，力求简、便、廉、验，无论是外用还是内服药，大多选用作用大、起效快的药物。例如，治疗感冒高热用苦玄参全草 15 g，水煎服，每日 2 次；三江县壮族人治疗老年慢性支气管炎用虎杖 30 g，不出林 15 g，桑皮 15 g，水煎服，每日 3 次。很多壮医在治疗上都具有药简而力宏功专的特点。

四、药膳治病

壮医论病，执"毒""虚"两端。虚是内因，虚也是致病的重要因素。因而在临床治病时除着重祛毒外，也重视扶养正气。但壮医补虚，除使用参、芪等补养之品外，多配用血肉有情之品。擅用血肉之品补虚是壮医药膳防病的一大特点。这和广西壮族地区气候温和潮湿、动物藏量十分丰富有密切关系。壮医认为，动物与人相通应，同气相求，补力最好，故常用血肉有情之动物药配成药膳来补虚，常常能获良效。因此，壮医的方药尽管比较简单，但常常配用血肉有情之品作为引子，或骨或肉，或动物内脏，以增强补虚的功效，这是壮医用方治病的独特之处，同时也体现了壮医的药膳治病思想。如治疗肾虚腰痛用淫羊藿全草 30 g 和猪脚适量加水炖汤，1 日喝 2 次；治疗产后虚弱用假木豆根 60 g 和鸡肉适量加水炖汤，1 日喝 3 次；花肠虚冷无子者，予山羊肉、麻雀肉、鲜嫩益母草、黑豆，互相配合作饮食治疗；对气血虚弱兼有风湿，颈、腰、肢节胀痛，历年不愈，每遇气交之变而加剧者，壮医主张多吃各种蛇肉汤等血肉有情之品；对阴伤干咳者，喜用猪肉、老母鸭煲莲藕吃。

五、药多鲜用

壮医用药，喜用鲜品。壮族地处亚热带，常年气候炎热，又多雨潮湿，草树繁茂，四季常青，使壮医形成了喜欢使用生药的习惯，并提供了使用新鲜药物的环境和条件。临床实践表明，有不少新鲜药物，效果优于干品和炮制品。特别是治疗毒蛇咬伤的草药，一般都是以鲜用为佳。例如，桂西山区一位壮医，擅长治疗急性乳痈，其常用的两味药，在村前屋后均可找到。每遇因急性乳痈求医者，即取适量鲜芭蕉根，捣烂加温外敷患处。

约 1 小时，乳房疼痛消失，继而在背俞穴如肝俞等处针挑放血。第 2 日换用鲜马鞭草，捣烂加温，外敷患处。一般经 2 ～ 4 日治疗后，其病可愈。广西靖西市，每年端午节都自发举行规模盛大的药市，上市的生草药达数百种之多，赶药市者上万人。

第二章 ◆ 壮医内治法

　　壮医内治法是通过口服给药从而达到治疗目的的一种方法。壮医认为，药物自口直接进入谷道，经谷道"咪隆"（脾）、"咪胴"（胃）、"咪曼"（胰）化生，通过龙路、火路网络的输布到达病所，从而起到治疗作用。壮医内治法在用药上讲究药简力宏，一般用 3～5 味药。民间壮医绝大多数用鲜壮药水煎或榨汁内服，少数制成膏、丹、丸、散或泡酒服之。在选药上多根据一定的经验选药，如"以黄治黄""以黑治黑""以红治红""以白治白""以毒攻毒"等。

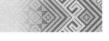

第一节 壮医内治法特点

壮医内治法的特点可概括为辨病为主，多用专方，对因治疗，兼顾主症。

一、对因治疗，辨病论治

壮医内治的重点是"因"和"病"。对因治疗，辨病论治的含义是指针对不同的疾病不同的病因进行治疗。壮医认为，毒虚致百病，有病必有因，对因治疗，实为治病求其本之义，病因一除，其病自会慢慢痊愈。例如，壮医治疗瘴病，针对瘴毒选用青蒿、槟榔等壮药治疗痧病，针对痧毒选用金银花、板蓝根、山芝麻、黄皮果等；壮医治疗龙路病，选用田七、桃仁、赤芍等；壮医治疗疮肿，针对热毒火毒者，选用两面针、半边莲、大青叶、七叶莲，治疗黄病，针对湿热瘀毒者，选用茵陈、田基黄、郁金等。这些都是辨病对因治疗。

二、对症治疗，辨症论治

壮医对症治疗，辨症论治是对因治疗方法的补充，即在对因治疗治其本的基础上，针对不同的症状，选用一些药物以治其标，控制症状。如外感热毒痧症，咽痛者加毛冬青、鱼腥草、穿心莲、玉叶金花；咳者加土瓜蒌根、十大功劳、三叉苦、百部、穿破石。对一些疾病，有疼痛者加两面针、金耳环、茉莉根、山香皮、九里香。总之，对症治疗主要为针对主要症状或主要兼症，而主要症状和主要兼症则需视具体情况而定。

三、辨病为主，专方专药

以辨病为主，多选用专方专药，是壮医内治法的一个特点。壮医治病，多主张针对不同的病因，不同的疾病选用专病专药。近年来，研究人员在调查的基础上收集的壮族民间专病专方达数千条，被广泛运用于壮医临床各科，其中很多都具有确切的疗效。从历史上著名的陈家白药、甘家白药，到现代广泛应用的百年乐、大力神、三金片、鸡骨草丸等成药，都是在验方、秘方的基础上研制而成。例如，胃病用山白虎胆、一支箭、过江龙、金不换；痨病用不出林、铁包金、石油菜、穿破石、黑吹风；红白痢用凤尾草、地桃花、金银花藤；断骨用天青地红、小叶榕、七叶莲、接骨草、泽兰、铁栏板、两面针等，不胜枚举。

对于以虚为主要表现的病症，壮医治疗以补虚为主，并主张多用动物药。如骨关节结核阳虚者，以山羊肉、鲜嫩益母草、黑豆互相配合作饮食治疗；对颈部淋巴结结核者，喜用猪肉、老母鸭、水鸭等煲莲藕。壮族地区动物药十分丰富，因而运用血肉有情之品以补虚，成为壮医用药的特点之一。

第二节　壮医常用内治法

一、调气法

调气是基于壮医对气的认识而提出来的。调气，即通过各种具体的治疗方法，如针灸、拔罐、引舞、气功、药物等手段来调节、激发或梳理人体之气，使之正常运行，与天地之气保持同步，从而达到治疗目的的方法。

壮医对调气的运用有很悠久的历史。有专家认为，在广西武鸣马头乡（今广西南宁市武鸣区马头镇）出土的西周古墓青铜针及贵县（今贵港市）罗泊湾出土的银针为古骆越人的针刺用具，调气为其用途之一。

壮医理论强调天人自然整体观，天、地、人三气同步是机体健康的前提条件，人体发病根本的原因是各种致病的因素打破天、地、人三气同步平衡，从而削弱人体的适应与防卫能力而导致疾病的发生。天、地、人三气同步平衡失调会导致气病的发生，气病在临床上主要表现为疼痛性疾病以及其他一些功能障碍性疾病，如头疼、风湿骨痛、跌打及软组织损伤以气伤为主者。壮医临床较常见的调气方法有药线点灸、放血、刮痧、陶针、针挑、拔罐、药棒捶打等。当然，调气并不限于非药物疗法，很多具有调理气机功能的药物也可运用，如《中国壮药学》所列的调理气机的药就有九里香、山橙、石葫芦、仙人掌、三头水蜈蚣、金盏菊、黄皮、三叶木通、土沉香、姜黄、砂仁、草豆蔻、广西莪术等，可以根据病情选择使用。

二、解毒法

解毒是基于壮医对毒的认识而提出来的治疗方法。解毒就是通过药物或其他手段祛除毒邪，以达到治疗目的，主要用于治疗各种中毒以及一些无形之毒引起的毒病。

壮医对解毒的应用有悠久的历史。1976 年，考古工作者在广西贵县（今贵港市）罗泊湾汉墓出土植物叶标本，经鉴定为铁冬青，为壮医常用的清热解毒药。壮医关于毒药及解毒药的知识丰富，也印证了壮医解毒治疗方法的形成是有依据的。

壮医在临床上非常重视解毒疗法，缘于壮医对病因病机的认识，强调毒虚致百病。壮族地区自古以来为瘴雾之地，各种毒物尤多，故在长期的实践中，壮医的毒邪致病学说得到了发展，认为"病从毒起"。壮医"毒"的概念，最初主要指毒草、毒树、毒虫、毒水等有形之毒，后来，其外延逐渐扩大，把凡是能致人生病的因素皆称为"毒"。壮医认为，人体发病的外在因素就是有形之毒和无形之毒，其中有形之毒包括毒草、毒树、毒虫、蛇毒、毒水等；无形之毒包括痧、瘴、风、湿等。毒病在临床上主要表现为红肿热痛、溃烂、肿瘤、疮疖、黄疸、血液病等急性炎症及器官组织器质性病变以及同时出现的功能改变。

解毒可通过药物的作用来实现，如治疗毒疮可用蒲公英、金银花、芭蕉根、田七、山栀子等捣烂外敷患处，以解毒祛邪、排脓生肌；也可外用绞股蓝、山豆根、岩黄连、蜈蚣、断肠草、黄藤等，治疗毒邪所致的一些疾病。壮医在治疗毒性疾病时，不仅注意祛除毒邪，还注意兼顾正气，运用扶正祛毒的药物或事物攻补兼施。

壮医根据毒的性质、特点，毒性的大小，毒的种类采取一系列的解毒方法，并总结了很多临床有效的经验。如用槟榔、鹅不食草、青蒿来预防和解除瘴毒，用芸香、蘘荷来预防蛊毒，用甘蔗根来治疗金石中毒，用葛花、芭蕉根、樟树皮、萝卜汁来解酒毒积于体内者，用生大蒜解食物中毒，用鲜芭蕉叶茎解野八角中毒，用生姜解野芋头中毒，用鸡谷根、鲜雷公根解木薯中毒，用南蛇勒、藤黄连、两面针、防风、山芝麻、生姜解除痧毒，用地桃花、九层楼、老虎耳、地谷银、白雪花、蛇利草、雄黄等来治疗毒蛇咬伤。

除药物外，很多非药物疗法也具有一定的解毒作用，如刮痧、放血等可解火热毒，药物竹罐拔罐可解湿毒，催吐可解食物毒等。

三、补虚

补虚，即用有滋补作用的食物、药物或其他疗法治疗虚弱性疾病，以达到补虚的目的。壮医补虚治则主要适用于虚病，包括补气、补血、补精、补津液、补阴、补阳等。必要时可与解毒法则同时运用，以做到补虚与解毒并用，提高治疗效果。

临床运用补虚法则时应注意以下几个原则：一是仔细辨别虚证；二是分辨毒正双方在斗争中的地位及盛衰情况，决定运用方式的先后与主次；三是注意补虚不留（助）毒，解毒勿伤正。

壮医对食疗补虚的运用较为普遍，认为一些山珍野味因生长于大自然深山老林，得天地之气涵养最多，其补虚之力更胜一筹。同时，古时壮医补虚常采用动物药，认为人为灵物，同气相求，以血肉有情之动物来补虚最为有效。例如，治疗肺痨久咳、潮热盗汗、痰中带血用黑墨草炖猪肺服，治疗宫寒不孕常用羊肉、麻雀肉、鲜嫩益母草等炖服。著名壮医专家、国医大师班秀文教授认为，"扶正补虚，必配用血肉之品"是壮医的特点之一。

补气用于单纯的气虚病证。由于人身之气的生成主要来源于肾化生的先天之精气，以及脾胃和肺化生的后天之气，所以补气的重点是滋补肾、脾胃、肺，激发这些脏腑的生理功能，以加强气的化生，其中尤其重视对脾胃之气的滋补。补血用于单纯的血虚病证。由于血来源于水谷精气，与脾胃、肾以及心、肝等脏腑的功能关系十分密切，因此在补血的治疗过程中要注意滋补这些脏腑的生理功能。由于水谷精气来源于脾胃的化生，所以补血尤其重视对脾胃的补养。补精主要用于肾精亏虚的病证。肾精亏虚一般表现为生长发育障碍，生殖机能低下，以及不孕、不育、未老先衰等方面，对于临床这类病证应该进行添补肾精的治疗。

现代壮医对虚病多是药补与食补同用，并不是仅限于运用食补。除食疗、药物补虚外，针灸、药线点灸、推拿按摩等也是常用的方法。上述补虚方法在现代壮医临床也越来越多地被采用。

四、养神法

养神，即通过内服药物，或针灸、刺血、导引气功等非药物疗法，驱逐痰饮、瘀血等阻碍"巧坞"（大脑）功能正常发挥的因素，调节"巧坞"（大脑）的功能，使"坞乱"（神志不清）的状态逐渐平复，进而促进三气逐渐恢复至天、地、人三部平衡的状态。"巧坞"（大脑）在临床上主要表现为精神意识紊乱以及由"巧坞"（大脑）本身病变引发的疾病，治疗上重症多以内服药物或通过针灸、刺血等刺激量大的疗法调整人体紊乱的三气，使之恢复平衡，"巧坞"（大脑）功能得以恢复。轻症，壮医则强调使用气功导引等方法进行调理锻炼，以调节三道两路功能，进而调节人体三气同步，使"巧坞"（大脑）功能失调引发的情志不畅、精神不振或抑郁等疾病得以康复。

第三章 ◆ 壮医外治法

壮医外治法历史悠久。据考古资料，远在原始社会的新旧石器时代，已有壮医外治法的萌芽，当时壮族先民采用一些天然植物刺、砭石、骨针等作为刺血排脓的工具，并使用本地天然草药外敷。随着社会的发展，壮族先民又发明了金属医针作为外治工具。因此，壮医外治法种类繁多，已知的就有数十种，并且内涵十分广泛，方法丰富多彩，疗效显著，在我国传统治疗方法中占有重要的地位，至今仍是壮族人民赖以防病治病的重要手段和有效方法之一，深受壮族人民的欢迎。

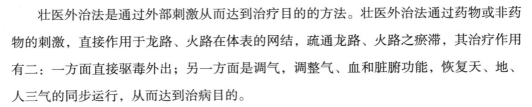

第一节 壮医外治法特点

壮医外治法是通过外部刺激从而达到治疗目的的方法。壮医外治法通过药物或非药物的刺激，直接作用于龙路、火路在体表的网结，疏通龙路、火路之瘀滞，其治疗作用有二：一方面直接驱毒外出；另一方面是调气，调整气、血和脏腑功能，恢复天、地、人三气的同步运行，从而达到治病目的。

壮医外治法在内容上包括外病外治和内病外治两个方面，如疮痈肿毒、水火烫伤用壮药外敷，属外病外治；屙呕肚痛、遗尿泄泻等用壮医药线点灸，属内病外治。在具体操作上，壮医外治法又分为药物外治和非药物外治两大类，或者两者结合使用。药物外治主要是用药物敷贴、熏洗、佩药等疗法。非药物外治是指针刺、刮捏、火灸等等。有些外治法为药物性和非药物性外治的综合运用，如壮医药线点灸等，既有药物的作用，也有炭火星对穴位的刺激等非药物的作用。现将经多年挖掘研究整理出来的独具壮族特色、临床疗效较好的壮医外治法介绍如下。

 ## 第二节 壮医常用外治法

一、壮医针法

壮医针法是壮族民间治病常用的一种治疗方法，是壮医外治法的一个重要组成部分。壮医针法源远流长，从考古实物来看，壮医针刺疗法已有几千年的历史。在广西众多的新旧石器时代遗址，都发现有很多打制、磨制的可供刺疗用的尖利的石片、石镞、石斧，这些即为壮族地区的原始砭石。此外，在广西桂林甑皮岩洞穴遗址、南宁地区贝丘遗址、柳州白莲洞旧石器晚期遗址、广西宁明花山和珠山附近的岩洞里，还发现有骨针实物。1985 年冬，考古工作者在广西武鸣县马头乡（今广西南宁武鸣区马头镇）元龙坡一处西周至春秋古墓中，出土了两枚精致的青铜针；1978 年，考古工作者在广西贵县（今贵港市）罗泊湾汉墓出土有针柄呈绞索状的银针数件。经考古证明，这些针具皆为壮族先民古骆越人的针灸用具，由此可见壮医针法历史之久远。壮医常用的针法有十几种之多，不单用于外科疾病的治疗，而且广泛用于壮医临床各科。

壮医针法分为火针疗法、针挑疗法、挑痔疗法、挑痧疗法、挑疳疗法、胸针疗法、刺血疗法、神针疗法、毫针疗法、麝香针疗法、跖针疗法、掌针疗法、旋乾转坤针法、油针疗法、温刮缚扎刺法及耳针疗法，重点介绍与外科疾病关系较密切的针刺疗法。

针法所用的器具除我们现今常用的针灸针具外，还包括了一些特殊的针具，如微型刀针、陶瓷片等。

（一）壮医火针疗法

火针古称"焠刺""烧针"。壮医火针疗法是将针尖烧红后迅速刺入人体一定穴位或筋结以治疗疾病的一种方法。

【治疗机理】

壮医火针疗法通过烧红的针具，在人体龙路、火路的某些体表气聚部位（即穴位）施以针刺治疗，通过温热的刺激及经络的传导，温壮脏腑阳气，调节和畅通人体气血，增强人体抗病能力，加速邪毒化解或排出体外，使天、地、人三气复归同步。

【主要功效】

壮医火针疗法具有祛瘀、温阳散寒、除湿止痛、泻火解毒、散结消肿、通调龙路火路的作用。

【适应范围】

药物火针常用于治疗老鼠疮（淋巴结结核）、"咪胴"（胃）痛、腰腿痛等疾病；非药物火针多用于治疗老鼠疮（淋巴结结核）、某些癥积（子宫癌、鼻咽癌、脑血管瘤、骨髓瘤）、甲亢等病。

【操作方法】

1. 自制火针。取长 10～15 cm，直径 0.5～0.8 mm 的钢线，一端路尖，作为针刺用。另一端安装木柄，作为手柄提特操作时，将棉花加上少许硫黄粉卷于针尖上（将针尖外露约 1 cm），蘸上茶油或花生油，点燃烧热，待火熄后，迅速点刺在选定的治疗部位上。此法可用于治疗老鼠疮（淋巴结结核），腰腿痛等疾病。

2. 注射用针头。取 10 号或 12 号大注射用针头装上木柄，制成火针，本针多用于治疗淋巴结结核。操作时，先在结核部位用笔画出结核的大小，常规消毒，并进行局麻。然后将火针置于酒精灯上烧红，趁热迅速刺入结核部位。也可以在结核周围刺一圈，再在中间刺若干针。每次可连刺 20 ~ 25 针，针后涂上消炎药膏。

3. 缝衣针。用 3 枚 3 号缝衣针按三等分且成品字形固定在直径约 0.8 cm 的小圆木或铁质圆管上，露出约 0.5 cm 的针尖，即成火针。使用时，先将针尖蘸上花生油或茶油，然后置于酒精灯上烧红，迅速刺入患者肿大的淋巴结上。每个淋巴结刺 1 针，隔 5 ~ 6 日刺 1 次，连针 1 个月为 1 疗程。此法多用于治疗淋巴结结核、甲亢等。

【禁忌证】

1. 火针疗法刺激强烈，老弱者及孕妇忌用。

2. 对有出血倾向者及心脏（咪心头）病、风毒上亢（高血压）、火毒热病及局部红肿者慎用或不用。

3. 面部应用火针要慎重。《针灸大成·火针》说："人身诸处，皆可行火针，惟面上忌之。"因火针刺后，有可能遗留有小疤痕，因此除治疗面部痣和扁平疣外，一般面部不用火针。

4. 对于血管和主要神经分布部位不宜施用火针。

5. 发热的病症，不宜施用火针。

（二）壮医针挑疗法

壮医针挑疗法是运用大号缝衣针、三棱针（古时用硬植物刺、青铜针、银针）等作为针具，在体表一定部位上挑刺，使皮肤微微出血，流出组织液，或拔出一些纤维，从而达到治疗目的的一种方法。壮医针挑疗法是壮族民间常用的医疗技法之一，具有简、便、廉、验、效的特点，易于推广使用。

壮医针挑疗法在壮族地区流传很广，历史悠久，很多不同的流派，在不同的地区，操作手法和所选的挑点不尽相同，积累了丰富的治疗经验。最早论述壮医针挑疗法的专著是黄贤忠整理出版的《壮医针挑疗法》一书。壮医针挑疗法的著名传人是广西德保县已故著名老壮医罗家安及其大徒弟农大丰，著有《痧症针方图解》一书，书中记载了他近 50 年用针挑治疗近 100 种疾病的丰富经验，每种疾病均配用穴图解（民间称"针方"），有一定的学术价值。

【治疗机理】

壮医针挑疗法通过针挑龙路、火路的体表网结（穴位），疏通经隧瘀滞，疏调气机，调和阴阳，鼓舞正气，逐毒外出。

【主要功效】

壮医针挑疗法具有活血止痛，除痧，通痹，祛湿毒，通水道、龙路、火路等作用。

【适应范围】

壮医针挑疗法的适用范围较广，可以治疗内、外、妇、儿和五官科的多种病症，特别是对痛症、痧症（羊毛痧、七星痧、五梅痧等）、痹症（风湿性关节炎）、四肢关节疼痛或僵直、腰痛、跌打损伤、肌肤麻木不仁等，疗效较为显著，对某些细菌性炎症和实质性肿物也有一定的消炎散结作用。

【挑点的选择】

常用的挑点绝大部分为龙路、火路网结在体表的反应穴（又称"压痛点"或"敏感点"），或龙路、火路的皮下反应点（皮下网结，常为皮下小结节及小红点及一些疾病因素而致的皮下筋结）。

壮医挑点治病的一般规律：天部（上部）挑点常用于治疗天部疾病，发热性疾病等。背部挑点常用于治疗腰脊痛、背痛、风湿痛及其他疾病引起的背部疼痛。胸部挑点用于胸痛、感冒及一切热性疾病。腹部挑点主要用于腹部疾病、痛经等。上下肢挑点主要用于神经痛、风湿痛等。当然，还有一些特别的取挑点的方法，出自民间，在此不做详细介绍。

【操作方法】

壮医的针挑基本操作手法有以下几种：浅挑、深挑、疾挑、慢挑、轻挑、重挑、跃挑、摇挑等。不管采用何种挑法，均以疾进疾出（除慢挑外），挑断表皮或皮下部分组织，针孔能挤出少许血液为要点。

具体操作步骤：选好挑点，常规消毒挑点及针具，左手拇指、食指绷紧挑点皮肤，右手拇、食、中三指合拢握紧针具，对准挑点迅速入针并挑起，然后在挑点挤出少许血液，再涂以消毒液（民间常用姜汁外涂）。

【禁忌证】

1. 出血性疾病或有出血倾向者慎用。

2. 极度虚弱者慎用。

3. 不愿接受针挑治疗者慎用或不用。

（三）挑痔疗法

壮医挑痔疗法是针挑疗法的一种，在与肛门疾患有关的反应点或相关的穴位，进行针挑，将皮下白色纤维样物均挑断以达到治疗目的的方法。主要用于炎性外痔、肛门瘙痒、轻度脱肛等。选用针具与针挑疗法同。

【治疗机理】

壮医挑痔疗法通过挑断相关反应点或穴位的皮下白色纤维样物，通调三道两路，调节和畅通人体气血，化解邪毒或排出体外，使天、地、人三气复归同步运行。

【主要功效】

壮医挑痔疗法具有止痛、消炎、通经络、调整龙路火路功能的作用。

【适应范围】

临床主要用于炎性外痔、肛门瘙痒、轻度脱肛等与肛门有关的疾患。

【挑点的选择】

在腰骶部寻挑点。其特征：外形似丘疹、高出皮肤，有的不突出，如针头大小，圆形，略带光泽，呈灰白色，棕褐色或液红不等，压之不褪色。

【操作方法】

患者反坐在靠椅上，暴露腰骶部。常规消毒挑点，以缝衣针或三棱针将挑治部位的表皮纵向挑破 0.1 ～ 0.2 cm，然后深入向表皮下挑，将皮下白色纤维样物均挑断。挑尽后，用碘酒消毒，贴上创可贴或消毒纱布保护创口。原则上 1 ～ 2 周再挑一次，方法同上。

【禁忌证】

1. 出血性疾病或有出血倾向者慎用。

2. 孕妇慎用或忌用。

3. 严重心脏病者慎用。

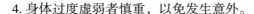

4. 身体过度虚弱者慎重，以免发生意外。

（四）挑痧疗法

壮医挑痧疗法，即通过挑刺人体一定部位，于皮下挤出点滴淤血，从而治疗痧症的一种方法，属壮医针挑疗法之一。

【治疗机理】

壮医挑痧疗法通过挑刺一定部位，并于皮下挤出点滴淤血，能疏畅气血，疏通三道两路瘀滞，加速邪毒化解或排出体外，使天、地、人三气复归同步而达到治疗目的。现代医学认为，壮医挑痧疗法具有促进新陈代谢、使汗腺充分得到开泄、消除头部充血现象、解除血液循环障碍、达到调整身体机能的作用。

【主要功效】

壮医挑痧疗法具有活血祛瘀、清热除痧、胜湿止痛、通三道两路的作用。

【适应范围】

壮医挑痧疗法主要用于治疗痧症，如暗痧、宿痧、郁痧、闷痧、伤暑症等。

【操作方法】

以左手食指和拇指将治疗部位的皮肤捏起，右手持针刺至捏起部位皮肤深层，然后将针尖向皮肤外挑出细丝样组织，用刀片将细丝隔断，每次挑切 5 ～ 7 条即可，挑毕在挑切部位敷上少许火柴头（研粉），或以碘酒消毒，纱布外敷。

【禁忌证】

1. 有出血性疾病或有出血倾向者慎用。

2. 极度虚弱者慎用。

3. 不愿接受针挑治疗者慎用或不用。

（五）壮医挑疳疗法

壮医挑疳疗法也是壮医针挑疗法之一，挑刺四缝点、疳积点等部位，以挤出少许黄色黏液为宜，主要用于治疗小儿疳积之疾。

【治疗机理】

壮医挑疳疗法通过挑刺挤压四缝穴，排出谷道瘀滞，疏畅谷道，增强谷道功能，使天、地、人三气复归同步而达到治疗目的。

【主要功效】

壮医挑疳疗法具有消食、消积健脾、止痛、通谷道的作用。

【适应范围】

壮医挑疳疗法临床主要用于小儿疳积，消化不良，小儿原因不明的慢性营养不良。

【针挑点的选定】

1. 器械准备：针具、酒精、碘酒、棉签。

2. 挑点选择：以四缝点、疳积点为主。四缝点位于手第2、3、4、5指的第1、2指关节腹面横纹正中。疳积点位于手第2、3、4、5指的第1指节腹面正中，作用与四缝点相同，但疗效较强。除四缝点、疳积点外，还可选挑长强穴、大椎穴、足三里穴等。

【操作方法】

常规消毒挑点及针具，操作与一般针挑疗法相同。四缝点用挑挤法，疳积点用挑湿（脂）法，以挤出少许黄色黏液为宜。轻病者只挑四缝点即可。如一次未愈，隔一周后再挑一次，多数患儿挑1～2次即可。若病较重，体质虚弱，病程长者，可挑加灸，或加壮药调理谷道"咪隆""咪胴"功能。

【禁忌证】

有出血性疾病或有出血倾向者慎用。

【注意事项】

1. 挑疳疗法的治疗对象主要为小儿，操作前应向患儿家长或亲属解释清楚，争取其理解和合作。

2. 挑疳宜轻、快、准。

（六）壮医皮肤针（梅花针）法

壮医皮肤针又称"梅花针""七星针"，是用针在浅表皮肤叩刺龙路、火路表浅网络以治疗疾病的一种简便疗法。梅花针可购买，亦可自制。自制者用6～8枚不锈钢针集成一束，固定于针柄一端，针柄可用竹棒或木棒制成，露出针尖。壮医皮肤针历史悠久，《灵枢经》里关于"毛刺""扬刺"的描述跟梅花针治疗有许多相似之处。梅花针式样有好几种，由于针数多少的不同，名称也各异。古人把5根针捆成一束，其针排列成圆形，很像梅花的样子，故称"梅花针"；将7根针捆成一束的叫"七星针"。此外，

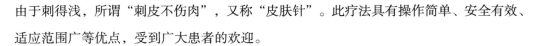

由于刺得浅，所谓"刺皮不伤肉"，又称"皮肤针"。此疗法具有操作简单、安全有效、适应范围广等优点，受到广大患者的欢迎。

【治疗机理】

壮医皮肤针疗法通过针具叩刺三道两路在体表的网结（穴位），排出局部瘀血，以疏畅龙路、火路，调整气血平衡，使天、地、人三气复归同步而达到治疗目的。

【主要功效】

壮医皮肤针疗法具有止痛、活血逐瘀、排毒、泄热、通龙路火路的作用。

【适应范围】

壮医皮肤针疗法临床应用很广，多用于治疗头痛、胁痛、脊背痛、腰痛、皮肤麻木、神经性皮炎、高血压、失眠、谷道疾病、消化不良、顽癣、斑秃、近视眼、无乳等。

【操作方法】

将针具及叩刺部位皮肤消毒后，右手握针柄后部，食指压在针柄上，针尖对准叩刺部位，用腕力将针尖垂直叩打在皮肤上，反复进行。刺激强度分轻、中、重三种，具体如下：

1. 轻刺激。用较轻腕力进行叩打，以局部皮肤潮红，病人无疼痛为度。

2. 中刺激。介于轻重刺激之间，以局部皮肤潮红，患者稍觉疼痛，局部无渗血为度。

3. 重刺激。用较重腕力叩打，以局部皮肤隐隐出血，略感疼痛为度。

所用梅花针针尖应平齐，无钩，叩打时针尖应垂直，避免勾挑。循路叩打者，每隔 1 cm 左右叩刺一下，一般可循路叩打 10 ～ 15 次。局部皮肤有创伤、溃烂者不宜叩刺。即刺后注意清洁消毒，以防感染。

【禁忌证】

1. 局部皮肤有创伤、瘢痕、溃烂者不宜叩刺。

2. 孕妇慎用。

3. 有出血性疾病或有出血倾向者不宜叩刺。

（七）壮医刺血疗法

壮医刺血疗法又叫"放血疗法"，是在壮医理论指导下，用针刺人体的一定穴位，运用挤压或拔罐等方法使针眼出血，从而达到治病目的的一种外治法。常用工具有三棱针、缝衣针、陶瓷针等。

【治疗机理】

壮医刺血疗法通过排出体内瘀血，以疏通三道两路中壅滞的气血，调整机能状态即"通则不痛"。和调气血、平衡阴阳和恢复正气，使天、地、人三气复归同步平衡。治疗机理与《灵枢·九针十二原》则说"宛陈则除之"相合。就是说要通过刺络放血的方法疏通经络中壅滞的气血，协调虚实，调整紊乱的脏腑功能，从而达到积极的治疗作用。

【主要功效】

壮医刺血疗法具有退热、止痛、急救、消炎、活血祛瘀、解毒排毒、通经、通龙路火路、急救的作用。

【适应范围】

壮医刺血疗法临床主要用于火毒、热毒炽盛之阳证、热证。如各种痧病、外感发热、昏厥、中暑、疳积、急性咽炎、目赤肿痛、腰腿痛、头痛、麦粒肿、红眼病等病。

【操作方法】

常选用三棱针、缝衣针或其他针具。常规消毒针具及所选针刺穴位，右手拇、食二指持针，中指夹住针尖部，露出针尖 1～2 cm，左手捏住或夹持以舒张刺血部位的皮肤，先在刺激部位上下推按，使血聚集，然后将针迅速刺入皮肤 0.3 cm 左右，马上出针，左手挤按针孔，使针刺部位出血数滴，或加拔火罐使其出血。术后用已消毒的干棉球按压止血。

【禁忌证】

凝血机制障碍者，自发出血倾向者，体质虚弱者，贫血者，低血压者，孕妇，产妇，习惯性流产者，外伤大出血者，血管瘤者，严重心、肝、肾功能损害者禁用。

（八）壮医毫针疗法

毫针疗法是以毫针为针刺工具，通过在人体体表的一定部位、穴位、反应点上施行一定的操作方法，以通调营卫气血，调整道路、脏腑功能而治疗相关疾病的一种方法。毫针疗法，是我国传统针灸中最主要、最常用的一种疗法，是刺疗法的主体，也是壮医针法中最常用的一种。

壮医针灸是壮族人民长期与疾病做斗争的经验总结，其形成经历了一个漫长的过程。

针刺的前身是砭术，砭术的主要工具是砭石，萌芽于新石器时代。夏、商、周时代，由于青铜器的广泛应用，为针具的改进和质量的提高提供了物质条件。至秦汉时期，针具已由石针、骨针、竹针而逐步发展成为金属针。《内经》中记述的"九针"就是萌芽于这个时期。《素问·异法方宜论》指出："九针者，亦从南方来。"意指我国南方地区多从事金属针具的制造，这从广西各地出土的针具文物中得到证实。如广西武鸣县马头乡（今广西南宁市武鸣区马头镇）元龙坡一处西周至春秋古墓中出土的青铜针、广西贵县（今广西贵港市）罗泊湾汉墓出土的针柄呈绞索状的银针。证明当时广西壮族地区有各种针具存在的史实。

虽然壮医毫针疗法与传统中医的毫针疗法有诸多相似之处，但仍有别于传统的中医毫针疗法：一是壮医毫针疗法的指导思想是以壮医的基础理论为指导；二是取穴多取反应点（相当于中医的阿是穴），即"以痛为穴""以反应点为穴"；三是浅刺为主，即在人体皮内或皮下进行浅刺，并不完全局限于腕踝针、头皮针、腹针，更多的是按"以痛为穴""以反应点为穴"或按颈、胸、腹、背分部位取穴的体针疗法，是一种从广义角度来说的毫针浅刺针法。毫针浅刺疗法在古代就受到众多古医家的重视，《灵枢》对此曾有较多记载，书中所载的浅刺方法流传至今未衰。

【治疗机理】

壮医毫针疗法通过毫针针体在人体龙路、火路的某些体表气聚部位（穴位）或反应点（穴位）的刺激，调节人体脏腑气血，增强人体抗病能力，加速邪毒化解或排出体外，使天、地、人三部之气达到同步运行、协调化生。

【主要功效】

壮医毫针疗法具有通经络、调气血、止痛、解毒、消肿散结、通调三道两路的作用。

【适应范围】

壮医毫针疗法的适应范围非常广泛，一切针灸疗法所能治疗的病症，均可用毫针疗法治疗。

【操作方法】

常规消毒针具及所选针刺穴位，右手持针，以拇指、食指两指夹持针柄，中指固定穴位处，拇指、食指用力沿中指快速进针。进针后留针 30 分钟，也可根据病情需要适当延长。留针时间达到后，出针。出针时，先以左手拇、食指两指用消毒干棉球按于针孔周围，右手持针做轻微捻转，并慢慢提针至皮下，最后将针完全退出体外。出针后，用消毒干棉球揉按针孔，以防出血。

【禁忌证】

1. 孕妇慎用针刺。尤其是腰骶部、下腹部的穴位，以及劳宫穴、涌泉穴、行间穴、太冲穴、十宣穴等穴位，禁针刺。

2. 小儿囟门未合时，头顶部的腧穴不宜针刺。

3. 对出血性疾病、慢性病末期、诊断不明的危笃病人慎用针刺。

4. 对胸、胁、腰、背脏腑所居之处的腧穴，不宜直刺、深刺。肝脾肿大、肺气肿患者更应注意。眼区和顶部的风府穴、哑门穴等穴位以及脊椎部的腧穴，也要注意掌握一定的角度，不宜大幅度地提插、捻转和长时间留针，以免损伤重要组织器官，产生严重不良后果。

5. 对于尿潴留等患者，在针刺小腹部腧穴时，也应掌握适当的针刺方向、角度、深度等，以免误伤膀胱等器官出现意外事故。

6. 皮肤感染、溃疡、瘢痕、肿瘤的部位禁针刺。

（九）麝香针疗法

麝香针疗法又称"麝针疗法"，是流传于广西壮族地区的一种主要用于治疗风湿性疾病的针法。内科主要用于治疗风湿性腰腿痛。

【适应范围】

适用于关节肢体酸胀疼痛，麻木，关节屈伸不利等。也适用于陈旧性跌打外伤或刀枪伤。

【操作方法】

1. 麝香针的制作：麝香，菊艾，菖蒲，辣碧、草果、独瓣大蒜各适量。以上诸药阴干或微火烘干研末后，用一块 20 cm 见方的棉布将上药包扎紧如鸡蛋大，包裹时插上缝衣针做针头，用竹木做针柄，扎紧即成。

2. 操作方法：酒精灯一盏（民间用桐油灯盏或茶油灯盏），点燃后将麝香针针头置于灯上烧至微红发热后迅速频频扎刺患者疼痛部位。针头冷却后烧热再刺，如此反复操

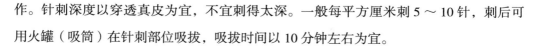

作。针刺深度以穿透真皮为宜，不宜刺得太深。一般每平方厘米刺 5 ～ 10 针，刺后可用火罐（吸筒）在针刺部位吸拔，吸拔时间以 10 分钟左右为宜。

【禁忌证】

老弱及孕妇禁用。对皮肤局部有溃烂者、皮肤病患者等，不宜使用。

（十）神针疗法（微型刀针疗法）

神针疗法，也称"微型刀针疗法"，因选用的操作器具比较特殊而得名。该疗法所用的器具既是刀刃，又是针具。微型刀针一般用不锈钢制作而成，长 65 ～ 80 cm，包括针柄、针体、针尖三个部分。神针疗法适用于颈、肩、背、腰、腿等处软组织的急、慢性损伤所致的疼痛及非感染性的四肢关节痛。

【适应范围】

适用于椎管外颈、臂、肩、背、腰、骶、腿等处组织的急、慢性损伤所致的疼痛及非感染性四肢关节痛。

【操作方法】

压痛点为施术处。针具及施术处常规消毒，于痛点明显处进针。针与皮肤呈 45° 角刺入，深可达骨膜。当针感最强时停止进针，将针按肌肉纹理走向摆动剥离数次即可出针。出针后按压局部以防止渗血，每次针 1 ～ 3 处，一般针 1 ～ 3 次后见效，每隔 4 ～ 5 日针 1 次，10 次为 1 个疗程。

【禁忌证】

开放性损伤者，不适宜使用。

二、壮医灸法

壮医灸法是通过烧灼或熏烤体表一定穴位或患处，使局部产生温热或轻度灼痛的刺激，以调节人体天、地、人三气同步平衡，从而达到防病治病目的的一种方法。壮医灸法具有温经散寒，调节"嘘"（气）"勒"（血）、消肿止痛、祛风止痒、保健防病等功效，其种类繁多，广泛用于临床各科。

（一）壮医药线点灸疗法

壮医药线点灸疗法是用壮药泡制的苎麻线，点燃后直接灼灸患者体表的一定穴位或部位，以治疗疾病的一种方法。是由黄瑾明教授、黄汉儒主任医师等根据壮医龙玉乾祖传经验发掘、整理出来的壮族民间疗法。

壮医药线是用苎麻搓成线后经特定壮药水浸泡加工即成，每条长约 30 cm。一号药线直径 1 mm，适用于灸治皮肤较厚处的穴位及治疗癣症。二号药线直径 0.7 mm，适用于各种病症，使用范围广，临床上常用于治疗各种多发病、常见病。三号药线直径 0.25 mm，适用于治疗皮肤较薄处的穴位及小儿灸治用，如面部皮肤较薄处的灸治等。

【治疗机理】

通过药线炭火星的温热、药效及对穴位的刺激，通过道路的传导，疏通三道两路的气机。

【主要功效】

临床实践证明，本法具有通痹、止痛、止痒、祛风、消炎、活血化瘀、消肿散结等作用。

1. 消炎退热：壮医药线点灸对感冒发热以及其他原因引起的发热，均有较好的退热作用。在消炎方面，如对痔疮发炎肿痛、疮疖红肿疼痛、口腔溃疡、咽喉炎肿痛、扁桃体肿痛等，经用药线点灸治疗，可以促进炎症迅速消退。

2. 祛风止痒：壮医药线点灸对各种皮肤瘙痒症，如荨麻疹、湿疹、稻田皮炎等，均有较好的止痒效果，病情较轻者，可以迅速治愈。

3. 通络止痛：壮医药线点灸对一切痛症，如头痛、牙痛、痛经、胃脘痛、腹痛、腰腿痛、坐骨神经痛、肌肉扭伤疼痛等，均有显著的止痛效果。

4. 散结消肿：壮医药线点灸治疗一般肿块性疾病，如乳腺增生病、疮疖、扭伤肿胀、脂肪瘤等有一定效果。

5. 开胃消食：壮医药线点灸治疗小儿厌食症、成人消化不良等症，效果显著，可以开胃消食。

6. 健脾止泻：壮医药线点灸对儿童和成人因伤食引起的泄泻，有显著疗效，而且止泻见效快速。另外，对急性肠胃炎、痢疾等引起的泄泻，同样有较好的治疗效果。

7. 温经通痹：壮医药线点灸对风、寒、湿邪引起的痹症，肢体麻木等，均有明显效果，既可消肿，又能止痛。对类风湿关节炎也有较好的止痛效果。

8. 活血止血：壮医药线点灸用于各种血症，既有活血作用，又有止血效果。一般来说，点灸具有活血作用的穴位可以祛除瘀血，点灸具有止血作用的穴位能够控制出血。然而祛瘀和止血两者是互相关联的，若因为瘀血存在而导致的出血症，只有先祛瘀而后才能止血，故活血和止血穴位，在某种情况下具有双向调节作用，关键在于认真辨证，精心选好穴位。

9.宁心安神：壮医药线点灸用于治疗一些心神不宁疾病，如失眠、紧张、焦虑、神经官能症、更年期综合征等均有一定效果。

10.强壮补益：各种虚弱患者，选择有强壮作用的穴位定期施灸，可以起到增强体质，防病保健的作用。

【适应范围】

壮医药线点灸疗法所需设备简单，一盏灯、一条线即可施灸治病。点灸时仅有蚁咬样的灼热感，迅即消失，无痛苦。点灸后局部无疤痕，无后遗症，无副作用，安全可靠。药线点燃后无烟雾形成，无环境污染。疗效确切，费用低廉，容易学习，因此临床适用范围很广。

据调查和临床验证，本法可以治疗临床各科100多种疾病，尤其对有畏寒、发热、肿块、疼痛、痿痹、麻木不仁、瘙痒者疗效较好。

【穴位种类】

壮医药线点灸常用的穴位的选择，可以是壮医特有经验穴位，即特定穴，可以是龙路、火路浅表反应点（阿是穴），也可以是中医针灸穴位。归纳起来，壮医药线点灸疗法使用穴位主要有三种情况：一是直接使用中医穴位，主治病症相同；二是所取穴位位置与中医相同，但主治病症不同；三是壮医使用的特殊穴位。这里主要介绍壮医特定穴，具体如下：

1.梅花穴：按照局部肿块的形状和大小，沿其周边和中部选取一组穴位，此组穴位组成梅花形，适用于壮医外科病症及内科肿块。

2.莲花穴：按照局部皮肤病损的形状和大小，沿其周边病损部位选取一组穴位，此组穴位组成莲花形，适用于治疗一般癣症和皮疹类疾病。

3.葵花穴：按照局部皮损的形状和大小，沿其周边和病损部位取穴，此穴组成葵花形，适用于治疗比较顽固的癣类和皮疹类疾病。

4. 结顶穴：淋巴结附近或周围发生炎症，引起局部淋巴结肿大者，取肿大之淋巴结顶部为穴。

5. 痔顶穴：取外痔顶部为穴。

6. 长子穴：皮疹类疾病，即取首先出现的疹子或最大的疹子为穴。

7. 脐周穴：以脐中为中心，旁开约 4.5 cm，上下左右各取 1 个穴位，配合使用，主治谷道肠胃病变。

8. 下关元穴：于脐下关元穴下约 1.5 cm 处取穴，主治腹痛、阴痒、遗精、妇人带下等疾病。

9. 关常穴：以各关节周围作为常用穴位，主治痹症（风湿性关节炎）、关节肿痛等症。

10. 下迎香穴：位于迎香与巨髎连线中点，用于治疗感冒、鼻炎等病。

11. 启闭穴：于鼻孔外缘直下与唇线的连线，鼻孔外缘与口角的连线，及唇边组成的三角形中心处取穴，适用于治疗单纯性鼻炎、过敏性鼻炎等病。

12. 鼻通穴：于鼻梁两侧突出的高骨处取穴，适用于感冒鼻塞、鼻炎等病。

13. 牙痛穴：为龙路、火路外奇穴，位于手第 3、4 指掌指关节中点处，主治牙痛、颞颌关节痛。

14. 素髎穴：位于鼻尖正中，用于治疗昏迷、低血压、过敏性鼻炎。

15. 耳尖穴：位于耳尖上，用于治疗目赤肿痛、偏正头痛、鼻炎等病。

16. 止呕穴：于鸠尾和膻中连线的中点取穴，用于恶心呕吐。

17. 膀胱穴：位于水道尿闭时隆起的膀胱上缘左、中、右 3 点，主治尿潴留。

【用穴规律】

药线点灸疗法在壮族民间应用，一般根据"寒手热背肿在梅，萎肌痛沿麻络央，惟有痒疾抓长子，各疾施灸不离乡"的原则取穴。寒手，即有畏寒发冷症状者，取手部穴位为主。热背，指有体温升高者，取背部穴位为主。肿在梅，即对肿块或皮损类疾病，沿肿块及皮损边缘及中心点取一组穴位，五穴组成梅花形。萎肌，指凡是肌肉萎缩者，在萎缩的肌肉上选取主要穴位。痛沿麻络央，指凡是局部疼痛或麻木不仁者，选取该部位的边沿或中央点为主要穴位。抓长子，指凡是皮疹类疾病引起瘙痒者，选取最先出现的疹子或最大的疹子作为主要穴位。但仅据上述原则取穴还不够，每一种病均要结合循路（龙路、火路）取穴及随症取穴，方能取得满意疗效。

【准备工作】

药线、镊子、打火机或火柴、酒精灯等。

【操作方法】

壮医药线点灸操作主要分四步进行，具体如下：

1. 整线：把经浸泡后已松散的药线搓紧。

2. 持线：以右手拇指、食指夹持药线的一端，并露出线头约 1 ～ 2 cm。持线的着火端必须露出线头，以略长于拇指端即可，太长不便点火，太短易烧着术者指头。

3. 点火：将露出的线端在煤油灯或其他灯上点燃，如有火焰必须扑灭，只需线头有火星即可。

4. 施灸：将线端火星对准穴位，顺应手腕和拇指屈曲动作，拇指指腹稳重而敏捷地将带有火星的线头直接点按在预先选好的穴位上，一按火灭即起为 1 壮，一般每次 1 个穴位灸 1 壮。

【注意事项】

持线的着火端必须露出线头，以略长于拇指端即可，太长不便点火，太短易烧着医者指头。操作时必须掌握火候，施灸时以线头火星最旺时为点按良机，不要平按，要使火星着穴，要注意手法轻重，一般是以轻对轻（轻手法对轻病）、以重对重（重手法对重病），或以快对轻（快手法对轻病）、以慢对重（慢手法对重病），灸后有蚁咬感或灼热感，不要用手抓，以防感染。施灸时病者体位以坐位或卧位为宜。对眼部及孕妇禁灸，实热者慎用。灸时点 1 次火灸 1 壮，再点再灸。

急性病一般疗程较短，慢性病则疗程较长，一般急性病每天灸 1 ～ 2 次，慢性病则隔 2 ～ 3 日灸 1 次。7 ～ 10 次为 1 个疗程。

（二）四方木热叩疗法

四方木热叩疗法是将一端燃成炭状的四方木叩打在隔物的穴位或患处，以治疗某些疾病的间接灸治方法。

【操作方法】

1. 药物的制备：四方木（锯成长 20 ～ 30 cm、宽 3 ～ 4 cm 若干段）50 g，战骨 500 g，

红花 100 g，60% ～ 75% 酒精 3000 mL。浸泡 15 日，取出四方木皮晒干备用，过滤去渣的药水即为"治骨酊"，分装备用。

2.根据不同的发病部位选用大小适中的纱布 2 ～ 3 层，浸透"治骨酊"药水，平敷于发病部位上，外加能盖过纱布的厚皮纸一张，然后将备好的四方木在灯火上燃成炭状，烧木皮的外层，每次烧长 2 ～ 3 cm，烧至木皮全层二分之一着火，以着火深度足而叩打时不溅炭块为好，将着火端在厚皮纸上盖住纱布的范围均匀用力叩打，打至局部发热、纱布药水干为合适。

3.疗程制定：每日叩 1 次，每 10 次为 1 个疗程，效果良好。

【临床应用】

1.腰部疼痛：取肾俞穴、腰眼穴、委中穴，每日叩 1 次，每 10 次为 1 个疗程。

2.关节痹痛：病患关节周围施叩，然后叩中心部位以及关节周围相关的穴位。

3.骨质增生：施叩骨质增生的部位。

【注意事项】

不断移动叩打部位，防止局部烫伤起泡。

（三）壮医无药棉纱灸疗法

壮医无药棉纱灸疗法是壮族民间的一种疗法，未湿过水的棉纱线点燃呈荧火状后，对准穴位直接施灸以达到治疗疾病的目的。

【操作方法】

1.准备工作：棉纱线、打火机、酒精灯。

2.操作方法：用普通未湿过水的棉纱线，以 8 ～ 12 条拧成一股备用。灸治时让患者取卧位或坐位，以舒适为宜，施灸部位要求充分暴露，光线充足，可按针灸穴位或局部压痛点取穴，取点（穴）准确，操作者以左手食指、拇指、无名指压定所选穴位，用右手拇指和食指执线，线头露出指头 2 ～ 3 cm，点燃呈荧火状后，食指背侧触靠患者皮肤，对准穴位直接施灸，拇指头随线压灭荧火。每日灸 1 ～ 2 次即可，每次取 10 ～ 20 个穴，每 5 日为 1 个疗程。如疼痛未愈，停灸 3 日后，可进行第 2 个疗程灸治。灸间或灸后，以患者有小汗出或有周身热感效果较好。

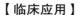

【临床应用】

本法常用于治疗时行感冒、风火牙痛、胸闷腹痛、各种神经麻痹疼痛等。临床上用于治疗各种属于寒热交错、疼痛、麻木等表邪者，各种痧症如红帽痧、黑帽痧等病症。

【注意事项】

使用时要耐心向病人解释清楚，以求得病人的合作。对孕妇、精神病人慎用。要选准穴位，对哑门穴、风府穴、面部、近心脏（咪心头）、阴部等要害部位，不宜用无药棉纱灸疗法，防止烫伤。

（四）壮医药棉烧灼灸疗法

壮医药棉烧灼灸是用干棉球蘸吸预先制成的壮药酒，然后点火，直接烧灼患处从而达到治病目的的一种外治法。该法主要流传于广西德保县。

【操作方法】

1. 壮药酒的制备：壮药九龙川、破天菜、川乌、草乌、吹风散、石头散、穿破石等适量，95% 酒精适量。浸泡药物 3 日以上，制成壮药酒，备用。

2. 操作方法：医者用血管钳夹住 1 个棉球，蘸吸预先制成的壮药酒，点燃，右手将着火的棉球迅速扣向患者病变部位，此时患部亦因吸附有药酒也起火燃烧。医者右手将着火的棉球灸治后马上移开，左手掌同时迅速捂向患部将火捂灭。等患部之火熄后再重复上述操作。如施灸的范围较大，后 1 壮的灸点可与前 1 壮的灸点错开，逐次施灸至覆盖整个病变部位为止。该法亦适用于单个穴位的灸治。壮数（即烧灼次数）以局部皮肤潮红，患者能忍耐为度。

【临床应用】

主要适用于局部肌肉酸楚麻痛、风湿痹痛、无名肿毒未成脓者、跌打损伤瘀肿疼痛而无表皮出血者，亦用于某些疾病挑治前或挑治后的辅助治疗。

【注意事项】

本法所用壮药酒有毒，严禁内服。本法最适用于肌肉丰厚处，头面、关节、大血管处一般不用。操作应迅速，否则极易引起烧烫伤。

（五）壮医麻黄花穗灸疗法

壮医麻黄花穗灸疗法是独具特色的壮医灸法之一，壮医麻黄花穗灸疗法是用壮药泡制的麻黄花穗，点燃后直接灼灸患者体表的一定穴位或部位，以治疗疾病的一种方法。

【操作方法】

1. 麻黄花穗的制备：①药物采集：每年的 4～5 月、10～11 月采集长约 3 cm 的麻黄老花穗。②制备方法：麻黄花穗、硫黄各 15 g，乳香、没药各 6 g，丁香、松香各 3 g，桂枝 6 g，雄黄 15 g，白芷、川芎各 6 g，杜仲 12 g，枳壳、独活各 6 g，细辛 3 g，炮甲、两面针、通城虎、金不换各 6 g。以上诸药浸于 95% 酒精 500 mL 内，3 周后用纱布过滤去渣，在药液中投入冰片 3 g，麝香 1 g，再浸麻黄花穗，瓶装密封备用。

2. 医者以右手拇指将点燃的麻黄花穗迅速压在选定的穴位上，火熄后重复操作，灸至皮肤潮红为止。

【临床应用】

1. 胃脘痛：取梁门穴、太乙穴、水分穴、三阴交穴、关元穴、天枢穴、胃俞穴、足三里穴等穴位进行治疗。

2. 发热：取大椎穴、陶道穴、风门穴、脾俞穴、膈俞穴、肝俞穴、胆俞穴等穴位进行治疗。

3. 顽癣：取局部，呈梅花状点。

4. 疮疖：取局部。

5. 头痛：取百会穴、攒竹穴、头颅穴、上星穴、列缺穴、涌泉穴、中都穴等穴位进行治疗。

6. 月经不调：取足三里穴、三阴交穴、关元穴、腰俞穴、归来穴等穴位进行治疗，痛经加气海穴、中极穴。

7. 肩周炎：取肩髃穴、肩贞穴、手三里穴、曲池穴等穴位进行治疗。

【注意事项】

注意手法，防止烫伤。

（六）壮医灯花灸疗法

本法又叫"灯草灸""打灯草"，在壮族地区广泛运用，且疗效确切。壮医灯花灸疗法是用灯芯草蘸油后点燃直接灼灸或间接点灸在患者体表的一定穴位或部位，以治疗疾病的一种方法。

【操作方法】

1.备茶油 1 瓶或豆油 1 瓶,灯芯草数根,油灯 1 盏,火柴 1 盒即可。如无灯芯草亦可用脱脂棉花代替。

2.灯花灸分明灯灸、阴灯灸两种。

明灯灸:用灯芯草 1～3 根,蘸油后点燃,直接烧在穴位上。此种灸法火燃较大,刺激性强,热度较持久,灸后表面有绿豆大的水泡,约半天即可消失。

阴灯灸:先在选定的穴位上贴上 1 片薄姜片,然后用灯芯草蘸茶油点燃灸在姜片上,或用灯芯草 1～3 根,蘸油点燃,医者以右手拇指压在灯芯草火上,然后把拇指的温热迅速地压在治疗的穴位上,反复几次。

改良的阴灯灸法:把灯芯草蘸油点燃约半分钟即吹灭,停约半分钟,待灯芯草温度有所下降后,利用灯芯草余热点在治疗穴位上,效果良好。此法刺激性小,灸后无疤痕。其优点一是安全,二是病人易于接受,急、慢性病均可应用。

明灯灸和阴灯灸在使用上各有所长,术者须根据病者的体质、年龄、病变部位和耐受力的不同而施灸,给以适当刺激。若刺激过大,可引起不良反应,刺激过小又达不到治疗目的。壮医一般用一根灯芯草施灸,也有集中用 2～3 根的,需视具体病情而定,每日施灸 1～3 次即可。小儿与体弱者,一般宜用 1 根灯芯草,作阴灯灸,用穴不宜过多。青壮年男女,一般用 2 根灯芯草,急性病可用到 3 根灯芯草,男的多采用明灯灸,女的多采用阴灯灸。病人肥胖而肌肉丰厚者,可用 2～3 根灯芯草,多作明灯灸;瘦者一般用 1～2 根灯芯草,多采用阴灯灸法。对急性病,如休克、癫痫,多用 1～2 根灯芯草,做明灯灸法,以达到快速的效果。

【临床应用】

本法常用于治疗急性病及四肢疾病,如癫痫、小儿高热抽搐、昏迷不醒、四肢关节风湿痛等病,用明灯灸法;治疗小儿疾病及慢性疾病,如感冒、风湿性关节痛、痢疾、腹泻等用阴灯灸法。

1.消化不良之腹泻:灸长强穴、天枢穴、关元穴、足三里穴。

2.胃痛:灸上脘穴、中脘穴、下脘穴、胃俞穴、脾俞穴、足三里穴。

3.麻痹性肠梗阻:用明灯灸腹部两侧穴位。

4. 腰痛、各关节痛：灸反应点。

5. 昏不知人：灸十宣穴、百会穴。

6. 发热：灸大椎穴、陶道穴。

7. 慢性中耳炎：灸百会穴。

【注意事项】

灯花灸是壮医比较古老的治法，使用时要耐心向病人解释清楚，以求得病人的合作。对孕妇、精神病人慎用。要选准穴位，对哑门穴、风府穴、面部、近心脏（咪心头）、阴部等要害部位，不宜用灯花灸疗法。

（七）壮医竹筒灸疗法

竹筒灸疗法是流行于广西南部壮族地区的一种民间疗法。壮医竹筒灸疗法是用特制好内填有艾绒的竹筒，点燃艾绒间接点灸在患者体表的一定穴位或部位，以治疗疾病的一种方法。

【操作方法】

1. 用具准备：用一根长约 8 cm、直径 4 cm 的竹筒，一端留竹节，另一端锯掉竹节，然后在距口径约 2 cm 处分别开两条长方形气槽，宽约 2 cm，长达另一端之竹。此外，还需准备野芋头、艾绒各适量。

2. 施灸时，先把野芋头切成厚度约 2 cm 之薄片，粘贴于竹筒的开口端，然后填入艾绒，以平气槽为度，点燃艾绒，以野芋头粘的一端轻轻压在痛点或选取的穴位上，至局部感到热甚（能忍受为度），再重压竹筒，热感消失，约过三息（约 10 秒），即可移开竹筒，完成灸治。

【临床应用】

本法常用于治疗各种痹症。腹痛、腰痛时可直接灸治痛处，咳者灸肺门穴，哮喘者灸定喘穴，感冒者灸大椎、肺门及曲池穴。

【注意事项】

防止烫伤。

（八）壮医火功疗法

壮医火功疗法是用经过加工泡制的药枝，点燃熄灭明火后，用两层牛皮纸包裹，熨灸患者身体一定部位或穴位，以达到治病目的的一种方法。

【操作方法】

1. 用具准备：追骨风、牛耳风、过山香、大钻、五味藤、八角枫、当归藤、四方藤、吹风散等药，切成 15 ～ 20 cm 长，晒干后与生姜、大葱、两面针、黄柏、防己加入白酒浸泡（酒要浸过药面），7 日后取出晒干备用。酒精灯、牛皮纸。

2. 取一盏酒精灯，15 ～ 20 cm 长的药枝，把药枝的一端放在酒精灯上燃烧，明火熄灭后，把燃着暗火的药枝包裹于两层牛皮纸内，即在患者身上的穴位施灸（灸时隔着衣服或直接灸在皮肤上均可）。

3. 取穴选择：寒毒、阴证多取背部穴位；热毒、阳证多取四肢穴位。下部病变，可选环跳穴、阳陵泉穴、太冲穴、足三里穴、三阴交穴等穴位。用于预防保健，可选灸中脘穴、关元穴、足三里穴。一些全身性疾病，可选灸大椎穴、风门穴、身柱穴、肾俞穴、中脘穴、关元穴、足三里穴等。另外，还可以按壮医龙路、火路循路选穴或选取反应点，视具体病情而定。壮医火功疗法一般每日施灸 1 ～ 2 次，10 日为 1 个疗程，每疗程间隔 1 周。

【临床应用】

本法常用于治疗风寒湿痹、腹痛、久泻、胃下垂、瘰疬等病症。

【注意事项】

操作时防止烫伤。

（九）艾绒硫黄灸疗法

艾绒硫黄灸疗法是用特制好备有硫黄的艾绒，点燃艾绒直接点灸在患者体表的一定穴位或部位，以治疗疾病的一种方法。

【操作方法】

1. 用具准备：艾绒、硫黄粉、打火机、酒精灯。

2. 精制的 10 g 艾绒配 2 g 硫黄粉装入瓶内备用，用时将其捏成玉米粒大小，点燃后直接灸在病者的穴位上。

【临床应用】

治疗胃痛、风湿性关节炎、肩关节炎等。

【注意事项】

防止烫伤。

（十）壮医鲜花叶透穴疗法

壮医鲜花叶透穴疗法是将鲜花或叶片置于所选用的穴位上，将线香或药根枝点燃隔花叶灸灼，通过鲜花芳香之气、绿叶浓厚之味，达到治病目的的一种方法。

【操作方法】

1. 用具准备：鲜花（或叶片）、线香（或药根）、打火机、酒精灯。

2. 根据病症选择治疗用穴，结合壮医关于天、地、人与花木生机同步运行的认识，按岁行气候季节采用各种鲜花。凡当节令鲜花如含苞、初展、开放、盛开、敛容、落英等花瓣，及嫩叶、玉叶、绿叶、碧叶、红叶、金叶等叶片，均可选用。该法材料丰富、易学易用、安全可靠，广泛用于壮医临床各科。

【临床应用】

本法常用于治疗腹痛、风湿骨痛、泄泻等。

【注意事项】

防止烫伤，如有皮肤溃疡或疮疡已溃烂化脓者，不宜应用本疗法。

三、壮医刮法

壮医刮法是使用一些器具（如瓷碗、骨弓等）或药物在病人身上进行刮治的一种方法。壮医刮法主要分为药刮疗法、刮痧疗法和撮痧疗法。

【操作方法】

1. 用具准备：刮具、茶油（或醋）。

2. 取茶油或醋，涂在刮具上，然后由头颈部向下，先躯干后四肢，由近端向远端顺向刮，刮的动作要求轻而有力，使病人有酸、胀、麻、轻度疼痛的感觉为度，刮的程度以皮肤出现轻微的红晕为宜。

（1）药刮疗法：①卜芥或野芋头刮法。将鲜卜芥或野芋头煨热，切去一小片，以切面趁热刮治。②水兰青刮法。将鲜水兰青洗净捣烂，用薄布包好刮全身。③鸡蛋黄葱加银器刮法。先把鸡蛋煮熟取蛋黄，加葱数根捣烂，银器一枚，用薄布包好刮全身。主治小儿高热。④将鲜柚子叶 100 g，紫苏 100 g，香茅 50 g，黄皮果叶 100 g，切碎捣烂，大米 50 g 泡水 1 分钟取出，和上药用布包好擦全身。

（2）刮痧疗法：在壮医理论指导下，用边缘光滑的羊角片、牛角片、嫩竹板、瓷器片、小汤匙、铜钱、硬币及纽扣等作为刮痧工具，以山茶油、清水等作为介质，在体表部位进行反复刮动。此法多用于治疗外感时病、内伤杂病等症。

（3）撮痧疗法：壮医撮痧疗法又称夹痧疗法或抓痧疗法，是指在壮医理论指导下，在患者一定部位或穴位上，用医者的手指拧起一个橄榄状的充血点，以激发人体正气驱邪外出从而达到治疗疾病目的的一种方法。

【临床应用】

本法常用于治疗痧症、中暑、外感及谷道肠胃疾病。

【注意事项】

禁止逆向刮或横向刮，力度适中，如有皮肤溃疡或疮疡已溃烂化脓者，不宜应用本疗法。

【操作方法】

1.撮痧选用的穴位：根据民间治疗的经验，选穴多在前额，前、后颈部，胸部，背部，腹部。

（1）头部：取印堂穴、太阳穴（双侧）等穴位治疗。

（2）颈部：前颈取廉泉穴、天突穴、廉泉穴与天突穴连线之中点及中点左右旁开 1 寸处，共 5 处。后颈取大推穴、大椎穴直上后发际处、大椎穴与后发际连线之中点左右各旁开 1 寸处，共 5 处。前、后颈共取 10 处。

（3）胸部：从璇玑穴起，分别向左、右每隔 1 寸取 1 点，共取 7 处。

（4）腹部：取下脘穴、石门穴、天枢穴（双侧）等穴位治疗。

（5）肩部：取肩井穴（双侧）等穴位治疗。

（6）背部：陶道穴分别在左、右每隔 1 寸取 1 点，共取 7 处。

（7）腰部：命门穴。取穴时只要大体无差即可，民间治疗取穴并不十分准确，只要求在上述范围内施行手法，即可取得疗效。撮抓的穴位数目和次数，可视病情而定。

2.撮痧的手法：撮痧前准备半碗清水，加少许盐。将手指用清水湿润，五指弯曲，用食指与中指的第二指节对准穴位，将皮肤夹起，然后松开。这样一起一落，反复进行，每点夹撮 6～8 次，直至被夹处成为橄榄状之紫红色充血斑为度。

3. 撮痧时间：撮痧一般约 20 分钟，或以患者能耐受为度。

【注意事项】

1. 手法的轻重、抓撮穴位的多少、每穴抓撮的次数要视患者的年龄、体质、疾病性质及轻重等具体情况而定。儿童与年老体弱者，手法宜轻，撮穴宜少；体质壮实者，手法宜重，撮穴宜多。不宜千篇一律。

2. 局部痈肿、疮疡、皮肤溃烂或损伤，不要抓撮。

3. 在用此法治疗的同时，可配合药物、针灸、推拿、擦涂等疗法，以求尽快治愈疾病。

四、壮药熏蒸疗法

壮药熏蒸疗法是通过燃烧药物的烟火或煮药的蒸汽熏患处，而达到治疗目的的一种方法。

【操作方法】

1. 烟火熏法：常用青蒿、五月艾、五指风、干黄牛粪、硫黄等晒干后混合捣成粗粉，置于空桶或地穴中燃烧，使之冒浓烟及热气熏烘患处。此法多用于治疗风湿毒引起的足跟痛。

2. 煮药熏法：所用的药物可根据病情选用。如风寒感冒，取生姜、葱白、柳树枝、桂枝、荆芥各等量，共煎汤，用其蒸汽熏蒸头面或全身，得法而解。

【临床应用】

本法可用于外感、内伤、麻痹、风湿、痧症等，尤其是治疗风湿痹痛、跌打损伤等。

五、壮医熏洗疗法

壮医熏洗疗法是用壮族地区草药煎水，先令病人坐于围布棚中，趁热取药液熏蒸皮肤患处，等药液温度适宜后，再行沐浴的一种治疗方法。

【常用药物】

本法常用药物依不同病情而定，对风湿性关节痛、腰腿痛、陈旧性外伤，可选用透骨散、海桐皮、香樟草、两面针、柚子叶、柑果叶、大罗伞、小罗伞、宽筋藤等等。对感冒，可用防风、荆芥、贯众叶、桂枝、菊花、草河车。急性湿疹可用荆芥、防风、生石膏、苦参、苍术、牛子、生地、蝉衣、生甘草。关节扭伤可用透骨草、丹参、红花、天南星、川牛七、苏木、灵仙、川芎、黄酒。

【操作方法】

取药适量，加水适量，水煎，趁水温较高有蒸汽时熏蒸局部或全身，待水温下降到能耐受后再行沐浴。

【临床应用】

本法的适应证很广，对外感、内伤、麻痹、风湿、痧症等，壮医常以多种壮药、草药组合煎水洗浴熏蒸。外用药禁忌相对较少，取其药多而力宏，运行气血，避秽除病。本法主要用于治疗跌打损伤、腰腿痛、风湿性关节炎、皮肤病等。

【注意事项】

熏洗时，避免烫伤。

六、壮医佩药疗法

壮医佩药疗法是选用一些药物佩挂于人体一定部位，利用药物的特殊气味，以达到防病治病目的的一种方法。本法起源于古代壮族的"卉服"，有解毒消炎、消肿止痛、防病治病的作用。主要用于治疗乳腺炎、腹股沟淋巴结结核、急性眼结膜炎（俗称火眼、红眼）、小儿疳积、小儿口疮、慢性病及避孕、防病保健等。

【操作方法】

将药物晒干，去除杂质，粉碎，混合，外加透气性强的特制布袋包装后制成香囊。用时根据需要将香囊佩挂于身上，或置于枕边。

【临床应用】

1. 香药袋：对有慢性病者、小儿体弱多病者，选用芳香走窜药，制成香药袋，以丝线佩挂于颈项或戴于手腕，有保健防病作用，对易患感冒、消化功能低下而抵抗力差的儿童，更加适用。

常用的香药袋方如下：

（1）苍术、石菖蒲、山漆、白芷、细辛、藿香、樟脑。

（2）佩兰、丁香、甘松、石菖蒲、薄荷脑、白蔻仁。

（3）川芎、山漆、艾叶、雄黄、苍术、冰片。

（4）藿香、桂皮、冰片、白芷、石菖蒲。

以上香药袋方中的药各适量，分别研细末，同组各混合装袋，每袋 5～10 g，一般 10 日换药 1 次，可长期佩带于儿童身上。

2. 温脾兜：公丁香、苍术、陈皮、厚朴、白术、木香、破故纸、吴茱萸各适量。以上诸药共研细末，制成腹兜，佩带于脐部，3 日换药 1 次。症状消失后不再佩带。能温中健脾、行气止痛，适用于小儿谷道脾胃虚弱之泄泻、气滞腹胀、腹痛等症。

3. 明目球：制南星 10 g，木贼、桑叶、菊花各 6 g。以上诸药共研细末，与制南星一起捣烂，加醋酸少许，调匀，用软棉布包扎成球。嘱将药球挂于患眼侧的太阳穴处，2 日换药 1 次。能疏风清热，散淤明目，适用于红眼病（结膜炎）。

4. 消食香袋：炒山楂、炒谷芽、炒神曲各 10 g，藿香、苍术各 6 g，陈皮、木香各 3 g。以上诸药共研细末，放入以丝或绸做成的小袋内，悬挂于颈部，药袋平天突穴处，1 周换药 1 次。调理谷道"咪隆""咪胴"，用于小儿消化不良、积滞症。

5. 避疫袋：贯众、牙皂、薄荷、防风、朱砂、艾叶、石菖蒲各适量。先将除朱砂外的各药研成极细末，然后加朱砂混匀，装入小布袋内，能避瘟防病，用于预防麻疹及流行性感冒。于疫病流行期间，将上药挂于颈部前方，5～7 日换药 1 次。

6. 解毒袋：以鲜白花丹叶 1 张捣烂，装入小布袋，佩在鬓际，可治急性眼结膜炎。对急性乳腺炎，取白背枫叶 1 张，用手揉烂，以布包好，佩挂在乳房患侧，2～3 日可愈。对臭鼻病，用毛射香叶适量，捣烂，包好，佩戴在鬓际，4～5 日见效。对腹股沟淋巴结结核，可用马鞭草一棵，捣烂包好，佩在相应的部位上。

七、壮医药锤疗法

壮医药锤疗法是将药物包扎制作成锤形，敲打在病变部位或穴位上的一种疗法。民间常用杉树或苦楝树枝一截，锯成直径 3～4 cm、长 8～9 cm，并在中间打 1 个 12 cm 的小孔，孔内装 1 条长 42～45 cm 的竹柄，然后用适量棉花放入药锤粉 5～10 g，用布包在锤子的一端扎紧即成 1 个药锤。药锤粉由水泽兰、九里香、大风艾、七叶莲、九龙川、两面针、冰片、樟脑配制而成。

【操作方法】

使用时用药锤直接捶打在病变部位或穴位上，其强度以病人能忍受为度。

【临床应用】

本法常用于治疗风湿性腰腿痛、肩周炎等。

【注意事项】

如出现过敏即停止使用，如有皮肤溃疡，或疮疡已溃烂化脓者，不宜应用本疗法。

八、壮医敷贴疗法

壮医敷贴疗法是将壮药贴于人体某些部位或穴位上，通过药物的刺激，调节人体天、地、人三气同步平衡，以达到治病目的的一种外治法。而根据操作方法的不同，又可分为满敷法、围敷法、贴敷法、掺敷法四种。

【操作方法】

1.用具准备：壮药、纱布、胶布。

2.满敷法：根据患病部位，把配好的药糊、软膏等药摊涂在大小适宜、折叠为4～6层的桑皮纸或纱布上，敷于病患部位，其敷药范围应略超出治疗部位的外缘，用胶布固定即可。

3.围敷法：将敷药敷抹在病灶周围，中间留1个小孔。主要适用痈疡脓毒，或溃后余肿未消者。

4.贴敷法：将药物粘贴于体表特定的治疗部位上的一种外敷方法。

5.掺敷法：将配好的药末撒在胶布或药膏中央，然后敷贴在患处或治疗经穴上。

【临床应用】

1.可治疗上呼吸道感染。

2.流行性腮腺炎：仙人掌适量。捣烂成糊敷患处，每日换1次。

3.女性痛经：当归适量。研为细末，以白酒或醋调敷三阴交、关元。

【注意事项】

1.敷药要注意调节干湿度。过湿容易外溢流失，弄脏衣物，过干则影响药力渗透。若药物变干，可酌加湿润后再敷，或随时更换。

2.如出现过敏即停止敷药。

九、壮医滚蛋疗法

壮医滚蛋疗法是用蛋在患者身体有关部位来回滚动，以治疗疾病的一种方法。本法应用简便，疗效确切，故在壮族民间广泛使用。常选用鸡蛋、鸭蛋或鸟蛋，蛋以新鲜的最佳，不能用变质之蛋。

【操作方法】

1. 热滚法：备蛋两个，加水 750～1000 mL，煎沸煮熟，根据病情需要，可添加适当药物与蛋同煮，如感冒加生姜、艾叶、葱白等；风湿病加杜仲、羌活、桑枝等；跌打损伤加桃仁、红花、金腰带、三百棒等；消化不良加山楂、内金、神曲等。煮熟后，将蛋浸于药液中保温备用。取煮好的温热蛋 1 个，趁热在头部、额部、颈部、胸部、背部、四肢和手足心依次反复滚动热熨，直至微汗出为止。蛋凉后，可再往药液中加热，一般备蛋 2 个，轮流滚动。滚蛋后，令患者盖被静卧即可。

2. 冷滚法：取生蛋反复滚动，基本方法同热滚法。

【临床运用】

本疗法多用于伤风感冒、风寒咳嗽、肌肉关节疼痛等病症。对伤风感冒、风寒咳嗽，取热滚法。对关节疼痛，取热滚法，每日 3 次以上，1 个月为 1 个疗程。对皮肤红肿热痛，取冷滚法，一般在患处滚动，也可在病变周围的穴位滚动。小儿高热者，可取鸡蛋 2 个，煮热去壳，用路路通、艾叶各 20 g，一起加水煎煮，煮沸 15 分钟，取出鸡蛋 1 个，在患儿额部、两侧太阳穴、后颈、背部两侧、前胸、脐部、肘窝、腘窝等处各滚动 10 余次，蛋凉后再换，两蛋轮流滚。对小儿消化不良，用热滚法，主要在胸腹部来回滚动。

【注意事项】

应用热滚法，最好结合推拿疗法，效果更好。要注意蛋的温度，以患者能忍受为度，避免烫伤。应用冷滚法，应将蛋用冷水冲洗干净。如有皮肤溃疡，或疮疡已溃烂化脓者，不宜应用本疗法。

十、壮医药物竹罐疗法

壮医药物竹罐疗法是用煮沸之壮药水加热特制之竹罐，再将竹罐趁热吸拔于治疗部位以治疗疾病的一种方法。

【治疗机理】

壮医药物竹罐疗法能祛风除湿、活血舒筋、散寒止痛、拔毒消肿、通龙路、火路气机。从现代医学的观点来看，在拔罐时，除了负压吸拔的良性刺激外，拔罐部位药液被吸收，加上热敷作用，使局部血管扩张，血液循环加快，改变充血状态，神经得到调节，促进代谢，改善营养，增强机体抗病能力，从而达到治疗目的。

用该疗法治疗前，应仔细检查病人，明确诊断，确定是否为药罐疗法的适应证，有无禁忌证，根据病症表现辨证选定拔罐部位。准备药液、药罐、针及消毒药品等用具。选定拔罐所用体位。做好解释，消除患者的恐惧心理。

【操作方法】

1. 药罐的制作：选取口径为 1.5～4.0 cm，生长 2 年以上的金竹，以近根部正直者为佳，去掉外皮，罐壁厚度适中，口边磨光，平滑，长度为 10 cm 左右的竹罐。

2. 常用药物：杜仲藤、三钱三、五爪风、三角风、八角风、抽筋草、臭牡丹、五加皮、鸡屎藤、石菖蒲等。

将上述适量的药物加水煮沸，投入已制好的竹罐，同煮 5 分钟后取出备用，边拔边捞，甩净水珠，趁热迅速扣于选定的拔罐皮肤上，拔 10～15 分钟后起罐。起罐后可配合其他疗法，比如刺血疗法或热敷疗法。

3. 适应证及取穴：对各种痧症、风湿性腰腿痛、颈肩酸痛、半身不遂、四肢麻木等疗效显著。痧症可取太阳穴、合谷穴、胸背部肌肉较丰富处的穴位；颈肩酸痛可取局部 3～4 个阿是穴；风湿痹痛可在痹痛局部选穴，如腰痛取肾俞穴、腰俞穴、腰阳关穴、次髎穴等穴位，腿痛取环跳穴、阴市穴、伏兔穴、委中穴、阳陵泉穴、绝骨穴等，上肢痛可选肩髎穴、合谷穴、外关穴、髎俞穴等。

4. 操作手法：把药物、竹罐、毛巾、适量水放入锅内，加盖煎煮约 1 小时，用左手持镊子将竹罐取出，用右手拇、食、中三指将罐甩干迅速吸附于选定的穴位上。根据病情，每次可拔 15 罐左右，约 15 分钟拔毕，以右手拇、食、中三指将罐向左或右轻推，即可将罐取出。

【临床应用】

壮医药罐疗法的适用范围很广，许多疾病均可以治疗，对风湿性腰腿痛的效果尤为显著。常见的适应证有风湿痹痛、各种原因引起的腰腿痛、肩背酸痛、肢体麻木、半身不遂、跌打损伤、头痛、骨折愈后瘀积等。

【注意事项】

1. 应选好拔罐部位，以肌肉丰厚、皮下组织松弛及毛发少的部位为宜。

2. 取罐时按压罐边使空气进入，即能取下，不能硬拉药罐。

3. 拔罐后如皮肤起水泡，小者可用万花油涂擦，几日后即能自愈。大者用消毒针挑破，挤干水后涂上万花油或龙胆紫即可。

4. 心脏病心力衰竭者、全身性皮肤病患者、狂躁不安的精神病人、极度消瘦者、皮肤没有弹性者、妊娠 4 个月以上者，不用或少用。

5. 病人应取舒适体位，冬天拔罐要注意保暖，防止受凉。

6. 拔罐时应尽量甩净水珠，以免烫伤皮肤。

7. 一般应在病人饭后 2 小时进行，避免过饥过劳时拔罐。

8. 拔罐时病人不能移动体位，以免竹罐脱落。

9. 两下肢膝眼不能拔罐。拔罐部位当天不能洗冷水，以防感染。

10. 孕妇、婴幼儿、严重心脏病患者、体质过于虚弱者、浮肿者、出血性疾病患者、广泛皮肤溃疡者及大血管周围慎用或忌用。

十一、壮医浴足疗法

浴足是壮医治疗疾病的常用方法之一，具有悠久的历史。浴足是把草药加水煮 30 分钟，过滤，待温度降至 40 ～ 50 ℃时，用来洗足或泡足。浴足具有通龙路火路气机、清热解毒、消炎止痛、消肿祛瘀、杀虫止痒等功效，使皮肤受热均匀，腠理疏通，血管扩张，气血流畅，从而达到治病目的。

【适用范围】

1. 治疗内伤发热，用桃叶、青蒿煮水洗身、洗足，能使血管扩张散热，达到清热解毒之目的。

2. 治疗高血压、头目眩晕、耳鸣、肢体麻木，用桑叶、草决明各 60 g 加水 1000 g 煎至 750 g 浴足，每日 1 次，血压下降后，隔 2 日 1 次。

3. 用十大功劳、九里明、王不留行煮水浴足，每日 1 次，促进脚部血液循环，对预防糖尿病患者代谢障碍，糖和蛋白沉积在血管内，引起动脉硬化和动脉管壁狭窄而容易感染的各种皮肤病，如带状疱疹、脚癣等有一定的作用。

4.治疗风湿性关节炎,用大风艾、香风散、血藤、黑心姜,煮水浴足,每日 1 次。

5.跌打损伤,特别是踝关节扭伤,用土三七、接骨丹、透骨消、泽兰、土牛七煮水浴足,每日 1 次,每次 15 分钟。

6.治疗下肢皮炎,用虎杖、九里明煮水浴足。

7.对其他疾病,可根据具体病情选用不同的药物煮水浴足,往往有较好疗效。

十二、壮医热熨疗法

壮医热熨疗法是借助热力,或热力配合药力,熨烫人体的一定部位,以疏通龙路、火路气血,调节天、人、地三气的同步平衡,从而达到治疗目的的一种外治法。壮医热熨疗法分非药物熨法和药物熨法两大类,广泛用于临床各科的治疗,尤其是对属寒湿凝滞、气滞血瘀,或虚寒性疾病疗效较好。考古资料证明,壮医热熨疗法源远流长,远在石器时代壮族先民学会用火之时即有萌芽,千百年来是壮族人民赖以防病治病的有效手段和方法之一。

(一)药物热熨疗法

药物热熨疗法是将某些药物加热后,置于患者体表特定部位,进行热熨或往复移动,借助药力和热力以治疗疾病。壮族民间多采用气味芳香浓烈之品作为熨疗药物。

【操作方法】

1.药包热熨疗法:将药物炒热,以布包裹趁热直接熨患处,每次热熨时间不超过 30 分钟,每日 2 次。

2.药饼热熨疗法:将药物研及细末,加适量面粉做成饼状,将药物蒸煮后热熨治疗部位,或将药物制成药膏,用时略加烘烤,趁热将药膏敷于治疗部位。

【临床应用】

1.腰腿痛、风湿、陈旧性伤口痛、痛经等:柑果叶、大罗伞、小罗伞、两面针、泽兰、香茅、曼陀罗、大风艾、五色花、土荆芥、土藿香、七叶莲、柚子叶、米酒适量。取以上诸药 1 ~ 5 种或全部,切细,捣烂,加酒炒热用布包好,熨患处。

2.腹痛:苏木、香附、桃仁各适量,黄酒少许。以上诸药炒热后热熨脐下疼痛处。

3.风湿性关节炎、类风湿性关节性、坐骨神经痛等属于风寒湿痹者:干姜、桂枝、川乌、生附子、乳香、没药、姜黄、川芎、赤芍、海桐皮、银花藤各适量。以上诸药打碎炒热,装袋，取出降温至 40 ~ 50 ℃，热熨患处。

4. 痈肿疮疡初起、局部肿胀、红热而未成脓者：野菊花、蒲公英、紫花地丁、金银花各等分，加白酒适量。以上诸药炒热后装入药袋，热熨患处，每日 2 ~ 3 次，每次 20 ~ 30 分钟。

5. 小儿急惊风、风痫诸症：麻黄 12 g，甘草 60 g，蝉衣、全蝎、僵蚕各 21 枚，胆星 30 g，白附子、防风、川乌、川芎、天麻、白芷、木香各 15 g，干姜 12 g，牛黄、冰片、轻粉各 6 g，麝香 3 g，朱砂、雄黄各 24 g。以上诸药研为细末，前 14 味煎取浓汁，加蜂蜜做成药膏，再入后 6 味药，和捏成药锭子，临用时以淡姜汤磨药锭，温熨小儿前胸、后背。

6. 小儿脱肛：蓖麻子 100 g，五倍子 20 g。以上诸药捣烂炒热，旋熨头顶（百会穴处），并从尾骶骨处向上熨。

【注意事项】

使用本法时，应特别注意熨剂的温度不能过高，以免烫伤皮肤。

（二）非药物热熨疗法

本法是将某些非药物性的东西炒热、煮热、烧热或用其他方法加热，待温度适宜后趁热熨烫患者一定部位，从而起到治疗作用。一般每日熨 2 ~ 3 次，每次 20 ~ 30 分钟。壮医常用的非药物热熨疗法有如下几种：

1. 沙熨疗法：取细沙适量，放在锅内炒热后加适量酸醋，装袋，或将沙熨后加入姜汁 30 ~ 50 mL，再炒一分钟，装袋，趁热熨患处。主要用于腹痛、腰腿痛、陈旧性损伤疼痛等症。

2. 生盐熨法：取生盐 500 g，放在铁锅内单炒或加醋炒，炒热后装在布袋内，热熨患处。此法可以治疗多种疾病，如胃痛可以熨上腹部压痛点，腰痛可以熨腰部，关节炎可以熨关节部位，肠炎及痢疾可以熨肚脐两侧及小腹部，感受风寒者熨背部两侧肩胛间至大椎穴处，熨此部位还可以治疗久咳、咳痰，熨膻中穴可以治疗心脏病、心绞痛，小便不畅者可以熨小腹正中。此外，熨小腹及腰部还可以治疗阳痿、早泄、遗精及痛经等病症。因生盐来源广，本法使用十分方便。

3. 米熨疗法：将大米炒热，装袋，热熨患处。本法用于小腹痛、腰痛等症。

4. 犁头熨法：取报废的犁头铁一块，硫黄适量，将犁头铁放入火灶内烧热，取出，再撒上一些硫黄粉，待其温度降到40 ℃时，即把犁头铁熨在要治疗的部位上，适用于胃痛、腰痛、闭合性跌打损伤等。

5. 酒熨疗法：取30度的米酒250 ～ 500 mL，烫热，用药棉浸蘸，揉搓胸口，自下而上，可以治疗心胸胀闷痛、气滞不舒等症。

6. 葱熨：取连根茎的大葱500 g，切碎，干锅炒熟，再用30 ～ 50 mL米醋烹，随即用布包好，熨小腹及脐周。主要用于尿闭、小腹胀痛等症。

7. 姜葱熨：取老姜头、老葱头各500 g，鲜大风艾或橘子叶30 ～ 50 g，切碎，拌米酒适量炒热，放入布袋，扎住袋口，熨疼痛的关节，可治疗风湿和类风湿性关节炎。若熨脐周，可治小儿伤食、腹泻及寒性腹痛等症。

8. 木炭姜熨：取杉树炭100 ～ 200 g，研末，老姜头150 g，加米酒炒热，装入布袋，熨患处。可治疗跌打损伤失治或愈后复发引起的刺痛。

9. 椒杞熨：取白胡椒30 ～ 50 g，枸杞子100 g，混匀拌酒炒热，用棉布包缝，先熨后敷腰部，用于肾虚腰痛及寒性腰痛等症。

10. 糠熨：取大米糠500 g，炒热后装入布袋，扎紧袋口，热熨腹部，可用于治疗急慢性胃肠炎、寒性腹痛、过食生冷或刺激性食物引起的腹痛、肠鸣、腹泻等症。

11. 蛋熨：蛋熨是将新鲜鸡蛋煮熟，或将鸡蛋和某些药物混合煮熟使之成为药蛋，然后趁热在患者的头、颈、胸背及四肢、手足心等部位，依次反复滚动热熨。可用两个蛋交替使用，熨至患者微汗出为止，并令其盖被静卧。本法主要用于伤风感冒、小儿高热、消化不良、腹痛、风湿痹痛等症。若治小儿高热惊风者，可将银器一个，雄黄、葱等适量包入蛋内，再用布包好，滚熨小儿头、额或全身，效果更好。

十三、壮医接骨术

壮医接骨术是药物内服与外治并用以治疗骨折的一种方法。该疗法的治疗原则是整复、固定、敷药、功能锻炼、预防并发症等。

【操作方法】

在整复前，先询患者受伤情况，以确定有无骨折、脱臼。若有骨折，先以消炎药水（大榕树、小榕树、苦丁茶、金银花、爬山虎、路边青叶煎煮液）外洗患处，再行正骨术。

该疗法是先以金银花、闹洋花、小榕树煎水外洗，或以天南星、雷公藤捣烂加童尿外擦，达到局部麻醉后，再行整复固定，外敷草药。常用的接骨草药有大罗伞、小罗伞、小接骨、常山、鬼画符、辅地稔、苦楝叶、姜黄、救必应、骨碎补、两面针、土鳖虫等，以上药物可加小鸡捣烂外敷，15 日为 1 个疗程，待消肿后，改用接筋续骨、补益肝肾药内服以加强疗效，同时可结合病情进行功能锻炼。

【临床应用】

壮医接骨术常用于治疗骨折。

十四、壮医点穴疗法

壮医点穴疗法是医者用手指在患者体表的一定穴位和刺激线上施行点压、掐、拍和扣等手法以治疗疾病的一种方法。该法具有调整阴阳，疏通龙路火路，调和气血，松解粘连，缓解肌肉痉挛，扶正祛毒等作用。

【操作方法】

施法时可配合药酒，边搓边用手指点穴或与木针、竹针点压相结合。点压的穴位依病情而定，点压的强度以穴位出现酸、麻、胀、重感为宜。

【临床应用】

壮医点穴疗法常用于治疗陈旧性内伤、风湿性关节炎、肩周炎、落枕等病症。

十五、壮医按摩疗法

壮医按摩疗法又叫"推拿疗法"，是运用手和手指的技巧，在病人皮肤、肌肉上按摩来治疗疾病的一种方法。常用的按摩手法有按法、摩法、推法。

【操作方法】

1. 按法：用手指或手掌在病者身上适当部位进行按压，适用于全身部位。

2. 摩法：用手指或手掌在病者身上由内向外、由上至下、由轻至重慢慢按摩，适用于四肢关节、头胸及腰背部。

3. 推法：即用手或手掌向前、后、左、右用力推动，常用拳推、掌推、指推法，根据病变部位的不同又分为平推、直推和侧推，一般胸腹部病变用本推法。

【临床应用】

壮医按摩疗法适用范围很广，许多疾病均可以治疗，对风湿性腰腿痛的效果尤为显著。

十六、壮医经筋疗法

壮医经筋疗法是在古典十二经筋理论的指导下，结合壮族民间理筋术而总结出来的以"经筋查灶"诊病和"经筋消灶"治疗的一种新型非药物疗法。目前，该疗法已提升为壮医经筋学，成为壮医本科生的必修学科。

该疗法提出"筋结致痛"致病机理，贯彻"以痛（灶）为输"为取穴原则，运用"松筋解结、结解则松、筋顺则通、通则不痛"的治疗原理，结合壮族民间捏筋、拍筋、拨筋、绞筋等原创手法，独创"经筋手法＋经筋针刺（火针）＋经筋拔罐"等三联疗法、三联合用，筋柔骨顺，疏通两路，共达"松—顺—动—通"的理想功效。

【操作方法】

以查灶诊病，消灶治病的经筋疗法，对筋性成因病症采用"经筋手法＋经筋针刺（火针）＋经筋拔罐"三联疗法。临床亦可单用手法进行"消灶解结"治疗。具体是：

1. 手法松筋：是以手指、肘臂等部位为诊治工具，运用合力的方法如功钳手、掌功手、肘臂法等分筋理筋手法，作用于机体的筋结病灶分布规律的部位上施予查灶诊病，然后再按筋结病灶的分布规律进行消灶治病。

2. 针灸（火针）消灶：对一些顽固的筋结病灶，用针灸针以固灶行针、一孔多针的方法加以消灶治病的效果。对一切寒邪引起的筋病痛症和瘫症，采用壮医微火针治疗，火针操作要求快、稳、准，使气达病所。

3. 拔罐排毒：取相应的经筋穴位进行拔罐有助于排除机体内的湿、寒邪气，达到消灶治疗的效果。

4. 辅助治疗：针对各种病症的筋结病灶采用对症的药物外用内服，如药物敷贴、中药内服等方法以增强治疗效果。

【临床应用】

壮医经筋疗法常见的适应证有风湿痹痛、各种原因引起的头颈肩腰腿痛、原因不明痛症及中风引起的各种后遗症等。

壮医药学临床诊治方法

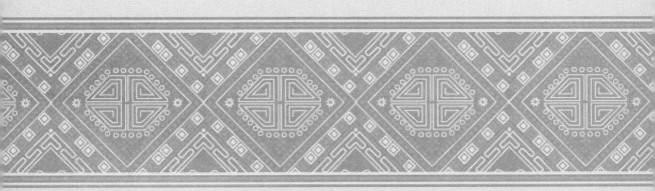

第一章 ◆ 壮医内科病

壮医内科是壮医学的重要组成部分，是壮医临床各科的基础，壮医内科的发展与整个壮医药学术体系的发展一样，经历了漫长的历史过程。壮族先民对内科疾病的认识以及诊治积累了丰富的经验，壮医所称的痧、瘴、蛊、毒、风、湿疾病以及气道病、谷道病、水道病、龙路、火路病、虚病及其他一些杂病，绝大部分都可归于壮医内科学范畴。本章根据壮医三道两路的生理病理特性，将壮医内科疾病分为气道病、谷道病、水道病、龙路病、火路病五类，在壮医内科疾病的诊断上凸显壮医的特色，治疗上内治法和外治法并重，外治法中注重药线点灸疗法、针挑疗法、竹罐疗法、经筋疗法、滚蛋疗法、刮疗法等壮医特色外治疗法的应用，突出了壮医治病"简、便、廉、验"的优势，具有浓厚的壮族地方特色和民族特色。

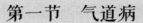

第一节　气道病

气道病之成因，主要是感受风毒、寒毒或热毒，导致湿毒、痰毒内生，伤及气道，使之功能下降而致。常见的病症有感冒（贫痧）、咽痛（货烟妈）、咳嗽（埃病）、哮喘（墨病）、咯血或咳血（陆裂）、肺痨（钵痨）等。

气道病用方主要用于人体气道功能障碍引起的疾病。其用药特点主要是针对气道不通而调，具体治法包括祛风毒、清热毒、散寒毒、平喘、止咳、化痰等。常重用通调气道的药物，同时随病症配伍相应的药物。本章所收的壮医方剂，主要为感冒和咳喘病用方，因此，本章相应地分为感冒病用方和咳喘病用方两节。咳喘有虚实之分，本章所收壮医方剂多为咳喘实证而设，咳喘虚证所用壮医方剂，则归入虚病用方。咽痛用方归入五官科疾病用方；咯血或咳血用方归入出血病用方；因肺痨多有肺虚，故肺痨病用方归入虚病用方。

一、奔唉（咳嗽）

【概念】

奔唉是“气道”以咳嗽为主症的一类疾病，具体是指由于外邪侵犯，或由于内脏功能失调而致“气道”受病，气不顺畅而上逆，“气道”功能失调，“气道”不利而引起的，临床主要表现为咳嗽有痰或干咳无痰的一类“气道”疾病。西医学的上呼吸道感染、支气管炎、支气管扩张、肺炎等以咳嗽为主症者可参考本病进行治疗，其他疾病兼见咳嗽者，可与本病联系互参。

【治疗原则】

解毒祛邪，通调“气道”止咳。

【治疗方法】

1. 内治法。

（1）仙毡罗香汤：石仙桃10g，红毛毡10g，罗汉果10g，一枝香10g，桔梗10g，一点红10g，百部根15g，陈皮3g，炙甘草6g。水煎服，每日1剂，分2次服。

主治埃病，以毒邪为主。

（2）山芝枇杷大鱼百草汤：山芝麻 15 g，枇杷叶 15 g，大叶桉 20 g，鱼腥草 20 g，百部 9 g，甘草 6 g。水煎服，每日 1 剂，分 3 次服。主治埃病，以热邪为主。

2. 外治法。

（1）针挑疗法。

①部位选择：膻中穴、肺俞穴、定喘穴、天突穴、丰隆穴、四缝穴。

②操作方法：轻挑各点至微出血。2 ～ 3 日 1 次，5 次为 1 个疗程。

（2）壮医药线点灸疗法。

①部位选择：天突穴、水突穴、膻中穴、风门穴、肺俞穴、内关穴、劳宫穴。

②随症配穴：风寒袭肺咳嗽加太阳穴、大椎穴、风池穴、合谷穴；风热犯肺咳嗽加背八穴；风燥咳嗽加手三里穴、曲池穴；痰湿蕴肺咳嗽加中脘穴、足三里穴、四缝穴；痰热郁肺咳嗽加里内庭穴、丰隆穴；肺阴亏耗咳嗽加手三里穴、曲池穴、关元穴；肺火犯肺咳嗽加肝俞穴、期门穴、里内庭穴。

③操作方法：每日点灸 1 ～ 2 次，连续治疗 5 日。

二、得凉（感冒）

【概念】

得凉是指因风邪侵袭人体，临床主要表现为鼻塞、流涕、喷嚏、头痛、恶寒、发热、脉浮等病症的外感疾病。得凉又称伤风，相当于西医学各种原因引起的鼻塞、流涕、喷嚏、头痛、恶寒、发热等病症，临床凡由上呼吸道感染、流行性感冒等引起的鼻塞、流涕、喷嚏、头痛、恶寒、发热等病症，均可参考本病进行诊治。

【治疗原则】

疏风祛邪，清热解毒，畅通"气道"。

【治疗方法】

1. 内治法。

（1）芝麻祛风汤：山芝麻 20 g，贯众 15 g，岗梅根 30 g，狗仔花 30 g，藤苦参 20 g，防风 15 g，大青叶 15 g，三叉苦 20 g，生姜 6 g，甘草 6 g。水煎服，每日 1 剂。主治痧病（轻度时行感冒）。

（2）桉菊常叶汤：大叶桉 30 g，路边菊 20 g，常山 10 g，枇杷叶 10 g，大蒜 5 g，水煎服，每日 1 剂。主治风毒所致的得凉。

2. 外治法。

（1）针挑疗法。以下疗法可任选 1 种。

方法一

①部位选择：选百会穴、印堂穴，太阳线，脊背第一侧线 1 ～ 10 挑点。

②操作方法：轻挑各点至微出血。

方法二

①部位选择：穴合谷、曲池穴、风池穴、太阳穴、头维穴、大椎穴、列缺穴、少商穴、肺俞穴、足三里穴、三阴交穴及颈部皮肤反应点、颈部皮下反应点。

②操作方法：虚症、风寒感冒用慢挑法；实症、风热感冒用快挑法，隔日治疗 1 次。

（2）壮医药线点灸疗法。

①部位选择：头维穴、攒竹穴、风池穴、太阳穴、曲池穴、大椎穴、合谷穴。

②随症配穴：发热（体温升高）者加背八穴；头痛项强较重者加外关穴、外劳宫穴；喉痒咳嗽者加肺俞穴、天突穴、风门穴、劳宫穴；泄泻呕吐者加内关穴、神门穴、四缝穴、足三里穴、脐周四穴。

③操作方法：第 1 日点灸 2 次，间隔 10 ～ 15 分钟。以后每日点灸 1 次，连续治疗 3 ～ 5 日。

三、奔墨（哮喘）

【概念】

奔墨是一种发作性哮鸣气喘疾患，以呼吸急促、喉间哮鸣为主要特征的"气道"疾病，秋冬季多发，春季次之，反复发作，迁延难愈。奔墨相当于中医的哮证、喘证范畴；相当于西医学的各种原因引起的发作性哮鸣气喘疾患，以呼吸急促、喉间哮鸣等为主要症状。临床凡由支气管哮喘、喘息性支气管炎等引起的发作性哮鸣气喘疾患，以呼吸急促、喉间哮鸣等为主要症状者，均可参考本病进行诊治。

【治疗原则】

解毒理气，化痰平喘。

【治疗方法】

1. 内治法。

（1）地茶调气汤：矮地茶 12 g，映山红 10 g，五指牛奶 12 g，金香炉 10 g，夏枯草 12 g。水煎，冲冰糖服，每日 1 剂。主治以喘为主症的奔墨。

（2）不出林汤：不出林 10 g，咳嗽草 6 g，卷柏 6 g，七叶一枝花 10 g，少年红 10 g，鸡肠风（败酱）6 g，金樱子 10 g，桔梗 15 g，黄花倒水莲 20 g，一匹绸 20 g，射干 10 g，甘草 6 g。水煎服，每日 1 剂。主治以哮为主的奔墨。

2. 外治法。

（1）壮医药线点灸疗法。

①部位选择：肺俞穴、膏肓穴、天突穴、水突穴、膻中穴、足三里穴、定喘穴、气户穴、内关穴、心俞穴、肝俞穴、脾俞穴、肾俞穴、关元穴。

②随症配穴：寒哮加百会穴、四神聪穴、三阴交穴；热哮加合谷穴、大椎穴、里内庭穴。

③操作方法：每日点灸 1～2 次，连续治疗 20 日。

（2）竹罐疗法。

①材料准备：麻黄 30 g，荆芥 30 g，鱼腥草 30 g，百部 30 g，生姜 5 片，葱白 7 根，加水适量，按药物竹罐疗法中煮罐的步骤完成准备工作。

②部位选择：大椎穴、风门穴、肺俞穴、膏肓俞穴、肾俞穴、尺泽穴、膻中穴、肩井穴、丰隆穴、定喘穴。

③操作方法：按药物竹罐常规拔罐方法操作，采用多罐法，肺俞穴、定喘穴、丰隆穴可采用刺络拔罐法，隔日 1 次。

四、货烟妈（咽炎）

【概念】

货烟妈是指以咽喉疼痛为主要表现的一类疾患，相当于中医的喉痛等范畴。由急性咽喉炎、慢性咽喉炎、扁桃腺炎、声带结节等引起的咽喉疼痛，均可参考本病进行诊治。

【治疗原则】

解毒祛邪，通"气道"止痛。

【治疗方法】

1. 内治法。

（1）果榄地桃汤：金果榄 15 g，地桃花根 10 g，山豆根 3 g，马鞭草 15 g，淡竹叶 10 g，山芝麻 15 g，栀子根 10 g，草鞋根 10 g，甘草 6 g。水煎服，每日 1 剂。

（2）九节点红汤：九节茶 10 g，一点红 15 g，穿心莲 10 g，土黄连 10 g，桔梗 10 g，板蓝根 10 g，贯众 10 g，牛筋草 15 g，鱼腥草 15 g，狗肝草 10 g，甘草 6 g。水煎服，每日 1 剂。

2. 外治法。

（1）壮医针挑疗法。以下疗法可任选 1 种，每日 1 次。

方法一

①部位选择：耳尖挑点和耳后的 3 个挑点、少商穴、商阳穴。

②操作方法：轻挑、浅挑，使针挑部位出血。

方法二

①部位选择：耳后呈紫色的静脉。

②操作方法：轻挑、浅挑，刺破静脉，挤出紫色血。

（2）刮痧疗法。

①部位选择：背部，可刮督脉之大椎穴；也可刮足太阳膀胱经，由大杼穴沿脊柱两侧向下，刮至肺俞穴处。胸部，可刮任脉之天突穴。上肢，可刮手阳明大肠经，由曲池穴沿前臂前外侧向下，刮至合谷穴处；也可刮手太阴肺经，由尺泽穴处沿前臂前内侧，刮鱼际穴处。下肢，可刮足阳明胃经之内庭穴；也可刮足少阴肾经之太溪穴。

②刮拭顺序：先刮背部，再刮胸部，最后刮四肢。

③刮拭手法：刮拭背部穴位用泻法，刮至皮肤红热，以出痧为宜；刮拭胸部及四肢穴位用平补平泻法，以微微出痧为宜。

五、痧病

【概念】

痧病是指由于体弱气虚，感受疠气、霉气、痧雾暑气等外邪，或饮食不洁，内伤肠胃，导致气道、谷道阻滞，龙路运行不畅，阴阳失调所产生的以痧点和胀累感为主症的一类病症，又名痧症、发痧、痧气、痧麻。相当于中医中暑、湿温等范畴，相当于西医学各种原因引起的全身胀累、倦怠无力、恶心厌食、胸背部透发痧点，或吐或泻，或唇甲青紫等症状。临床凡由中暑、流行性感冒、胃肠型感冒、中风样症状等引起的全身胀累、倦怠无力、恶心厌食、胸背部透发痧点，或吐或泻，或唇甲青紫等症状，均可参考本病进行诊治。

【治疗原则】

解痧毒，通调气道、谷道，疏通龙路，调阴阳。

【治疗方法】

1. 内治法。

（1）热痧病方：古羊藤 15 g，山芝麻 15 g，南板蓝根 15 g，银花 15 g，南蛇勒 15 g，救必应 15 g。水煎，分 3 次服，每日 1 剂。

（2）寒痧病方：生葱白 15 g，黄皮叶 15 g，藿香 15 g，紫苏 20 g，生姜 3 片。水煎，趁热 1 次服完，并保暖取微汗。

2. 外治法。

（1）壮医药线点灸疗法。

①部位选择：头维穴、攒竹穴、风池穴、太阳穴、曲池穴、大椎穴、合谷穴。

②随症配穴：发热（体温升高）者加背八穴，头痛项强较重者加外关、外劳宫。

③操作方法：第 1 日点灸 2 次，间隔 10 ～ 15 分钟。以后每日点灸 1 次，连续治疗 3 ～ 5 日。

（2）壮药外擦。鲜柚子叶、紫苏、黄皮叶各 100 g，香茅 50 g，切碎捣烂，将 50 g 大米泡水 1 分钟后取出和上述药用布包好后擦全身。

第二节 谷道病

一、胴尹（胃痛）

【概念】

胴尹是由外感邪气，内伤饮食情志或脏腑功能失调等，导致谷道气机失调，胃失所养，气结心头而引起以上腹部近心窝处经常发生疼痛为主症的疾病。本病属于中医的胃痛范畴；相当于西医学中各种原因引起的腹部近心窝处疼痛等症。临床凡由急性胃炎、慢性胃炎、胃与十二指肠溃疡、胃痉挛、胃下垂、胃黏膜脱垂症、胃肠神经官能症、胃癌等疾病引起的腹部近心窝处经常发生疼痛，均可参考本病诊治。

【治疗原则】

通调"谷道"，安胃止痛。

【治疗方法】

1. 内治法。

（1）蜂蜜内金方：鸡内金 70 g，蜂蜜 500 g。鸡内金微炒研细末，取蜂蜜约 25 g 冲温水适量吞服鸡内金 5 g，每日 2 次，早晚饭前 1 小时服。

（2）胡萝卜羊肉汤：胡萝卜 500 g，羊肉 500 g。炖服，每日 1 ～ 3 次。

2. 外治法。

（1）外敷疗法。以下疗法可任选 1 种，每日 1 次。

方法一

①材料准备：艾叶 200 g，酒适量。

②制作方法：艾叶揉碎与酒炒热，用纱布包裹备用。

③操作方法：热敷脐部。

方法二

①材料准备：肉桂、胡椒、干姜、细辛、延胡索。

②制作方法：上药共研成细末，取陈醋适量调膏。

③操作方法：分别贴于中脘穴、神阙穴、足三里穴等穴位。

（2）熨汤疗法。

①材料准备：连须葱头 30 个，生姜 15 g。

②制作方法：连须葱头、生姜，捣烂炒热装入布袋。

③操作方法：热熨胃脘部。

二、奔鹿（呕吐）

【概念】

奔鹿是指"谷道"不通，"咪胴"（胃）气失降，气逆上冲，"咪胴"（胃）内容物从口而出的一种疾病。相当于中医各种疾病引起的呕吐，相当于西医学中各种原因引起的呕吐症状。临床上凡由急性胃炎、慢性胃炎、食源性、消化不良性、神经性、耳源性等引起的呕吐，均可参考本病进行诊治。

【治疗原则】

疏通"谷道"，顺气止呕。

【治疗方法】

1. 内治法。

（1）米糊冲剂：米饭适量，盐少许，拌匀，置火上烧成焦黄，研末，开水送服。

（2）瓜皮煎剂：瓜皮适量，吃何种瓜致呕吐，即取该种瓜皮水煎服。

2. 外治法。

（1）壮医药线点灸疗法。

①部位选择：中脘穴、上脘穴、足三里穴、内关穴、天突穴。

②操作方法：每日施灸 1 次，必要时可多次施灸。

（2）壮医针挑疗法。以下疗法可任选 1 种。

方法一

①部位选择：金津穴、玉液穴。

②操作方法：轻挑、浅挑，使针挑部位出血。亦可治妊娠呕吐。

方法二

①部位选择：天突穴左右旁开 5 分处。

②操作方法：轻挑，使针挑部位微出血。

三、胴郎（腹胀）

【概念】

胴郎是指"谷道"虚弱、饮食不当或虫毒内侵引起的饮食停滞不化、气滞不行所形成的"谷道"疾病。相当于中医的痞满、胃痛、嘈杂、胃缓范畴，相当于西医学中各种原因引起的消化不良、食欲不振等症。临床凡由肠胃疾病引起的消化不良、食欲不振等症，均可参考本病进行诊治。

【治疗原则】

调顺谷气，消食导滞。

【治疗方法】

1. 内治法。

（1）消导方：布楂叶 12 g，山楂 9 g，淮山 10 g，金银花 9 g，葛根 6 g，青皮 6 g。每日 1 剂，水煎，分 3 次服。

（2）胡椒猪肚汤：白胡椒 5～10 粒，猪肚 1 个，生姜 5 片。将猪肚洗净，把白胡椒研粉，配食盐适量放入猪肚内，并将猪肚两头用棉线扎紧，放入锅内加适量水，文火炖至烂熟，吃肉喝汤，分 3～4 次服完。

2. 外治法。

（1）壮医药线点灸疗法。

①部位选择：脐周四穴、中脘穴、足三里穴、食背、趾背、下关元穴。耳穴取肝、脾、胃、肾、小肠、交感、皮质下。

②随症配穴：气滞者，加肝俞穴、内关穴、膻中穴；血瘀者，加血海穴、通里穴、里内庭穴、肝俞穴；外感寒湿者，加百会穴、大椎穴、风池穴、曲池穴、肺俞穴、梁丘穴、四缝穴、肾俞穴；虚寒者，加梁丘穴、四缝穴、肾俞穴、百会穴、四神聪穴、大椎穴、三阴交穴。

③操作方法：每日施灸 1 次，10 日为 1 个疗程。

（2）壮医灯草灸。

①部位选择：中脘穴、关元穴、气海穴、内关穴、足三里穴、脾俞穴。

②操作方法：灯草阴灯灸或余热灸。

四、阿意卡（便秘）

【概念】

阿意卡指大肠传导失常导致的大便秘结不通，排便时间延长，或欲大便而艰涩不畅的一种疾病。本病属于中医学的便秘范畴，相当于西医学中各种原因引起的大便秘结不通，排便时间延长，或欲大便而艰涩不畅等症。临床凡由功能性便秘、肠道激惹综合征、直肠及肛门疾病所致的便秘以及药物性便秘等症状，均可参考本病进行诊治。

【治疗原则】

通"谷道"，利大便。

【治疗方法】

1. 内治法。

（1）大便不通方：鲜芦荟叶 50 g。捣碎，冲开水半碗过滤取汁，分 3 次冲蜂蜜服。

（2）白乌柏木汤：白乌柏木（去粗皮）30 g。开水浸泡，待出味后加入白盐调匀顿服。

2. 外治法。

（1）壮医药线点灸疗法。

①部位选择：神门穴。效果不明显时可加灸脐周四穴、足三里穴、大肠俞穴、里内庭穴。

②操作方法：每日施灸 1 次或数次。

（2）塞肛疗法。

①材料准备：老姜、麻油。

②制作方法：老姜（如指头大小）1 块，纸包煨热，蘸麻油。

③操作方法：塞入肛门内。

五、黄病（黄疸）

【概念】

黄病是以面黄、目黄、身黄、尿黄为主症的一种疾病，临床以目白睛发黄为特征。相当于中医学的黄疸范畴，有阳黄、阴黄与急黄之分。根据黄病的临床表现，相当于西医学的黄疸型肝炎、肝硬化、寄生虫病、部分血液性疾病、部分感染性疾病及一些药物中毒、肿瘤等。

【治疗原则】

疏通道路，利湿退黄。

【治疗方法】

1. 内治法。

（1）车前葫芦汤：车前草 9 g，葫芦茶根 12 g，山芝麻全草 9 g，红龙船花全株 9 g。水煎服，每日 1 剂，分 2 次服。

（2）千斤鸡骨汤：鸡骨草 15 g，田基黄 15 g，千斤拔 15 g。水煎服，每日 1 剂。功用是补虚、退黄。主治黄病虚症。

2. 外治法。

（1）壮医药线点灸疗法。

①部位选择：体穴取膻中穴、中脘穴、期门穴、水分穴、章门穴、水道穴，耳穴取肝、脾、肾、胰、大肠。

②操作方法：每日点灸 1 ～ 2 次。

（2）刮洗疗法。

①材料准备：虎杖、岩黄连、十大功劳、美人蕉根。

②操作方法：虎杖适量切片，与水中寄生物适量水煎后，将岩黄连、十大功劳、美人蕉根各适量捣烂用布包好，浸于药液中刮洗全身，每日 1 次。

六、瘴病

【概念】

瘴是指由于感受瘴毒之气（即山岚秽气）所致的具有突发性、传染性的一类疾病，统称为"瘴气"。相当于中医的热毒症、疟疾；相当于西医学的疟疾、流行性感冒、回归热、黑热病、病毒性感染以及部分血液系统疾病等传染性疾病。表现为寒热往来，似疟非疟的类疟疾患，均属瘴病研究范围，均可参考本病诊治。

【治疗原则】

解毒除瘴，驱邪截疟，调理气机。

【治疗方法】

1. 内治法。

（1）鸡爪风鸡汤：鸡爪风根皮 30 g，鸡肉适量，水煎，吃肉喝汤，每天 1 次。治久疟不愈。

（2）黄皮叶煎剂：黄皮叶 1250 g，阴干后切碎加水 7500 mL，煎 2 小时，过滤取汁，药渣再加水 7500 mL 煎 2 小时，取液去渣。将 2 次药液混合，用文火浓缩至 3500 mL，趁热加防腐剂，保存备用。每次服 30 mL，每日 3 次，连服 5～7 日。

2. 外治法。

（1）壮医药线点灸疗法。

①部位选择：外鱼际、太渊穴、后溪穴。

②操作方法：于发作前 30 分钟施灸上穴。

（2）佩药疗法。

①材料准备：姜黄、青蒿、苍术、艾叶、薏苣、青蒿、辣椒、高良姜、红花茶、杜茎山、山奈、锦地罗、蒜、白花藤、阳桃、苦瓜、楮叶等。

②佩挂方法：用青蒿、苍术、艾叶等制成药袋，佩挂于胸前，可预防瘴气。

第三节　水道病

一、幽扭（尿淋）

【概念】

幽扭（尿淋）是指因饮食劳倦、湿热侵袭而致的以"水道"运化不利为主要病机，以小便不畅、频数短涩，滴沥刺痛，小腹拘急痛引腰背为主症的一种疾病。相当于中医学的淋证，相当于西医学各种原因引起小便不畅、频数短涩，滴沥刺痛，小腹拘急痛引腰背的症状。临床凡由泌尿系感染、泌尿系结石、泌尿系肿瘤、乳糜尿等引起小便不畅、频数短涩，滴沥刺痛，小腹拘急痛引腰背的症状，均可参考本病诊治。

【治疗原则】

清热解毒，通利"水道"。

【治疗方法】

1. 内治法。

（1）凤尾灯木银肾汤：凤尾草 15 g，银花 20 g，木通 6 g，灯芯草 10 g，肾茶 15 g。水煎，每日 1 剂，水煎服。

（2）灯盏排石利水汤：鲜灯盏菜 20 g，鲜藕节 15 g，鲜排钱草 15 g，鲜扁柏 15 g，糯米 15 g，甘草 6 g。水煎服，每日 1 剂。主治尿淋，或小便难解，排出砂石，兼腰部绞痛而恶心呕吐。

2. 外治法。

（1）针挑疗法。

①部位选择：取穴三阴交穴、照海穴、天枢穴、腹部痛点。

②操作方法：用平挑法加平刺法，每 5 日治疗 1 次。

（2）壮医药线点灸疗法。

①部位选择：三焦俞穴、下关元穴、阴陵泉穴。有血尿者加梁丘穴。

②操作方法：每日施灸 1 次，疗程视具体情况而定。

二、幽卡（尿闭）

【概念】

幽卡（尿闭）是由于水道通调水液不利，"咪腰"（肾）和"咪小肚"（膀胱）功能减退甚至丧失导致的排尿困难，全天总尿量明显减少，小便点滴而出，甚则小便不通为主症的一种疾病。相当于中医学的癃闭，其中又以小便不利，点滴而短少，病势较缓者为"癃"；以小便闭塞，点滴不通，病势较急者称为"闭"。相当于西医学中各种原因引起的尿潴留和无尿症。由神经性尿闭、膀胱括约肌痉挛、前列腺炎、膀胱或尿道结石、尿道损伤、尿道狭窄、异物、结核、肿瘤、憩室、骨髓炎等疾病引起的尿潴留、尿不通及肾功能不全引起的少尿、无尿症，均可参考本病。

【治疗原则】

清热利湿，解毒行气，通利水道；或补虚行气，通利水道。

【治疗方法】

1. 内治法。

（1）白石三草汤：白花蛇舌草 40 g，石韦 10 g，草鞋根 15 g，一点红 15 g，臭草 10 g。水煎，分 2～3 次服，每日 1 剂。

（2）老菊续水汤：老鼠拉冬瓜 10 g，路边菊 15 g，黄花菜根 15 g，车前草 20 g，铺地稔 15 g，淡竹叶 10 g。以上诸药共捣烂，用第二道洗米水煎服，每日 1 剂。

2. 外治法。

（1）针灸推拿法。

①部位选择：针刺足三里穴、中极穴、三阴交穴、阴陵泉穴等穴位。

②操作方法：反复捻转提插，强刺激，体虚者可灸关元穴、气海穴，并可采用小腹膀胱区按摩，每日 1 次，7 日为 1 个疗程。

（2）壮医药线点灸疗法。

①部位选择：长强穴、阴谷穴。

②随症配穴：伴腰痛者，加灸膀胱俞穴；伴小腹痛者，加灸下关元穴、三阴交穴、膀胱俞三穴。

③操作方法：每日施灸 1 次或数次，中病即止。

三、漏精（遗精）

【概念】

漏精（遗精）是指因饮食劳倦或外邪入侵下部，人体上、中、下三气不能固摄机体，导致三气不能协调，人体下部气不能上达中部，而导致的不因性生活而精液遗泄的病症。中医病名即遗精。中医将其分为有梦而遗，名为梦遗；无梦而遗，甚至清醒时精液流出者，名为滑精。西医学的神经衰弱、前列腺炎引起的遗精，可参考本病治疗。

【治疗原则】

调理三气，清心安神，清理湿热，补虚益气。

【治疗方法】

1. 内治法。

（1）金樱固遗汤：金樱子、黄栀子、陈皮各 15 g，猪前脚 1 个，煎水冲白糖服，每天 1～2 次。

（2）金杜千金止遗汤：金樱子 50 g，灯芯草、毛杜仲、土党参、车前草各 25 g，大叶千金拔 50 g，猪脊髓 3 寸。炖服，每日 1 剂。

2. 外治法。

（1）壮医药线点灸疗法。

①部位选择：下关元穴、会阴穴、中元穴、中髎穴、下长强穴、阴谷穴、膀胱俞穴、三焦俞穴、肾俞穴、命门穴。

②操作方法：每日 1 次，每次取 4～5 个穴位，20 日为 1 个疗程。

（2）壮医药物洗浴。

①洗浴药物：金樱子、黄栀子、淫羊藿、毛杜仲、灯芯草、大叶千金拔、磨盘根、地桃花、宽筋藤、观音藤、金樱根、益智仁、石榴花根、夜合花根、大红花根各 50 g。

②操作方法：上药煎水盆浴，每次 30 分钟，7 日为 1 个疗程。

四、奔浮（水肿）

【概念】

奔浮（水肿）是指因感受外毒，饮食失调，或劳倦过度等，使"咪腰"（肾）、"咪小肚"（膀胱）等脏器功能减退，水道分利水液功能减退甚至丧失，导致体内水液潴留，泛滥肌肤，而出现以头面、眼睑、四肢、腹背甚至全身浮肿为主症的一种疾病。相当于中医学的水肿，相当于西医学各种原因引起的头面、眼睑、四肢、腹背甚至全身浮肿等症状。临床凡由急慢性肾炎、肾病综合征、肾功能衰竭、黏液性水肿、心源性水肿、老年性水肿、内分泌失调以及营养障碍等疾病出现的水肿，均参考本病进行诊治。

【治疗原则】

祛逐邪毒，补虚理气，通利水道。

【治疗方法】

1. 内治法。

（1）六草汤：车前草 15 g，凤尾草 15 g，鱼腥草 15 g，白花蛇舌草 15 g，金钱草 10 g，苍耳草（根）10 g。水煎服，每日 1 剂，分 3 次服。

（2）二木铃青叶方：天星木 10 g，毛冬青 10 g，六耳铃 15 g，狗屎木 50 g，金竹叶

10 g。水煎服，每日 1 剂。

2.外治法。

（1）针刺疗法。

①部位选择：肾俞穴、膀胱俞穴、三阴交穴、气海穴、关元穴、阳陵泉穴。

②操作方法：每日针 1 次，7 日为 1 个疗程。

（2）壮医药线点灸疗法。

①部位选择：肾俞穴、膀胱俞穴、三阴交穴、气海穴、关元穴、阳陵泉穴。

②操作方法：每个穴位每次灸 1 ～ 2 壮，每日 1 次，7 日为 1 个疗程。

五、图爹病（毒虫病）

【概念】

图爹病（毒虫病）是感受蛊毒病邪而致虫毒结聚于脏腑，阻滞经络，出现面目青黄、心腹痛切、吐血下血、头痛腹泻（或腹部胀满）、脉络暴露、四肢沉重、关节酸痛、咽喉肿痛、肢体麻木、身体瘦弱、恶寒发热，甚者口吐秽血而死的疾病。本病种类很多，由于病因不一，病机多变，故症状复杂，病情一般较严重。本书主要讨论水蛊，临床以腹部胀大、皮色苍黄、脉络暴露为主要特征的疾病。相当于中医学的蛊胀、水蛊、臌胀。临床凡由肝炎后性、血吸虫性、胆汁性、营养性、中毒性等肝硬化引起的面目青黄、心腹痛切、吐血下血、头痛腹泻或腹部胀满、脉络暴露、四肢沉重、关节酸痛、咽喉肿痛、肢体麻木、身体瘦弱、恶寒发热，甚者口吐秽血等症状，均可参考本病进行诊治。

【治疗原则】

驱邪解毒，疏通水道。

【治疗方法】

1.内治法。

（1）砂猪蒜汤：大蒜 60 g，春砂仁 3 g，猪肚 1 个。前两味捣烂，纳入洗净猪肚内，炖服，每日 1 剂。

（2）冰糖白苧汤：白苧根 30 g。研末，加冰糖适量，开水冲服。

2.外治法。

（1）壮医灸法。

①材料准备：麝香、艾叶。

②部位选择：气海穴、关元穴、期门穴、神阙穴。

③操作方法：点燃黄豆粒大小的艾绒灸穴位。每日1次，每次20～30分钟。

（2）壮药外敷法。

方法一

①材料准备：望江南、石仙桃、卷柏、米酒、蜜糖各适量。

②操作方法：制成药栓及药饼，药栓塞入肛门，药饼外敷肚脐。

方法二

①材料准备：狗屁藤叶、红药、枫树叶、茶辣叶、土牛膝叶各适量。

②操作方法：捣烂，加米醋适量，炒热外敷患部，并于大椎穴、腰阳关穴拔罐，每日1次。

第四节　龙路病

一、楞喔勒（鼻衄）

【概念】

楞喔勒（鼻衄）是脉漏病之一，是指血液不循常道，溢于龙路之外，血从鼻而出。临床主要表现为血液与鼻涕相间而出或流出纯血。各年龄段均可发病，小孩发病率较高。相当于中医学的鼻衄，相当于西医学中的各种原因导致的鼻腔出血性疾病。临床凡由高血压病、严重性肝病、血液病、风湿病、发热性疾病、药物中毒等疾病引起的鼻腔出血症，均可参考本病诊治。

【治疗原则】

调养龙路，祛毒止血。

【治疗方法】

1.内治法。

（1）三草汤：仙鹤草20g，旱莲草20g，龙胆草10g。水煎服，每日1剂，分3次服。

（2）莲草五倍汤：五倍子20g，旱莲草15g。水煎服，每日1剂，分2次服。

2. 外治法。

（1）针挑疗法。

①部位选择：双侧少商穴、百会穴、丰隆穴、四花穴。

②操作方法：用三棱针轻挑各点至微出血，然后用艾条隔姜灸百会穴 10 分钟。每日针挑和艾灸 1 次，2 ～ 3 次即可。

（2）壮医药线点灸疗法。

①部位选择：风池穴、膻中穴、风门穴、肺俞穴、内关穴、劳宫穴、合谷穴。

②操作方法：每日点灸 1 ～ 2 次，每个穴位灸 1 ～ 2 壮，连续治疗 6 日。

二、唉勒（咳血）

【概念】

唉勒（咳血）是脉漏病之一，是指血液不循常道，溢于龙路之外，血从"咪钵"（肺）内或气道溢出，经气道及口咳出的病症称为唉勒。属于中医血证的咳血范畴，相当于西医学各种原因引起的咳痰咳血。临床凡由支气管炎、肺炎、肺结核、肺癌、血液病、肝病、心脏病等引起的痰中带血或痰血相兼，或纯血鲜红，间夹泡沫等症，均可参考本病诊治。

【治疗原则】

祛邪解毒，杀痨虫，通气道，补虚止血。

【治疗方法】

1. 内治法。

（1）抗痨补虚汤：不出林 20 g，石油菜 30 g，黄花倒水莲 20 g，土党参 15 g，岩泽兰 10 g，岩黄连 5 g，百部 10 g，天门冬 10 g，十大功劳 20 g，扶芳藤 20 g，枇杷叶，土甘草各 10 g。水煎服，每日 1 剂，分 3 次冲蜂蜜 15 g 服。

（2）红花应青汤：红毛毡 10 g，青丝线 10 ～ 15 g，救必应 10 g，红花地桃花 10 ～ 20 g，淡竹叶根 15 ～ 20 g，九节风根 10 ～ 20 g。炒至微黄，水煎服，每日 1 剂。

2. 外治法。

（1）壮医药线点灸疗法。

①部位选择：合谷穴、郄门穴、太溪穴、太冲穴、尺泽穴、梁丘穴、风池穴。

②操作方法：每日施灸 1 次，每个穴位灸 1 ～ 2 壮，7 ～ 10 日为 1 个疗程。

（2）艾熏疗法。

①部位选择：神阙穴、气海穴、关元穴、双足三里穴，双涌泉穴。

②操作方法：用艾条熏每个穴位 5 ～ 8 分钟，每日 1 次，10 日为 1 个疗程。

三、幽勒（血尿）

【概念】

幽勒（血尿）是指湿邪热毒等入侵龙路导致血液不循常道，溢于脉外，血从小便而出，致小便中混有血液甚至血块的病症。幽勒相当于中医血证的尿血、血淋等范畴，属于西医学中各种原因引起的尿血症。临床凡由泌尿系结石、感染、肿瘤、结核、损伤或某些全身性疾病及其他原因引起的程度不同的血尿病，均可参考本病诊治。

【治疗原则】

祛邪毒，固龙路，养血止血。

【治疗方法】

1. 内治法。

（1）桃树叶汤：桃树叶 60 g。切碎，开水泡服，每日 1 剂。

（2）幽勒康汤：蒲黄 10 g，鲜扁柏叶 20 g，鲜藕节 30 g，血余炭 10 g，鲜韭菜头（连根）20 g，鲜车前草 20 g。以上诸药共捣烂取汁，加六一散 3 g，调酒服，每日 1 剂。

2. 外治法。

（1）针挑疗法。

①部位选择：脐周四穴、三焦穴。

②操作方法：用三棱针或大头针轻挑各点至微出血，然后用艾条隔姜灸神阙穴 10 分钟。2 ～ 3 日挑 1 次，每日灸神阙穴 1 次，中病即止。

（2）壮医药线点灸疗法。

①部位选择：手三里穴、曲池穴、梁丘穴、承山穴、血海穴、中极穴。

②操作方法：每日施灸 1 次，每个穴位灸 1 ～ 2 壮，7 ～ 10 日为 1 个疗程。

四、屙意勒（便血）

【概念】

屙意勒（便血）是指热毒、湿毒等邪毒入侵人体导致"勒"（血）不循常道，溢于龙路之外，从肛门排出体外。无论是大便前后下血，或单纯下血，或与粪便混杂而下，都称为"屙意勒"。屙意勒相当于中医血证的便血范畴，相当于西医学各种原因引起的黑便或便血等症。临床凡由上消化道出血、下消化道出血、痔疮等引起的大便前后下血，或单纯下血，或与粪便混杂而出血，均可参考本病诊治。

【治疗原则】

解毒和中，养血止血。

【治疗方法】

1. 内治法。

（1）椿红花蕊汤：椿树根皮 10 g，红花 6 g，灯蕊 10 g。以酒煎服，每晚睡前服头煎，翌日早晨服二煎，忌生冷寒凉之品。

（2）田基二草汤：仙鹤草 15 g，车前草 12 g，田基黄 12 g。水煎服，每日 1 剂。

2. 外治法。

（1）针挑疗法。

①部位选择：关元穴、天枢穴、气海穴、足三里穴、长强穴。

②操作方法：用三棱针或大头针轻挑、浅挑，挑取少量纤维即可。2～3 日挑 1 次，一般挑 4～5 次即可。

（2）壮医药线点灸疗法。

①部位选择：中脘穴、下脘穴、足三里穴、梁丘穴、孔最穴、承山穴、次髎穴、中髎穴、长强穴。

②操作方法：每日施灸 1 次，每个穴位灸 1～2 壮，7 日为 1 个疗程。

五、血压嗓（高血压）

【概念】

血压嗓（高血压）是由于情志失调、饮食不节、劳逸过度、禀赋不足与体质偏盛偏衰等，导致人体脏腑阴阳平衡失调，气滞血瘀，升降失常，风火内生，痰瘀交阻而发病，表现为头晕、头痛、血压升高，晚期可导致心、脑、肾器官病变的病患。血压嗓相当于中医学头晕、头痛等范畴，相当于西医的高血压病。

【治疗原则】

清热毒，化瘀毒，调"龙路"。

【治疗方法】

1. 内治法。

（1）萝芙木鸡冠花汤：萝芙木根 30 g，野鸡冠花 20 g。水煎服，每日 1 剂。

（2）三草仲藤木汤：土杜仲 9 g，萝芙木 6 g，夏枯草、豨莶草各 3 g，钩藤、草决明各 15 g。水煎服，每日 1 剂。

2. 外治法。

（1）壮医敷贴疗法。

①材料准备：白花蛇 3 条，蜈蚣 9 条，土鳖虫、黄连、白芥子、元胡各 6 g，地龙、蝉蜕各 9 g，葛根 15 g，细辛、三七各 3 g，甘遂 5 g。

②操作方法：以上诸药研细末，姜酊适量搅匀成膏。每次用适量敷贴于足三里穴、涌泉穴等穴位，每日换药 1 次，30 日为 1 个疗程。

（2）壮医足浴疗法。

①材料准备：桑叶、草决明、菊花各 60 g。

②操作方法：将上药加入适量水中煮沸，待水温为 60 ℃左右时即可泡脚，每日 1 次，每次 15 分钟，5 次为 1 个疗程。

3. 壮医药膳疗法。

（1）鲜荷叶适量，切碎，加适量水煎，待凉后代茶饮。

（2）山芦荇草适量，煎水当茶饮。

第五节　火路病

一、发得（发烧）

【概念】

发得（发烧）又名"发热"，以体温升高为主症的一种病症。相当于中医外感发热与内伤发热。西医的各种发热性疾病如感染、血液病、肿瘤、变态反应性疾病等引起的发热，均可参考本病进行诊治。

【治疗原则】

调理气机，疏通道路，解毒退热。

【治疗方法】

1. 内治法。

（1）马鞭红汤：马鞭草、一点红各 15～30 g。水煎服，每日 1 剂。

（2）桑草银叶汤：桑根 30 g，鱼腥草 30 g，银花藤 30 g，枇杷叶 9 g，甘草 6 g。水煎服，每日 1 剂。

2. 外治法。

（1）壮医针挑疗法。以下疗法可任选 1 种，每日 1 次。

方法一

①部位选择：耳尖挑点。

②操作方法：轻挑、浅挑，使针挑部位出血。

方法二

①部位：耳后呈紫色的静脉。

②手法：轻挑、浅挑，刺破静脉，挤出紫色血。

（2）壮医药线点灸疗法。

①部位选择：背八穴、太阳穴、曲池穴、手三里穴、风池穴、合谷穴。

②操作方法：第 1 日施灸 2 次，间隔时间为 15 分钟，一般 3～5 次即可。

二、麻邦（偏瘫）

【概念】

麻邦（偏瘫）是指由于身体内某些脏腑功能失调导致阴阳失衡，临床主要表现为突然昏仆、偏瘫、神志不清、口眼㖞斜、语言不利，或不经昏仆而痿软不遂的一种病症。本病属于中医的中风、卒中、偏瘫或半身不遂等范畴，相当于西医学的脑血管意外、脑出血、脑血栓形成等疾病。

【治疗原则】

疏通道路，调理气机，调整"巧坞"（大脑）。

【治疗方法】

1. 内治法。

（1）吹风止瘫散：吹风散 10 g，牛耳风 10 g，钻地风 15 g，九节风 15 g，刘寄奴 15 g。水煎服，每日 1 剂，15 日为 1 个疗程。

（2）虎皮姜汁酒方：通城虎 20 g，老陈皮 15 g。加姜汁、米双酒各适量灌服，每日 1 剂。

2. 外治法。以下疗法任选 1 种，每日 1 次。

方法一

针刺或灸人中穴、百会穴、合谷穴、足三里穴、后溪穴、外关穴、涌泉穴、昆仑穴，可针刺少商穴放血少许，每日 1 次。

方法二

在大椎穴用三棱针刺后加拔罐出血少许，每日 1 次，15 日为 1 个疗程。

三、呐阿尹（胸痹）

【概念】

呐阿尹（胸痹）是由于龙路或火路阻滞不通而引起胸部疼痛的一类疾病，临床主要表现为胸部疼痛，可向肩部、颈部放射疼痛。可见于多种病症。本病属于中医学胸痛范畴，相当于西医学胸膜炎，肺、气管、支气管感染等。

【治疗原则】

通调龙路火路，止疼痛。

【治疗方法】

1. 内治法。根据毒邪致病的不同，可选取下列方药：

（1）五指牛奶汤：五指牛奶 30 g，瓜蒌壳 10 g，百部 10 g。水煎服，每日 1 剂。

（2）石狗虾菇汤：石仙桃 15 g，七叶一枝花 10 g，上树虾 10 g，叶连菇 12 g，狗脚迹 10 g。水煎服，每日 1 剂。

2. 外治法。

（1）针挑疗法。

①部位选择：阿是穴、丰隆穴、肺俞穴、期门穴等。

②操作方法：用三棱针或大头针轻挑、浅挑，微出血即可。2～3日挑1次，3次为1个疗程。

（2）壮医药线点灸。

①部位选择：阿是穴、天池穴、天溪穴、期门穴、肩前穴、屋翳穴。

②操作方法：每日施灸1次，每个穴位灸1～2壮，中病即止。

四、痹病

【概念】

痹病是指邪毒入侵机体火路，致使火路网络阻滞不畅而引起筋骨肌肉关节疼痛，临床主要表现为筋骨肌肉关节疼痛酸楚、麻木、重着、灼热、伸屈不利、关节肿大，甚则关节变形、行走困难的病症，又称"风湿骨痛、风手风脚"。痹病属于中医痹病范畴，中医痹病分为行痹、痛痹、着痹、热痹、尪痹、虚痹。根据风湿病的临床特征，西医学中的风湿性关节炎、类风湿性关节炎、痛风等与之相近，可参照本病诊治。

【治疗原则】

驱风散寒，解毒通络，运行气血。

【治疗方法】

1. 内治法。

（1）臭豨莶汤：豨莶草、臭梧桐各15 g。水煎服，每日1剂。

（2）石藤伸筋汤：络石藤、秦艽、伸筋草、路路通各12 g。水煎服，每日1剂。

2. 外治法。

（1）针挑疗法。

①部位选择：患侧反应穴。

②操作方法：慢挑、深挑、点挑，挑净纤维，使微出血。如属痼疾，则须配合拔罐疗法，于挑口加拔罐吸出黑色淤血，每2～3日针挑和拔罐1次，至痊愈为止。如果病情较轻，可用轻挑、浅挑、疾挑、跃挑，不必挑出纤维。

（2）壮医药线点灸疗法。

①部位选择：

手关节：阳溪穴、阳池穴、阳谷穴、手三里穴。

足关节：昆仑穴、太溪穴、中封穴、丘墟穴。

肩关节：肩前穴、肩俞穴、曲池穴。

膝关节：膝眼穴、犊鼻穴、足三里穴、梁丘穴。

踝关节：申脉穴、照海穴、昆仑穴、丘墟穴。

趾端：患处梅花穴。

腰骶部：关元俞穴、膀胱俞穴、白环俞穴、上髎穴、下髎穴、环跳穴。

②操作方法：每日施灸 1 次，20 日为 1 个疗程。

第六节 "巧坞"病

一、年闹诺（夜不睡）

【概念】

年闹诺（夜不睡）是指经常不能获得正常睡眠的一种疾病，轻者主要表现为入睡困难，或睡中易醒，或醒后不能再睡；重者彻夜难眠，常伴有神疲乏力、头晕头痛、健忘、心神不宁等症状。本症临床较常见，多为情志失调、久病体弱、饮食不节、劳逸失度等引起。

年闹诺（夜不睡）相当于中医的不寐、不得眠、不得卧、目不暝，相当于西医学的神经衰弱综合征、失眠。

【治疗原则】

平衡阴阳，调理气机。

【治疗原则】

1.内治法。

（1）功劳心草散：十大功劳 30 g，灯芯草 3 g，竹叶心 30 g。水煎服，每日 1 剂。

（2）含羞草汤：含羞草 15 g。水煎取汁，睡前服，每日 1 剂。

（3）催眠酒：浮小麦 30 g，酸枣仁 30 g，大枣 30 g，五味子 30 g。以上诸药浸泡于 1000 mL 米酒中，30 日后可服，于每晚睡前服 10～20 mL。

（4）夜睡方：夜交藤 30 g，松针 30 g，大枣 15 g。水煎取汁，睡前服，每日 1 剂。

2. 外治法。

（1）针挑疗法。

①部位选择：太阳穴、阳白穴、中冲穴。

②操作方法：轻挑、点挑，使微出血。每 5 日 1 次，中病即止。

（2）壮医药线点灸疗法。

①部位选择：攒竹穴、神门穴、三阴交穴、四神聪穴、百会穴。

②随症配穴：心脾亏损者，加心俞穴、厥阴俞穴、脾俞穴；心肾不交者，加心俞穴、肾俞穴、太溪穴；心胆虚怯者，加心俞穴、胆俞穴、大陵穴、丘墟穴；肝阳上扰者，加肝俞穴、间使穴、太冲穴；脾胃不和者，加胃俞穴、足三里穴；伴头晕头痛者，加灸百会穴；伴心悸怔忡者，加灸中冲穴、劳宫穴、内关穴（或间使穴、郄门穴）、百会穴、膻中穴。

③操作方法：每日施灸 1 次，10 日为 1 个疗程。

（3）竹罐疗法。

①材料准备：远志 30 g，酸枣仁 30 g，茯苓 30 g，山药 30 g，合欢皮 20 g，夜交藤 20 g，加水适量，按药物竹罐疗法中煮罐的步骤完成准备工作。

②部位选择：

督脉：大椎穴、身柱穴、神道穴、灵台穴。

足太阳膀胱经：心俞穴、肝俞穴、脾俞穴、肾俞穴。

任脉：中脘穴、气海穴、关元穴。

手厥阴心包经：内关穴。

足太阴脾经：血海穴、三阴交穴。

③操作方法：每次取 3～4 穴，用三棱针点刺拔罐法，留罐 10～15 分钟，隔日 1 次。

第二章 ◆ 壮医外科病

　　壮族人民多居住在祖国南方，这里气候炎热，地域潮湿，环境恶劣，风湿热毒侵袭，蛇兽咬伤、虫叮伤、蜂蜇伤极为多见。受自然和环境因素的影响，壮族人民对生于人体表的、能够用肉眼诊察且触摸到的、有局部症状可凭的外科疾病积累了丰富的防治经验。壮医认为，毒与外科疾病最密切，对外科疾病注重从毒论病，强调防毒发病，善于解毒治病，治法上内治外治并用，尤重外洗、敷涂、针刺、放血、药线灸等外治解毒方法的运用。本章以毒为纲将壮医外科疾病分为热毒病、血毒病、毒结病、风湿毒病、虫蛇兽毒伤、外科杂病等6类进行介绍，充分反映壮医对外科疾病防治的经验和特色。

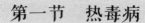

第一节　热毒病

热毒病是指由于各种原因导致热毒内生，侵犯肌肤，成肿、成脓、成疮，发于外的一系列疾病，为最常见的壮医外科疾病，包括无名肿毒、疖、黄水疮、瓜藤痛、疽、疔、痤疮、鸡屎疮、对口疮、裤口毒等。其发病多因情志不舒，气郁化火，或过食辛辣煎炒，使热毒内生，或外感热毒之邪，侵犯肌肤，郁结于皮肉之间或龙路、火路之中，使气血凝滞不通所致。

一、呗脓（痈疽）

【概念】

呗脓（痈疽）是指发于肌肤间的急性化脓性疾病，相当于西医的急性蜂窝组织炎。

【病因病机】

壮医认为，呗脓（痈疽）多由湿热火毒内生，郁结于皮肉之间或龙路、火路，使气血凝滞不通而致。西医中，此病多由化脓性细菌感染所致。

【诊断】

1. 以来势骤急，身体局部骤发肿痛，且随处可生，肿势散漫，灼热，边界不清，常伴发恶寒、发热等全身症状为主要临床表现。

2. 肿痛发生 3～5 日后肿胀高突，范围逐渐扩大，色红紫，痛如鸡啄，若按之有波动感，为内脓已成，如果出现寒战高热、头痛、烦躁不安则为热毒内陷症（败血症）。

3. 局部红肿热痛，或湿烂溃脓，边界不清，舌红，苔薄或黄腻，脉数。

【治疗原则】

清热解毒，泻火，疏通道路。

【治疗方法】

1. 内治法。

（1）金银花、板蓝根各 12 g，地丁、苏叶、木黄连、苍耳根、茅根、大青叶、藤黄连、刺苋菜各 10 g。水煎服，每日 1 剂。

（2）生地 12 g，铁树叶、鹅舌草、细叶榕、青藤叶、大罗伞、小罗伞各 10 g。水酒各半煎服，每日 1 剂。

2. 外治法。

（1）蒜泥、蛤蟆皮各适量。外敷患处加艾灸。

（2）了哥王、红龙船花、假南瓜叶各适量。捣烂，酒炒热后敷患处。

（3）生桐油、生石膏粉各适量。调成糊状外敷患处。

（4）木芙蓉叶或花、犁头草、葫芦菜各适量。捣烂外敷患处。

（5）已有脓者，切开排脓，切口宜稍大，放入引流条，每天用桉树叶煎液外洗，换引流条，直至无脓为止，外敷木芙蓉膏。

（6）活蚯蚓 10 条，洗净，以适量盐浸渍即化为黏液，取黏液适量加蜜糖适量，混匀，外涂患处。

（7）韭菜叶、雷公根适量。捣烂敷患处。

（8）壮医药线灸疗法：局部取梅花穴、结顶穴，采用壮医药线点灸每穴 3 壮，每日 1 次。

二、很尹（疖病）

【概念】

很尹（疖病）是指肌肤浅表、范围较小的急性化脓性疾病。中医称"疖""疖子"，相当于西医的疖、疖病、皮肤脓肿、头部皮肤穿凿性脓肿等病。

【病因病机】

壮医认为很尹的病因有外因和内因两方面，主要发病机理如下：

1. 常好发于夏秋季节，因暑热火毒侵袭肌肤引起暑疖，或因天气闷热汗出不畅，暑湿热蕴蒸肌肤，引起痱子，破伤染毒而成。

2. 平素恣食辛辣油腻厚味之品，"咪隆"（脾）功能失调，热毒内蕴，自内外发肌肤所致。

3. 如生于儿童头皮患疖，局部处理不当，脓毒潴留，旁窜深溃，在头皮下蔓延，窜空而成为蝼蛄疖。

4. 久病体虚，毒邪留恋，致疖病缠绵不愈。

【诊断】

1. 局部红、肿、热、痛，突起根浅，肿势局限，易肿，易脓，易溃，易敛等为主要临床表现。

2. 好发于夏秋暑热季节者，多患有疖、痱子史。

3. 疖病好发于项后、背部、臀部等处，容易反复发作，缠绵不愈，或消渴病，或习惯性便秘、营养不良等慢性病者，常表现体虚毒恋。

【治疗原则】

泻火解毒，消肿散疖，辅以补虚。

【治疗方法】

1. 内治法。

（1）金银花、野菊花各 30 g，鲜车前草、鲜马齿苋各 50 g。水煎服，每日 1 剂。

（2）木黄连、一点红各 50 g。水煎服，每日 1 剂。

2. 外治法。

（1）木芙蓉花或九里明适量。捣烂外敷患处。

（2）生桐油、生石膏粉各适量。调成糊状外敷患处。

（3）生大蒜头适量。捣烂外敷患处加艾灸。

（4）七叶一枝花膏外敷或七叶一枝花酊外擦患处。

（5）成脓者，切开引流，每天用桉树叶或九里明煎液清洗后敷七叶一枝花膏。

（6）用冷开水喷淋于疖面上，然后用艾条在疖面上施灸，同时徐徐吹风于肿面上，肿面水将干时再喷水，每次 15 分钟，每日 2 次。

（7）青蛙皮贴于疖肿处。

（8）壮医药线灸疗法。取患处梅花形穴、结顶穴、养老穴、手三里穴，可加肺、相应部位、内分泌、皮质下等耳穴。每日施灸 1 次，至愈为度。

三、旁呗（疽）

【概念】

疽是毒邪深沉的感染性疾病。中医有落头疽、有头疽和无头疽之分；疽相当于西医学的痈。

【病因病机】

壮医认为疽的病因有内因与外因之分，其主要发病机理如下：

1. 情志不舒，气郁化火。

2. 过食辛辣煎炒，使热毒内生。

3. 外感风温、湿热、火毒等热毒之邪，侵犯肌肤。

4. 内有脏腑蕴毒，凝聚肌表。

5. 体虚之人，如消渴病患者，阴虚水亏，火炽热毒蕴结更甚，易致毒邪内陷。

以上诸因终致诸邪毒郁结于皮肉之间或龙路、火路之中，使气血凝滞不通而致发疽。

【诊断】

1. 不同的疽特点不同。诊断要点具体如下：

（1）落头疽。好发于背部及颈后部，多发于体弱之人，局部呈一片较广泛的红肿凸起，疼痛剧烈，发展迅速，表面出现多个黄白色脓头，中央组织坏死，愈合慢，伴有发冷、高热、食欲不振，甚至引起败血症。

（2）有头疽。初生白粒如粟，痒痛，继而微红肿痛，3～4 日后根脚红晕逐渐展开，局部微温，甚则发热，疽顶白粒如粟，间有大如莲子蜂房者，皆有脓不易畅流排泄，可向四周蔓延扩展变大。临床有"一候（7 日）成形，二候化脓，三候脱腐，四候生新"之说。本病尤多见于消渴病患者。

（3）无头疽。初起无头，为发于筋骨及关节间的脓疡，具有漫肿，皮色不变，疼痛彻骨，难消，难溃，难敛之特点。脓出清淡，淋漓不尽，甚至导致关节畸形。

2. 辅查。血白细胞总数及中性粒细胞比例明显增高。消渴病人血糖升高，或尿糖阳性。

【治疗原则】

清热解毒，排脓消肿，疏通龙路火路。

【治疗方法】

1. 内治法。

穿心莲、甘草各 10 g，一点红、九节茶各 50 g。水煎服，每日 1 剂。主用于落头疽。

2. 外治法。

（1）鲜雾水葛适量，捣烂敷伤口周围，每日换药 1 次。用于落头疽。

（2）生姜适量，捣烂，用芭蕉叶包好后煨热敷患处，每日换药1次。苦丁茶叶、了哥王叶水煎外洗或捣烂外敷患处。用于落头疽。

（3）成脓者，作"十"字切口或"廿"字切口切开，切口宜大使引流通畅，每天换药1次，用九里明、火炭母煎液外洗后敷七叶一枝花膏。用于落头疽。

（4）初起用蒜切片3毫米厚，置于患处，隔蒜施灸，每日1～3次。用于有头疽和无头疽。

（5）巴豆去壳炒黑，研末以麻油调为膏，涂患处。用于有头疽和无头疽。

四、呋仇（痤疮）

【概念】

呋仇（痤疮）是以颜面等处出现粟粒样丘疹，可融合成片，红肿或有脓头，可挤出白色或黄白色碎米样粉汁为主要表现的一种疾病。中医称为"粉刺"，相当于西医学的痤疮。

【病因病机】

壮医认为，呋仇（痤疮）属壮医龙路病、火路病范畴，病因以实者居多，其主要发病机理如下：

1.由于湿毒、热毒、火毒、风毒从外侵入体内，蕴积于肌肤的龙路、火路，使道路阻塞，影响气血运行输布，而致病理产物排泄堆积，导致呋仇。

2.因饮食不节，过食肥甘、油腻、辛辣食物，三道两路功能失调，湿毒、热毒、火毒内生，蕴积于肌肤的龙路、火路，使道路阻塞影响气血运行输布，而致病理产物排泄堆积，导致呋仇。

3.因青春之体，血气方刚，气血充盛，阳热上升，复感风寒毒邪，侵入龙路、火路，与气血相搏，瘀阻肌肤道路，发为呋仇。

【诊断】

1.常见于青春期男女颜面、胸背等处的一种毛囊、皮脂腺炎症。

2.以颜面、胸背等处出现粟粒样丘疹，有些融合成片，红肿或者有脓头，可挤出白色或黄白色碎米样粉汁为主要症状。

3.可伴有轻微瘙痒或疼痛，部分重症患者可见整个颜面布满丘疹，皮肤增厚，色素沉着。

4.其病程较长，常此起彼伏，但青春期后可逐渐消退。

【治疗原则】

泻热解毒，祛瘀通路。

【治疗方法】

1.内治法。

（1）当归、生地、川芎、赤芍、黄芩（酒炒）、赤茯苓、陈皮、红花（清洗）、生甘草各 10 g。水煎服，每日 1 剂。

（2）土茯苓 40 g，生薏苡仁 30 g，白花蛇舌草 30 g，大黄 15 g，黄连 12 g，生地 30 g，升麻 10 g，粉丹皮 10 g，赤芍 15 g，蒲公英 50 g。水煎服，每日 1 剂。

2.外治法。

（1）壮医针刺配合刺血疗法。

①部位选择：脐内环穴（心、肾、肝）、内关穴、神门穴、曲池穴、合谷穴、大陵穴、眉心穴、血海穴、三阴交穴、复溜穴等。随症加减。

②治疗方法：

手法 1：针脐内环穴（心、肾、肝），向外斜刺，用平补平泻手法。针神门穴、曲池穴，用吐纳泻法，每穴泻 4 次。其余穴位用壮医药线点灸，每穴点灸 3 壮，均用泻法。

手法 2：针脐内环穴（心、肾、肝），采用壮医针灸调气法。方法：进针前嘱患者做腹式吐纳运动，调整呼吸，稳定情绪，消除杂念。然后采用无痛进针法进针，进针后不提插、不捻转，不强求酸麻胀针感。针毕，医者右手掌心对准患者肚脐（距离 15～30 cm），做顺时针缓慢旋转运动 3～5 分钟。整个过程中，患者不要停止吐纳运动，进针后仍坚持 3～5 分钟，留针 30 分钟，以脐部出现温暖感并有冷气从手或脚排出为佳。其他六位进针后直接留针 30 分钟。每日针灸 1 次，10 次为 1 个疗程。

（2）壮医药线点灸疗法。取长子穴、手三里穴等穴位，配取相应部位神门、肾上腺、皮质下等耳穴。每日点灸 1 次，10 次为 1 个疗程。

（3）刮痧疗法。患者取正坐位，术者在其合谷穴、曲池穴、内庭穴、大椎穴等穴位刮拭，每穴 1 分钟。

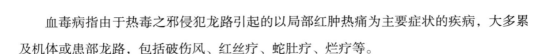

第二节　血毒病

血毒病指由于热毒之邪侵犯龙路引起的以局部红肿热痛为主要症状的疾病，大多累及机体或患部龙路，包括破伤风、红丝疗、蛇肚疗、烂疗等。

一、破伤风

【概念】

破伤风是指热毒之邪侵犯龙路引起的以面部肌肉痉挛、呈苦笑面容、牙关紧闭抽筋、发热、疼痛为主症的一种疾病。中医及西医学均称"破伤风"。

【病因病机】

破伤风多因陈年铁锈之物刺伤肌肤，皮肉破损，热毒之邪趁隙而入，侵犯龙路，使龙路不通，气血凝滞，血热互结，搏阻于皮肉之间，热毒生风致痉所致。

【诊断】

1. 以面部肌肉痉挛、呈苦笑面容、牙关紧闭、抽筋、发热、疼痛为主要症状。

2. 初起发冷、发热、咽痛，继而面部肌肉痉挛，呈苦笑面容，牙关紧闭，抽筋，舌头僵硬，言语不利，流口水，角弓反张，喜暗怕光，呼吸困难，反复发作，重者危及生命。

3. 患者多有陈年铁锈之物刺伤肌肤，皮肉破损史。

【治疗原则】

疏通龙路，排毒解痉。

【治疗方法】

1. 内治法。

（1）乌梅、蝉蜕各10 g，红花、地桃花、钩藤、水菖蒲各12 g。水煎服，每日1剂。

（2）吹风蛇胆1个，1日分2次服完。

（3）鲜红蓖麻根60 g。水煎服，每日1剂。

（4）威灵仙、木贼、五加皮、八角枫各30 g。水煎服，每日1剂。

（5）八角枫、威灵仙、蝉蜕、石菖蒲各20 g。水煎服，每日1剂。

2. 外治法。

（1）壮医针灸法。针刺或药线点灸承山穴、阳池穴、阳陵泉穴、外关穴、天井穴，每日1次。松筋草适量，煎水洗全身。

（2）望江南、算盘花、大叶紫珠、土牛膝、苍耳草各30g。水煎外洗全身，每日2～3次。

（3）用三棱针刺上牙龈及两手食指近端指关节指纹中央各1针，每日1次。

二、红丝疗

【概念】

红丝疗是多发于四肢（常有皮肤破损或湿气糜烂），呈红色或红绿的细丝样的疔，并有淋巴结肿大、疼痛为特征的一类疾病。中医又称为"红绿疔"，相当于西医的淋巴管炎。

【病因病机】

壮医认为红丝疗为血毒病之一，多因外感风毒、热毒、湿毒，内有脏腑蕴毒，内外毒邪相互搏结，瘀阻肌肤，气滞血瘀，龙路不通所致。

【诊断】

1. 临床特征。红丝疗轻者仅淋巴结肿大，略有疼痛；严重者局部有红、肿、热、痛，肿大的淋巴结有明显触痛，或淋巴结粘连成块，患处中心发红、水肿。

2. 伴有高热、寒战、全身不适和体温升高等症状。

3. 初起四肢远端有疮疖感染，继而局部成红线条，多见于腋部及腹股沟处，常伴局部瘰疬肿痛，淋巴结肿大、粘连成块、压痛。

【治疗原则】

通畅龙路，消痈散结。

【治疗方法】

1. 内治法。

（1）土茯苓、赤芍、生地、花粉、地龙、连翘、牛蒡子各10g，金银花、九里明各12g，甘草6g。水煎服，每日1剂。

（2）甘菊叶或根适量，捣烂取汁1盅服，每日2～3次。

（3）白矾末 15 g，葱白 7 根。捣烂分作 7 份，每服 1 份，用热白酒 1 杯送下，服毕用厚被盖卧，再吃葱白汤 1 盅取汗。

（4）夏枯草 30 g，绿豆 30 g。水煮取汁，加适量白糖，每次 1 剂，每日 2 次。

（5）鲜蒲公英 50 g，鲜夏枯草 50 g。水煮取汁，加适量白糖调味，每次 1 剂，每日 2 次。

2. 外治法。

（1）桉树叶、火炭母、九里明各适量。煎水泡洗原发疮疖，并敷以木芙蓉膏或敷大蒜泥，加艾灸局部患处。

（2）七叶一枝花酒，涂擦疔头。

（3）初起时，将红丝两头缚住，并用针挑出毒血后，嚼浮萍草敷之。

（4）壮医药线点灸疗法。取患处梅花形穴，可加耳穴相应部位神门、皮质下等穴，每日施灸 1 次，10 日为 1 个疗程。

三、蛇肚疔

【概念】

蛇肚疔是指生于指中节前，肿如鱼肚，又叫"鱼肚疔""蛇肚疔"。中医又名"蛇腹疔""泥鳅痈"，相当于西医的化脓性腱鞘炎。

【病因病机】

皮肉破损，热毒之邪趁隙而入，侵犯龙路，使手指龙路不通，气血凝滞，血热互结，搏阻于皮肉之间发为蛇肚疔。

【诊断】

1. 以指腹部肿胀如蛇肚，手指屈伸困难，灼热，痛连肘臂，局部皮肤色红光亮为主要症状。

2. 常逐日加剧，7～10 日成脓。因指腹部皮肤坚厚，不易测出波动感，也难自溃。溃后脓出黄稠，症状逐渐减轻，约 2 周愈合。

3. 若损伤筋脉，则愈合缓慢，并常影响手指的活动功能。

【治疗原则】

排解血毒，通畅龙路。

【治疗方法】

1. 内治法。

蚤休、紫花地丁、蒲公英各 30 g，野菊花、银花、连翘各 20 g，赤芍 13 g。水煎服，每日 1 剂。

2. 外治法。

（1）蜈蚣 1 条，焙干研末，与松香末 18 g 混合倒入盛开水的缸子中，粉末在热水中自然溶成胶状，黏结成团，从水中取出黏团，趁热用手捏成指套形状套在患指上，每日换 1 次。

（2）九里明、木芙蓉、仙人掌各适量。煎水外洗患处，每日 2 ～ 3 次。

（3）鲜车前草、豨莶草、金银花、玉爪草各适量。共捣烂，加陈火粉及盐少许调成糊状敷患处。

（4）朴硝 100 g，甘草 15 g。加水 200 mL，水煎热敷患处或浸泡，每次 20 ～ 30 分钟。

四、烂疔

【概念】

烂疔是热毒之邪侵犯龙路引起的局部肿胀、灼热疼痛、成疮为主症的一种疾病，又名"水疔""脱鞋疔"。

【病因病机】

皮肉破损，热毒之邪趁隙而入，侵犯龙路，使龙路不通，气血凝滞，血热互结，蕴结于皮肉之间而致。

【诊断】

起病急骤，局部肿胀灼热疼痛，皮色暗红，继而腐烂，范围逐渐扩大，疮形呈凹形（如匙面），溃后流出脓液，稀薄如水，气味恶臭，可混有气泡，按之可有捻发音。

【治疗原则】

排解血毒，通畅龙路。

【治疗方法】

1. 内治法。

黄芪 30 g，白及 20 g，薏苡仁 50 g，白花蛇舌草 30 g，金银花 25 g，丹皮、赤芍各

15 g，甘草 10 g。水煎服，每日 1～4 剂。

2. 外治法。

（1）鲜马齿苋适量，洗净，捣烂外敷患处。

（2）鲜鸭跖草叶 20 片，食醋 500 mL。浸泡 1 小时，取出叶片外敷患处，干后更换，每日 4～6 次。

（3）薄荷叶 200 g，野菊花 400 g，土贝母 100 g，共捣烂，加用白茅根 500 g，煎浓汤，去渣取汁，调前药敷患处，并用茅根汤趁热不时润于敷药上，约半日后换药。

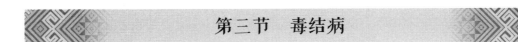

第三节　毒结病

毒结病指毒邪入侵，积结于龙路火路网络所致的疾病。常见的有呗脓奴、膝结毒、骨臁脂肪瘤、腱鞘囊肿等。

一、呗脓奴

【概念】

呗脓奴是指多发生在颈部的累累如贯珠之状的淋巴结核慢性炎症性疾病。中医称为“老鼠疮”“瘰疬”，又名“九子阳”“九子疡”。龙路、火路常有受累，本病归于壮医毒结病，相当于西医学的颈部淋巴结结核。

【病因病机】

壮医认为呗脓奴多因内外风湿热毒之邪，搏结于颈部，累犯龙路、火路而致病，其主要发病机理如下：

1. 外感风毒、热毒、湿毒，内因忧思郁怒，肝气郁结，脾失健运，痰湿内生，气滞痰凝，而致脏腑蕴毒，内外毒邪相互搏结，瘀阻肌肤，气滞血壅，而致龙路、火路不通，结于颈项，而成此病。

2. 日久痰湿化热，或肝郁化火，下烁肾阴，热胜肉腐而成脓，破溃成疮，脓水淋漓，耗伤气血阴津，渐成虚证。

3. 因肺肾阴亏，以致阴虚火旺，肺津不能输布，灼津为痰，痰火凝结，结于颈项所致。

【诊断】

1. 本病以颈部的累累如贯珠之状的淋巴结核为主要症状。

2. 多见于体弱儿童或青年，好发于颈部及耳前、耳后一侧或两侧，也有延及颌下、锁骨上窝、腋部，病程进展缓慢。

3. 初起时结核如豆粒，1个或数个不等，皮色不变，按之坚实，推之能动，不痛不红；缓缓结块逐渐增大，并与表皮粘连，有的数个互相融合成块，推之活动度减少或不动；后期液化成脓，溃后脓水清稀，夹有败絮样物，此愈彼溃，经久难敛，疮面肉色灰白，四周皮肤紫暗，形成窦道，愈后形成凹陷性疤痕。

4. 辅助检查。红细胞沉降率可增快，结核菌素试验呈阳性。脓液涂片检查可找到结核杆菌。必要时可作活动组织病理检查，有助于确诊本病。

【治疗原则】

解毒排毒，疏通两路，运行气血。

【治疗方法】

1. 内治法。

（1）初期用夏枯草20 g，党参、木黄连、玄参各15 g。水煎服，每日1剂。

（2）柴胡、夏枯草、猫爪草各15 g，牛黄、麝香各1.5 g。水煎取汁，冲猫头骨粉少许（约5 g）内服，每日3次。

（3）抱石莲30 g，夏枯草24 g，水煎服。也可用石吊兰45 g，水煎服。

2. 外治法。

（1）初期用木鳖子、半夏磨醋外擦，每日3～4次。

（2）蛤蟆皮外贴或蛤蟆酊外涂患处加艾灸。

（3）壮医药点灸疗法。适用于本病初期，取局部梅花形穴、风池穴、翳风穴、膻中穴、五里穴、臂臑穴、曲池穴、足三里穴、肺俞穴，每日1次。可配耳穴神门、皮质下、交感。每天施灸1次，20日为1个疗程。

（4）中期用火针疗法。局麻后，将烧红的火针在老鼠疮周围刺1圈，然后针中间，每个疮刺20～30针，最后涂消炎膏或万花油，每15日针1次。

（5）挑刺疗法。在脊柱两旁或肩井穴、肺俞穴处找高出于皮肤、色红指压不褪色的毒结进行挑刺。

（6）将魔芋片晒干，置于铜锅内或瓦片上，用微火烤至表面呈灰状为宜，水牛大牙（煅成粉）、玄明粉、玄参粉按 5∶3∶1 的比例混匀，加蓖麻油或茶子油适量调成糊状，涂在魔芋片上敷患处。

（7）壮医脊背挑核治法。适用于本病初期，先在肩胛下方、脊柱两旁寻找结核点（略高于皮肤、色红指压不褪色的即为结核点）进行挑治。也可在肩井、肺俞及其附近进行挑治。

二、膝结毒

【概念】

膝结毒是以膝关节肿痛、微红、压痛、屈伸不利等为主症的一种骨关节疾病，属壮医毒结病。中医又称为"鹤膝症""鹤膝风"，相当于西医的膝关节结核等病。

【病因病机】

毒邪入侵，积结于龙路火路网络，气血运行受阻，使毒邪气血凝聚于膝部所致。

【诊断】

1.以膝关节肿痛、畸形、微红、压痛、屈伸不利等为主要症状。

2.病发于膝部，伴见面黄肌瘦，下肢肌肉萎缩。

【治疗原则】

解毒排毒，疏通两路，行气止痛。

【治疗方法】

1.内治法。

（1）走马胎、杜仲、四方松筋藤各 50 g。水煎服，每日 1 剂。

（2）大罗伞、大风艾各 15 g，荜茇、威灵仙、防风、五加皮各 10 g。水煎服，每日 1 剂。

（3）石油菜、石仙桃、不出林、远志、贝母、杉木寄生、牛尾菜根、水百步还魂各 15 g。水煎服，每日 1 剂。

2.外治法。

（1）隔姜艾灸膝眼、地机、曲泉穴，每日 1 次。

（2）细榕树叶、红龙船花、倒刺草根、鹅不食草各 100 g。共捣烂，加米醋炒热外敷患处。

（3）牛膝藤、泽兰、大罗伞、枇杷叶、生姜木叶各适量。捣烂酒炒敷患处。

（4）了哥王、九节风、石油菜、八角王子、田螺各适量。捣烂敷患处。

（5）鸡蛋壳、箭猪毛、地龙、蛇蜕各适量。以上诸药研末，配鸡蛋炒成块外敷患处 3 小时，敷药后患处出现疼痛时可去药。

三、骨瘰

【概念】

骨瘰是一种以膝关节、胸椎等脊椎关节部位隐痛，休息时减轻，关节肿大畸形明显等为主症的疾病。属壮医毒结病，中医称为"骨痨"，相当于西医学的骨关节结核。

【病因病机】

毒邪入侵，积结于关节龙路火路网络，气血运行受阻，使毒邪气血凝聚于关节局部所致。

【诊断】

1.以局部关节隐痛，休息时减轻，关节肿大畸形明显，最后破溃流脓为主要症状。

2.伴见午后潮热，周身无力，饮食减少，形体消瘦，寝汗等症。

3.儿童多见，好发于膝关节、胸椎等脊椎关节等部位。

【治疗原则】

解毒排毒，疏通两路，行气活血。

【治疗方法】

1.内治法。

（1）鹿角、蜈蚣、地龙、全蝎、地龙、地鳖虫各 10 g，甘草 6 g。共研末，每次服 10 g。每日 3 次，开水送服。

（2）熟地炭、炙龟板、淮山、地骨皮各 12 g，知母、当归、丹皮各 6 g，牛膝、白芍各 9 g，黄柏 4 g。水煎服，每日 1 剂，半年 1 个疗程。

（3）后期用黄芪 12 g，当归、党参、牛膝、五指毛桃、牛大力各 10 g。水煎服，每日 1 剂。

2. 外治法。

（1）局部用蛤蟆皮外敷加艾灸。

（2）大罗伞、小罗伞、水泽兰各适量。水煎外洗患处。

（3）浮炭、冷饭团适量，调蜜糖敷患处。

（4）炙蜈蚣10条，炙全蝎3只，制乳香、没药各9g，升丹3g。共研成细末，以少许撒敷溃疡面，再盖膏剂，每2天换药1次。

（5）溃破流脓者，用罗裙带、酒糟、秤星木适量，捣烂敷患处。

四、脂肪瘤

【概念】

脂肪瘤是发生在肩、背和臀部的皮下脂肪性球状囊肿。

【病因病机】

壮医认为，本病主要由正气不足，气滞、血瘀，痰凝相互胶结，局部龙路、火路阻滞不通所致。

【诊断】

1. 本病以发生在肩、背和臀部的皮下脂肪球状囊肿为主要症状。

2. 脂肪囊肿质软，边界清楚，外表常可看到多叶的不规则的形状，由于叶和叶之间有纤维组织间隔，而此间隔又和包膜及皮肤连着，因此若将瘤捏起，则皮肤就会出现凹陷和起皱。瘤的活动性很大，若挤压其边缘，则瘤就会溜开。

3. 脂肪瘤生长很慢，故可历时很久，也可长得很大，妨碍身体其他功能，出现自觉症状。

【治疗原则】

调气祛痰，化瘀散结。

【治疗方法】

1. 内治法。

适用于瘤较大、妨碍身体其他功能及有自觉症状者。

党参、姜半夏、云苓、姜竹茹各12g，陈皮、炒白术、炒白芥子、皂刺、制香附各10g，丝瓜络、山慈姑、胆南星、炒二丑各6g。水煎服，日服1剂，分3次服。肿块难消者，加黄芪、白药子、土贝母、陈皮；皮疹在肩背者加羌活，在躯干者加郁金、柴胡，在腰骶者加炒杜仲、川牛膝。

2. 外治法。

（1）刺菜根100 g，冰片50 g。鲜品洗净，与冰片共捣烂。用纱布敷患处，每日1次。7～10日为1个疗程，一般2～4个疗程肿块消散。

（2）山慈姑适量，醋磨浓汁，外涂患处，每日3～5次，直至肿物消失。

（3）壮医针刺：取患处梅花形穴，合谷穴、曲池穴、血海穴等穴位；重在梅花形穴局部针刺，或用火针在每处梅花形穴上浅刺2～3针；余穴用泻法，每日1次，10次为1个疗程。

（4）壮医药线点灸疗法。取患处梅花穴、曲池穴、手三里穴、足三里穴；配取相应部位，神门、皮质下等耳穴。每日施灸1次，20日为1个疗程。

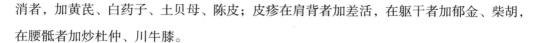

第四节　风湿毒病

风湿毒病包括由于风毒、湿毒等侵犯而引起的外科病症。皮肤疾病多有痒、痛、烧灼、麻木、蚁走感等感觉异常，发病与风、湿、热、虫、毒有关，大多可归于风毒病、湿毒病，如风疹、猪头肥、起风等风毒病及湿疹、足癣等湿毒病。起病多因外感或饮食、情志内因致风毒、湿毒等邪侵入肌肤，游走不定或结于局部，阻滞龙路火路而发病，多以祛风利湿、解毒通路为治法。

一、麦蛮（风疹）

【概念】

麦蛮（风疹）是以皮肤出现红色或淡红色斑块，形状不规则，边界清楚，稍高出皮肤，瘙痒难忍，此起彼伏，突然发生，迅速消退，不留任何痕迹的一种病变。相当于中医的风疹、瘾疹、荨麻疹；西医学的荨麻疹。

【病因病机】

壮医认为麦蛮（风疹）多由风毒侵入肌肤，游走不定或结于局部，阻滞龙路、火路而致。可因食物、药物、生物制品、病灶感染、肠寄生虫病而发作，或因精神因素、外界寒冷刺激等因素诱发。

【诊断】

1. 以身体的任何部位均可发生局限性的风团，小如芝麻，大似豆瓣为主要临床症状。风团多呈鲜红色，或呈淡黄白色。损害数目常随搔抓的刺激而扩大、增多，有的融合成环状、地图状等多种形态。风团一般迅速消退，不留痕迹，之后又不断成批发生，时隐时现。

2. 有自觉灼热、瘙痒剧烈的症状，或兼有怕冷、发热、恶心、呕吐、腹痛、腹泻等症状，甚者有喉头水肿和呼吸困难，气闷窒息感，或晕厥等症。

3. 突然发病。根据病程有急性和慢性之分，急性者约经 1 周即可痊愈；慢性者可反复发作数月，甚至数年。

【治疗原则】

祛毒通路，疏风止痒。

【治疗方法】

1. 内治法。

防风、白术、丹皮各 10 g，浮萍、生地各 20 g，麦冬 15 g，甘草 6 g。水煎服，每日 1 剂。

2. 外治法。

（1）壮医药线灸疗法。选局部梅花穴、四缝穴、血海穴、曲池穴、手三里穴等，慢性者加关元穴、足三里穴等体穴，酌加肺、肾上腺、皮质下、神门等耳穴。每日点灸 1 次。

（2）韭菜适量，浸于水中片刻取出，趁热蘸米醋稍用力擦患处，每日 1 次。

（3）防风草、浮萍、赤芍、丹皮、茜草、木贼各适量，水煎洗浴，每日 1～2 次。

（4）白花草鲜叶适量，捣烂取汁外擦患处，每日 1 次。

（5）壮医针刺。脐内环穴（心、肺、脾胃）、神门穴、曲池穴、血海穴，上半身甚者加合谷穴、内关穴，下半身甚者加阴陵泉穴、足三里穴、三阴交穴，全身甚者加风市穴、风池穴、大椎穴、大肠俞穴等。可配肺区、脾区、肾上腺、皮质下、神门等耳穴，亦可在耳背静脉放血。操作：脐内环穴向外斜刺，不行手法，并留针调气；其余诸穴虚补实泻，每周 3～5 次，10 次 1 个疗程。

二、猪头肥（痄腮）

【概念】

猪头肥（痄腮）是一种青少年常见的以腮部肿胀疼痛、咀嚼困难为主症的病症。中医称为"痄腮"，西医称为"流行性腮腺炎"。

【病因病机】

外感风热风毒侵入肌肤，游走不定或结于局部，阻滞龙路、火路。

【诊断】

1.以一侧或双侧的腮部肿胀疼痛，咀嚼困难为主要症状。

2.伴见发冷发抖、高热，男性患者可伴有睾丸肿痛等症。

3.冬春季节多发，好发于青少年。

【治疗原则】

祛风排毒，疏通两路。

【治疗方法】

1.内治法。

（1）金银花 25 g，木黄连 15 g，葫芦茶 12 g，板蓝根 20 g。水煎服，每日 1 次。

（2）夏枯草、金银花藤各 30 g。水煎服，每日 1 剂。

（3）板蓝根 30 g，薄荷 10 g。水煎服，每日 1 剂。

2.外治法。

（1）壮医药线点灸疗法。取局部梅花穴、手三里或腮部刺激点（位于耳部肾穴与小肠穴的中点）点灸，每日 1 次。

（2）木鳖子醋磨外涂，或七叶一枝花酊外涂，或青黛粉醋调外涂患处。

（3）鲜大青叶或鲜板蓝根叶适量。捣烂外敷患处，每日换药 1 次。

三、能风（瘙痒）

【概念】

能风（瘙痒）是一种先以皮肤瘙痒剧烈，搔抓后引起抓痕、血痂、皮肤肥厚、苔藓样变等皮损的常见皮肤病。中医与西医学均称本病为"皮肤瘙痒症"。西医学认为本病多因气候寒冷干燥或炎热、老年皮肤干燥萎缩、慢性肝肾疾病、糖尿病、血液病、恶性肿瘤、内分泌改变、神经官能症等诱因引起。

【病因病机】

壮医认为能风的病因有虚实之分，其发病机理如下：

1. 因于感受风毒、热毒、湿毒或饮食不节，热毒、湿毒内生，使毒邪阻滞于龙路、火路，壅塞于肌表的龙路、火路分支，导致皮肤道路不畅，气血失衡，天、地、人三部之气不能同步运行，而发为本病，属实证。

2. 多因禀性不耐，年老体弱，道路及脏腑功能不足，气血偏衰，龙路、火路不充，失却充养肌表的功能，使天、地、人三部之气不能同步运行，发为是病，属虚证。

【诊断】

1. 以患者自觉阵发性瘙痒，晚间明显，难以遏止，影响睡眠，或搔抓不止，而在皮肤常见抓痕、血痂、色素沉着、湿疹苔藓样变等继发损害为主要临床特征。

2. 本病泛发性者常见，而局限性者以阴部、肛门周围多见，瘙痒时间短者数分钟，长者可达数小时。

3. 发于年轻者，病属新起，或被褥太暖，可以引起发作或使瘙痒加剧，多与风热血热有关，如多见于老年人，病程较久，若情绪波动，可以引起发作或瘙痒加剧，多与血虚肝旺有关。

【治疗原则】

疏风清热凉血，养血安神止痒。

【治疗方法】

1. 内治法。

生地 15 g，蒲公英 30 g，赤芍 10 g，茜根 15 g，紫草 10 g，当归 10 g，蝉衣 8 g，牛蒡子 15 g，连翘 15 g，薏米 20 g，荆芥 10 g，防风 10 g。水煎服，每日 1 剂。

2. 外治法。

（1）壮医针刺。取针脐内环（心、肺、肝、脾）、风池穴、风门穴、曲池穴、合谷穴、神门穴、血海穴、足三里穴、三阴交穴等穴位，脐内环向外斜刺，进针后无不适即可，无须行手法，每日 1 次，10 次为 1 个疗程。

（2）壮医药线点灸疗法。取长子穴、手三里穴、足三里穴、梁丘穴、血海穴、神门穴等穴位，可配肺、相应部位、肾上腺、神门、皮质下等耳穴。每日点灸 1 次，10 次为 1 个疗程。

【调护】

本病注意忌饮酒类，少吃鱼、虾、蟹、空心菜、葱姜等动风发物，多吃蔬菜水果等调护。

四、能唅累（湿疹）

【概念】

能唅累（湿疹）是一种皮损多种、形态各异、自觉痛痒、糜烂、流滋、结痂、反复发作、易演变成慢性等特点的皮肤疾患。中医称为"湿疮""浸淫疮""血风疮""旋耳疮""涡疮""乳头风""脐疮""肾囊风""四弯风"等，西医学称为"湿疹"。

【病因病机】

能唅累（湿疹）的病因主要是毒和虚，其主要的发病机理如下：

1.湿毒、热毒、风毒自体外入侵，或道路脏腑功能不调，湿毒、热毒、风毒内生，阻滞于火路、龙路，通过气血运行蕴结于肌表皮肤，使皮肤道路壅塞，气血不畅，失去协调平衡，天、人、地三部之气不能同步运行，发为能唅累。

2.因禀赋不足，道路功能低下，气血偏衰，使龙路、火路滋养肌表功能不足，皮肤失养干燥，发为能唅累。

【诊断】

1.以皮损多样，形态各异，自觉瘙痒，糜烂、流滋，结痂，反复发作，易演变成慢性为主要临床特征。

2.好发于头面部、耳部、乳房部、脐部、阴部、手部、小腿部等部位。

3.本病常有急性、亚急性和慢性之分，其各自特点如下。

急性湿疹：起病较快，常对称发生，初起皮肤潮红、肿胀、瘙痒，继而在潮红或其周围的皮肤上，出现丘疹、丘疱疹、水疱，群集或密集成片，常因瘙抓，水疱破裂，形成糜烂、流滋、结痂，最后痂盖脱落。患者自觉瘙痒，轻者微痒，重者不可忍受，呈间歇性或阵发性发作，夜间较甚。病程 2～3 周，皮损广泛者，常 4～6 周痊愈。

亚急性湿疹：多从急性湿疹迁延而来，急性时的红肿、水疱减轻，流滋减少，尚有红斑、丘疹、脱屑。

慢性湿疹：多由急性、亚急性湿疹多次反复发作而成，特征为患部皮肤增厚，触之较硬，呈暗红或紫褐色，表面粗糙，皮纹显著或出现苔藓样变，常伴有少量抓痕、血痂、鳞屑及色素沉着，间有糜烂和流滋，瘙痒剧烈，尤以夜间或情绪紧张时更甚。若发生在掌跖、关节部者易皲裂，病程很长，可拖延数月至数年。

【治疗原则】

解毒祛瘀，调气补虚。

【治疗方法】

1.内治法。

（1）黄柏 15 g，苍术 15 g，川牛膝 15 g，薏苡仁 15 g，苦参 15 g。水煎服，每日 1 剂。

（2）薏苡仁、粳米各 30 g，冰糖少量。将薏苡仁、粳米共煮成粥，再放入少量冰糖，作点心食用。

（3）红枣 10 枚，扁豆 30 g，红糖适量。将前 2 味加水煮烂熟，加入红糖服食。

（4）竹节菜 30 g，粳米 100 g。竹节菜加水煎汤，去渣后入粳米，再加水煮稀粥，每日早、晚各 2 次，温热顿服。本方清热利湿除风，适用于皮肤湿疹，阴部瘙痒等症。

2.外治法。

（1）急性者，滋水多时可用千里光、土茯苓、葫芦茶、三叉苦等煎汤待冷后湿敷；滋水减少时，再用青黛散麻油调搽。

（2）亚急性者，外用苦参、十大功劳、地榆、水杨梅、百部等煎汤温洗或冷敷。

（3）慢性者，外擦青黛膏或皮枯膏，加热烘疗法更好。可用烟熏法或苦参汤药浴。小腿部伴有静脉曲张者，可加用缠缚疗法。

（4）壮医针刺。取脐内环穴（肺、脾、心、肝、肾）、曲池穴、血海穴、神门穴、阴陵泉穴、三阴交穴、复溜穴、梅花穴等穴，实者用提插捻转泻法，虚者用提插捻转补法，针脐内环穴（心、肾），向外斜刺，不使用手法，每周针灸 2 次，10 次为 1 个疗程。

（5）壮医药线灸疗法。体穴取局部梅花穴、血海穴，配取肺、相应部位、神门、

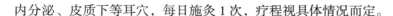

内分泌、皮质下等耳穴，每日施灸 1 次，疗程视具体情况而定。

【调护】

急性者忌用热水烫洗和肥皂等刺激物洗涤。应避免搔抓，并忌食辛辣、鸡、鸭、牛、羊肉等发物。湿疹急性发作期间，应暂缓预防注射。

五、奔呗嘟（蛇串疮）

【概念】

奔呗嘟（蛇串疮）是一种在皮肤上出现成簇水疱，痛如火燎的同时损及神经和皮肤的病毒性皮肤病。中医称为"蛇串疮""缠腰火丹""火带疮""蛇丹"，因其皮肤上有红斑水疱，累累如串珠，每多缠腰而获名。相当于西医学的带状疱疹。

【病因病机】

壮医认为奔呗嘟（蛇串疮）多因湿热内蕴，复外感火热、湿毒而致病，发病机理如下：

1.饮食失调，或脾失健运，湿浊内生，外发肌肤，聚于肌表。

2.情志不遂，郁久化热。

3.湿热内蕴，终致火热之毒壅于肌肤，流窜三道、两路，阻滞不通，故发红斑、丘疱疹和剧痛等症。

【诊断】

1.本病以突然发生，在胸背或腰部的一侧，沿一侧周围神经分布区出现集簇性疱疹，排列成带状，伴有刺痛和淋巴结肿大为临床特征。

2.发病前常伴有一些全身症状，如倦怠、少食、发热、头痛等，其潜伏期为 7 ～ 12 日。初起均为发病部位辣痛，渐起为炎性红斑、红疹，并迅速转变为水疱，状似珍珠，疱液透亮，周围绕以红晕，数个或更多的水疱组成簇集状，排列成带状，伴有瘙痒、辣痛等症。约经 1 周，疱液混浊，或部分溃破、糜烂和渗液，最后干燥结痂，待皮损脱落后，遗留瘢痕，部分患者有后遗神经痛症，达数月或数年之久。

3.多发于春秋季节，好发于老年人、青壮年及体质虚弱者。本病病愈后可获终身免疫，很少再复发。

【治疗原则】

清热除湿，解毒通路。

【治疗方法】

1.内治法。

（1）用龙胆泻肝汤加紫草、板蓝根煎汤内服。发于颜面者，加牛蒡子、野菊花；发于腹部、下肢者，加苍术、黄柏。若皮疹消退后，皮肤仍刺痛者，宜疏肝理气，活血止痛，用逍遥散加丹参、珍珠母、牡蛎、磁石、延胡索。

（2）千里光、葫芦茶、白花蛇舌草等煎汤内服，也可用板蓝根或大青叶，煎汤代茶。适用于症状轻微者。

2.外治法。

（1）初用六神丸或季德胜蛇药片水溶后外敷，或外搽双柏散、颠倒散洗剂，每日3次；也可用草纸卷条蘸油燃点后吹灭，烟熏患处，或玉簪花叶捣烂外敷。

（2）水疱破后，用青黛膏；有坏死者加掺九一丹外敷。

（3）若水疱不破，可用三棱针刺之，使疱液流出，以减轻胀痛。

（4）壮医针刺。取长子穴、葵花穴、脐内环（心、肾、肺）、内关穴、神门穴、曲池穴、血海穴、阳陵泉穴等穴位。脐内环向外斜刺，不行手法；长子穴、葵花穴周围卧针平刺，留针30分钟，每日1次。其余各穴均泻法，疼痛日久者，加支沟穴，或加耳针，刺神门。每日针灸1次，7日为1个疗程。

（5）莲花针拔罐逐瘀疗法。带状疱疹宜尽早使用莲花针拔罐逐瘀疗法，带状疱疹后遗神经痛者必须使用该疗法，取用大椎穴、肩井穴、陶道穴，每周2～3次，一般须10～20次。

（6）壮医药线点灸疗法。取局部葵花穴（以疱疹为穴）、血海穴、足三里穴、关元穴、气海穴、三阴交穴等穴位，可配耳尖、相应部位、肝、胆、脾、肾上腺、内分泌等耳穴。每日点灸1次，每穴点灸1～3壮，5日为1个疗程。

六、痂怀（牛皮癣）

【概念】

痂怀（牛皮癣）是一种好发于颈项部，患部皮肤状如牛领之皮，厚而且坚的皮肤病症。中医名为牛皮癣；相当于西医学银屑病，有患部皮肤呈苔藓样变和阵发性剧痒的特点。

【病因病机】

壮医认为，痂怀（牛皮癣）因风、热、湿毒之邪侵袭皮肤或皮肤本身阴血虚损，导致肌肤龙路、火路不通而发病，属于龙路、火路病变。其主要发病机理如下：

1. 多由于外受风热、湿热之邪侵犯肌肤龙路、火路网络分支，阻滞道路不畅，或衣服硬领不适等反复机械刺激，损伤肌肤龙路、火路网络分支，道路不通而发为本病。

2. 恣食辛辣肥甘之品，损伤"咪隆"（脾），"咪胴"（胃），热毒内生，蕴于血分，两路受阻，感邪而发。

3. 因素体血虚肝旺，而情志不安，过度紧张，忧愁烦恼者，更易龙路不充、火路气旺，损伤肌肤龙路、火路网络分支，易诱生本病，且致反复发作。

4. 病久耗伤阴液，营血不足，而肌肤龙路、火路不充，血虚生风生燥，皮肤失养，或血虚易致外风客于肌肤而不去，皮肤失养，久而留著，发为本病。

【诊断】

1. 以损害多呈圆形或多角形的扁平丘疹融合成片，搔抓后皮肤肥厚，皮沟加深，皮峭隆起，极易形成苔藓化为临床重要特征。

2. 自觉阵发性奇痒，入夜更甚，情绪波动时，瘙痒加剧。多数有局部搔抓摩擦之血痂，经常搔抓形成皮肤苔藓化，以致越搔越痒，皮损加重，而成恶性循环，并可伴部分皮损潮红、糜烂、湿润。病程日久，局部干燥、肥厚、脱屑，状如牛领之皮。

3. 本病好发于颈部及肘窝、腘窝、上眼睑、会阴、大腿内侧等处，但十之八九在项部。

4. 病程缠绵，常迁延数年之久，且易复发。

【治疗原则】

疏风泻热利湿，补血养肝，疏通二路。

【治疗方法】

本病以外治法为主，常用的方法有以下几种：

1. 苦参、十大功劳、水杨梅、五色花适量。煎汤外洗，每日1～2次。

2. 局部涂疯油膏后，热烘10～20分钟，烘后即可将所涂药膏擦去，每日1次，4

周为 1 个疗程。

3. 羊蹄根散醋调搽患处，每日 1 ～ 2 次。

4. 白鹤灵芝、羊蹄草、大飞扬各适量，50% 白酒浸泡 1 周后外用。

5. 壮医针刺。取病灶局部、曲池穴、血海穴、大椎穴、足三里穴、合谷穴、三阴交穴等穴位，病灶局部围针针刺，余穴平补平泻手法，隔日 1 次。

6. 艾卷灸。于小块肥厚性皮损处，用艾卷灸患处，每次 15 ～ 30 分钟，每日 1 ～ 2 次。

第五节　虫蛇兽毒伤

虫蛇兽毒伤是指被有毒之昆虫或野兽、毒蛇、疯狗、老鼠等咬伤后局部出现红肿、硬结，痛、麻、痒或全身中毒、昏迷等症状的一种外科病症。常见毒虫咬伤如蜂蜇伤、毒蜘蛛咬伤、蜈蚣咬伤、毛虫蜇伤、蝎蜇伤等，常见毒蛇咬伤如金环蛇、银环蛇、海蛇（神经毒）、尖吻蝮、竹叶青、蝰蛇、烙铁头蛇（血循毒）、眼镜蛇、眼镜王蛇、蝮蛇（混合毒）等咬伤。

蛇虫咬伤后，或通过牙咬排出毒液或毒刺，毛刺蜇伤，使毒素侵入肌体，阻滞龙路、火路，导致气血运行受阻，脏腑功能失调，而出现局部的或全身性的中毒症状。

一、蜂蜇伤

【概念】

蜂蜇伤是指因蜂蜇人出现的中毒症状。壮族人民生活在亚热带地区，草木繁盛，蜂蜇伤人的现象多见，若蜜蜂、土蜂、黄蜂、大黄蜂、马蜂蜇人，局部有痛痒感及灼热感，出现局部有瘀点的红斑，血疹，则病情较轻。重者皮肤大片发红、肿胀，常有水疱，可伴呕吐、发冷、头晕、周身无力，甚至危及生命。

【病因病机】

蜂类腹部末端有与毒腺相连的毒刺，被蜂刺蜇伤后，毒腺中的毒素侵入人体肌肤，毒腺壅塞局部火路、龙路而致伤。现代研究表明蜂毒主要含有蚁酸、神经毒素和组织胺等，注入人体后，可引起溶血、出血和中枢神经损害等。

【诊断】

1. 患者常被蜇伤颜面、手背等暴露部位，出现红、热、痛、瘀等为主要症状。

2. 自感蜇伤局部痛痒，并有灼热感。轻者出现伤处中心有瘀点的细斑、丘疹；重者伤处一片潮红及肿胀，往往有水疱形成并可发生头晕、恶寒发热、脉象细弱，血压下降症状，甚至危及生命。

【治疗原则】

祛风解毒止痒，辨病论治。

【治疗方法】

1. 内治法。

可服用银花、蒲公英、车前草、生甘草等药。严重者加服南通蛇药片，每次 10 片，每日 3 次。输液扩容，选用抗组胺药物和肾上腺皮质激素等。

2. 外治法。

（1）先用烟筒屎涂患处，稍待片刻再涂乌桕树汁。

（2）鲜鸡屎藤叶或鲜芝麻叶适量，捣烂外敷患处。

（3）酸笋水适量，外涂患处。

（4）先用肥皂水清洗患处，再外涂氨水或人尿，最后涂汗垢。

（5）老虎芋头适量，切片持续擦患处 1 分钟。

（6）酸荞头适量擦患处。

（7）野荞麦适量，捣烂取汁外擦患处。

（8）雄黄 10 g，鲜鬼针草 30 g，过夜馊饭适量。共捣烂，外敷患处，每日换药 2～3 次。

（9）中医常用外治法。先取出伤处残留毒刺，然后用火罐拔出毒汁。若被蜜蜂类蜇伤，伤处用 5%～10% 碳酸氢钠溶液，肥皂水或 3% 氨水洗涤；若被黄蜂类蜇伤，则用酸醋洗涤。剧痛者，可局部封闭并给予止痛剂。用雄黄、鬼针草捣烂外敷，或野菊花叶，或马齿苋，或丝瓜叶、鬼针草、盐混匀捣烂外敷。以上草药均用鲜品。

3. 内外兼治。

（1）慈姑全草适量，水煎服，同时另取药捣烂外敷患处。

（2）鲜天名精全草适量，捣烂取汁，每次饮 20 ～ 30 mL，每日 3 次，药渣敷患处或用药汁外擦患处。

六、蛇咬伤

【概念】

蛇咬伤指因毒蛇咬伤、蛇毒进入人体，引起对人体危害较大的一种灾害性、外伤性疾病。现代医学认识到蛇毒是一种复杂的蛋白质混合物，含有多种毒蛋白，主要成分是神经毒、血循毒和酶，其成分的多少或有无随蛇种不同而异。神经毒主要是阻断神经肌肉的接头引起弛缓型麻痹。血循毒对心血管和血液系统产生多方面的毒性作用。酶使蛇毒的致病作用更为复杂。

【病因病机】

壮医认为蛇毒系风、火二毒，毒蛇咬伤后，蛇毒随之侵犯机体龙路、火路而致病。风者善行数变；火者生风动血，耗伤阴津。风毒偏盛，每多化火；火毒炽盛，极易生风。风火相煽，则邪毒鸱张，必客于营血，龙路受损或内陷厥阴，扰乱神明，形成严重的全身性中毒症状。

【诊断】

1. 有被毒蛇咬伤史。

2. 局部症状。神经毒的毒蛇咬伤后，局部不红不肿，无渗液，微痛，甚至麻木，常易被忽视而得不到及时处理，但局部的淋巴结肿大和触痛；血循毒的毒蛇咬伤后，伤口剧痛、肿胀，起水疱，所属淋巴管、淋巴结发炎，有的伤口短期内坏死形成溃疡；混合毒的毒蛇咬伤后，即感疼痛，且逐渐加重，伴有麻木感，伤口周围皮肤迅速红肿，可扩展至整个肢体，常有水疱，严重者伤口迅速变黑坏死，形成溃疡，有相应的淋巴结肿大和触痛。

3. 全身症状。

（1）神经毒的毒蛇咬伤。主要表现为神经系统受损害，多在咬伤后 1 ～ 6 小时出现症状。轻者有头晕，出汗，胸闷，四肢无力等；严重者出现瞳孔散大，视物模糊，语言不清，流涎，牙关紧闭，吞咽困难，昏迷，呼吸减弱或停止，脉象迟弱或不整，血压下降，最后呼吸麻痹而死亡。

（2）血循毒的毒蛇咬伤。主要表现为血液系统受损害，有寒战发热，全身肌肉酸痛，皮下或内脏出血（尿血、血红蛋白尿、便血、衄和吐血），继而可以出现贫血、黄疸等；严重者可出现休克、循环衰竭。

（3）混合毒的毒蛇咬伤。主要表现为神经和血循环系统的损害，出现头晕头痛，寒战发热，四肢无力，恶心呕吐，全身肌肉酸痛，瞳孔缩小，肝大，黄疸等，脉象迟或数；严重者可出现心功能衰竭及呼吸停止。

【治疗原则】

排毒解毒，疏通两路，调整脏腑功能。

【治疗方法】

1. 早期急救。

被蛇咬伤后，宜尽快就地抢救。包括早期结扎、扩创排毒、烧灼、针刺、火罐排毒、封闭疗法、局部用药等。

（1）早期结扎。用止血带或绳子、布条、树藤等于肢体被咬伤伤口的近心端第一关节后缚扎，每隔 15 ～ 30 分钟稍放松 1 次，每次 1 ～ 2 分钟，待度过危险期后 1 ～ 3 小时可解除结扎。

（2）冲洗伤口。可用清水、肥皂水或 1/5000 的高锰酸钾溶液、0.9% 氯化钠溶液，自上而下冲洗。

（3）扩创排毒。常规消毒后，局麻，然后沿牙痕方向作纵行切开 1.5 ～ 2 cm，深达皮下，再作钝性分离，清除异物，可作挤压，以毒液流出为度。但五步蛇、蜂蛇，蝮蛇咬伤不宜做伤口切开。

（4）烧灼。取火柴 5 ～ 7 根，置于伤口上，点燃烧灼，反复 2 ～ 3 次，造成伤口处深Ⅱ度或Ⅲ度烧伤，以破坏蛇毒。

（5）拔火罐。用火罐或吸抽器，吸除伤口内的血性分泌物，吸去毒液，以防毒邪走散，达到减轻局部肿胀和蛇毒吸收的作用。

（6）低温疗法。患肢经上述处理后，最好置于 4 ～ 7 ℃的冷水中，以减缓对毒素的吸收。

（7）针刺。出现肿胀时，可于手指蹼间（八邪穴）或足蹼间（八风穴），皮肤消毒后用三棱针或粗针头与皮肤平行刺入约 1 cm, 迅速拔出后将患肢下垂, 并由近心端向远端挤压 15 ~ 20 分钟以排除毒液, 但被蝰蛇、尖吻蝮蛇咬伤时应慎用, 以防出血不止。

(8) 经排毒方法治疗后, 可以用鲜草药外敷。一类是引起发泡草药, 如生南星、野芋、鹅不食草等, 可选 1 ~ 2 种捣烂, 外敷伤口处周围, 以引发局部充血、发疱, 借以拔毒外出, 对创口已溃烂者不宜使用。另一类是清热解毒的草药, 如半边莲、马齿苋、七叶一枝花、八角莲、蒲公英、土半夏、卜芥、六耳棱、一支箭、芙蓉叶等, 适用于肿胀较重者, 可选 1 ~ 2 种捣烂敷于伤口周围肿胀部位。敷药时不可封住伤口, 以防阻碍毒液流出, 并保持药料新鲜与湿润, 确保较长时间的疗效, 避免局部感染。

(9) 同时配合西药对症处理及必要的抢救措施。

2. 壮族民间经验内治法。

(1) 蛇总管 60 g, 了刁竹 3 g。以上诸药以米双酒浸泡 3 周后服用, 每次酌量。石菖蒲 30 ~ 60 g, 捣烂冲酒服, 每日 1 剂。

(2) 川连、独脚莲、鬼画符、了刁竹各 9 g, 雄黄 3 g。水煎服, 每日 1 剂。

(3) 烟油 3 ~ 6 g。以开水 1 ~ 2 碗冲服, 每日 1 次。

(4) 细辛 9 g, 雄黄 6 g, 金银花 3 g。研末用开水分 3 次冲服, 每日 1 剂。3 日内忌食羊肉。

(5) 红乌桕根、鬼画符根各 30 ~ 60 g。水煎冲酒服。

(6) 盘蛇莲、半边莲、独脚莲各 6 g, 万丈龙、一点血、山豆根各 15 g, 一块瓦、开口箭各 3 g。水煎服, 每日 1 剂。

(7) 蜈蚣七、护心胆各 9 g, 八角莲、独脚莲、三叉虎各 6 g, 一点血、一块瓦、万丈龙各 3 g。共研末, 每次 3 ~ 4.5 g, 重者半小时服 1 次, 轻者 1 小时服 1 次。忌烟酒。

(8) 鲜东风菜叶 10 张。捣烂内服, 每日 1 剂, 治青竹蛇, 烙铁头咬伤。

(9) 田基黄、狗粪、盐霜客、护心胆各等份。水煎冲酒服。

(10) 蜈蚣 3 条, 细辛、五加皮、雄黄、青木香各 9 g。水煎冲酒 15 mL 服。

(11) 壁虎 3 条。焙干研末冲酒服。

(12) 白醋 500 mL。1 次服完。

(13) 臭虫适量。研末, 以酒送服。

3. 壮族民间经验外治法。

（1）乌桕叶、泽兰、王不留行、万丈龙、一块瓦、山豆根各等份。水煎外洗患处。

（2）臭虫、烟油各 3 g，细辛、草乌各 15 g，白芷 1.5 g。共研末，以适量开水调擦伤口周围。

（3）螃蟹口腔分泌物或臭虫血涂伤口。

（4）将数个鸡蛋煮熟，趁热放在患处上熨烫，直至鸡蛋外壳变成黄黑色，再更换鸡蛋，反复多次。

（5）将适量辣椒末塞入臭虫体内阴干研末敷伤口。

（6）满天星 20 份，盐 1 份。捣烂，一半敷伤口，一半敷头顶。

（7）旱烟筒内烟屎、扫把枝叶各适量。共捣烂敷伤口。

（8）茶辣叶、乌桕叶各 30 g，烟叶 15 g。捣烂，加米水拌匀敷伤口，连用 3 次。

（9）螳螂 3 只。焙干研细末，以米醋调匀敷患处。

（10）乌桕叶、山营兰、野芋头叶各 20 g。捣烂以温开水浸泡，自上而下擦伤口周围。

（11）耳屎、臭虫各适量。置瓦片上绷干研末，加植物油调匀敷伤口。

（12）火柴头药适量。置于伤口上，点燃之。

4. 壮族民间经验内外兼治法。

（1）黄花草叶、野花生各适量，共捣烂，洗米水浸出味，1 碗内服，1 碗用鸭毛蘸药涂患处。

（2）乌桕木皮、猪血木根各适量。共浸酒内服外擦（不擦伤口）。

（3）两面针根 15 g。磨酒内服外擦（不擦伤口）。

（4）老君须、五味莲各 30 g，山慈姑 15 g，细辛 3 g，青木香 9 g，共捣烂，以适量酒浸，一半内服，一半擦伤口周围，另用半边莲煎水洗患处。

（5）生青蒿、鸡桐木皮、半边莲、八角莲、黄榕木、乌桕木皮各适量。共研末，酒煎取汁，先服后擦（从上到下，忌擦伤口）。

（6）田边苦荬菜根 30 g，水草根 45 g。共捣烂，调三花酒 180 mL，取汁，大半内服，余药擦患处（忌擦伤口）。

（7）丝瓜仁10粒。捣烂冲开水服，另取10粒捣烂调醋擦患处。

（8）先切开伤口挤出毒血，再将大蒜适量捣烂敷患处，同时取洗手果根120 g，两面针90 g，水煎服，每日1剂。

（9）木虱3～4只研末1次服完，另取3～4只捣烂擦伤口周围。

（10）独脚莲、八角莲、燕子尾、花椒各6 g，椿芽白皮、万丈龙各9 g，一块瓦3 g，水煎饭前服。另用石菖蒲、乌柏树、鸡桐木各适量，煎水洗患处。

（11）七叶一枝花30 g，金耳环、通城虎各15 g，细辛6 g，共研末，以开水500 mL、米双酒少许浸泡出味，分4次服，并以药渣从近心端向伤口方向擦。

（12）取3只臭虫血以米酒冲服，4小时后，若伤口黄水未净，可继续服5只臭虫血，并用乌柏叶捣烂敷伤口周围。

第六节　外科杂病

一、盲肠炎（肠痈）

【概念】

盲肠炎（肠痈）是以肚痛拒按（多为转移性右下腹痛，呈逐渐加重的阵发性疼痛，最后呈持续性疼痛）、发热、发冷发抖、恶心、呕吐、可有肿块为主症的一种疾病。中医诊为"肠痈"；相当于西医学的"阑尾炎"，可发生于任何年龄，但多见于青壮年，老年人和婴幼儿则较少见。

【病因病机】

本病发于壮医的谷道之病，多与外感、内生热毒，蕴结内阻为谷道之龙路、火路有关。主要发病机理如下：

1.饮食不节，暴饮暴食，过食生冷、油腻、辛辣煎炒等，损伤谷道，使谷道功能失常，湿热内蕴，气机不畅，湿热气血瘀滞，蕴结于谷道所致。

2.饱食后急剧运动或奔走，使谷道功能失常，气血凝滞，血肉腐败所致。

3.寒温不适或精神失常，使谷道不畅，龙路、火路不通，气血运行失常，血肉腐败所致。

【诊断】

1. 转移性右下腹痛，开始呈逐渐加重的阵发性钝痛，最后呈持续性疼痛，或有发热，发冷发抖，恶心，呕吐，可有肿块为主要症状。

2. 可兼有头晕，头痛，周身困倦无力，不思饮食，屙泻，大便难结等症。

3. 最重要的体征是右下腹盲肠和阑尾相关的位置，即麦氏（McBurney）点局限性压痛、腹肌紧张和反跳痛。急性单纯性阑尾炎多无腹肌紧张，轻型化脓性阑尾炎可有轻度腹肌紧张，严重化脓、坏疽性阑尾炎腹肌紧张显著。反跳痛阳性，可证明腹膜刺激征存在。

4. 经穴触诊，60%～80% 的病人在足三里与上巨虚之间出现压痛反应点，称为"阑尾穴"。

5. 血常规检查提示：白细胞计数升高，中性粒细胞增多，白细胞计数多在（10～15）× 10^9/L 之间。

【治疗原则】

通谷道，调气血，止疼痛。

【治疗方法】

1. 内治法。

（1）小凉伞 30 g。切开泡开水当茶饮，每日 1 剂。

（2）臭牡丹嫩苗 15 g，铁芭芒 9 g，瘦猪肉 30 g。共蒸熟服，每日 1 剂。

（3）漆树皮、一枝黄花各 15 g，野荞麦根、白花蛇舌草各 30 g（均鲜品）。水煎服，每日 1 剂。

（4）鲜鬼针草、红藤各 30 g。水煎服，每日 1 剂。

（5）白花蛇舌草、一点红、鬼针草各 50 g，两面针 10 g。水煎服，每日 1 剂。

（6）虎杖、金银花、猕猴桃、山豆根、十大功劳各 12 g，红藤、旱莲草各 9 g，一点红 6 g。水煎服，每日 1 剂。

2. 外治法。

（1）八角莲根或野芙蓉叶适量。捣烂，加酒炒热敷患处，每日 1 次。

（2）壮医药线点灸疗法。局部肚子痛点梅花穴、中脘穴、气海穴、天枢穴、大横穴、腹结穴、腹哀穴，或三间穴、阳溪穴、内关穴，或阑尾穴、上巨虚穴、足三里穴等穴位，点灸 2 ～ 3 壮，可配阑尾、交感、神门等耳针，点灸 1 ～ 2 壮，每日 2 ～ 3 次。

（3）壮医针刺。取脐内环穴（心、肝、大小肠）、内关穴、阑尾穴、上巨虚穴、足三里穴。脐内环穴不行手法，余穴针刺后，提插捻转强刺激手法，持续行针 2 ～ 3 分钟，留针 0.5 ～ 1 小时，每隔 15 分钟行针 1 次，每日 2 ～ 3 次，也可用电针代替持续行针。

3. 内外兼治法。

（1）鲜木芙蓉 90 g，虾钳草 60 g。水煎取汁服，渣敷痛处，每日 1 剂。

（2）桃仁（去衣膜）12 g。捣烂如泥，开水冲服，每日 2 剂。另取生桐油、生石膏粉各适量混合敷痛处，每日换药 1 次。

二、胆道蛔虫病

【概念】

胆道蛔虫病是由于肠道虫上窜钻入胆道引起的常见急腹症，好发于儿童和青少年，农村比较多见。

【病因病机】

壮医认为，胆道蛔虫病主要是吞入了感染性蛔虫卵，致使蛔虫盘踞阻碍谷道胆腑、肠腑，谷道壅塞，气机不畅或功能失常而致。其主要机理如下：

1. 小儿缺乏卫生常识，双手易接触不洁之物，又喜吮手指，以手抓取食物，或食用未洗净的生冷瓜果，或饮用不洁之水，以致食入虫卵，进入胃肠，形成蛔虫病。

2. 饮食不节，过食生冷油腻，损伤脾胃，积湿成热或素体脾胃虚弱，均可为蛔虫滋生创造有利条件。

3. 胆道其他病变如炎症、结石、功能失常等而致胆道舒缩功能失调。

【诊断】

1. 以中上腹剑突下区突发阵发性剧烈绞痛，有"钻顶样"感觉，间歇期疼痛可完全消失为主要症状。

2. 可伴恶心呕吐，或吐出胃液、胆汁，或蛔虫。部分患者有发热、黄疸。

3. 本病多见于少年及儿童。多有肠虫病史，近期曾服驱虫药物。

4. 临床体征。腹平坦柔软，中上腹剑突右下方有轻度压痛，无腹膜刺激征，体征轻微但腹痛剧烈，症状与体征不相一致。如合并急性胆囊炎，胆管炎时，右上腹可出现压痛、肌紧张，或肝脏肿大的体征较明显。

5. 实验辅助检查。白细胞计数可能稍为升高，嗜酸性粒细胞增高；粪便或呕吐物多能查到蛔虫卵。胆管蛔虫症的 B 型超声波显示扩张的胆管内有线状强回声，典型的尚可见到蛔虫假体腔的无回声暗带贯通其中，形成两条平行的强回声带。超声若能观察到活蛔虫的蠕动有确诊价值。

【治疗原则】

疏通谷道，安蛔止痛，温中驱虫。

【治疗方法】

壮医药治疗主要适用于无严重胆道感染及其他严重并发症等非手术保守治疗患者。

1. 内治法。

（1）槟榔、苦楝根皮、使君子、枳壳、广木香、川椒、细辛、干姜、生大黄（后下）各适量，或加元明粉。水煎服，每日 2 次。继发感染发热象者，去川椒、干姜，加茵陈、黄芩、龙胆草等。

（2）食醋 60 g，花椒少许。加热煮沸，去除花椒后顿服，有安蛔止痛作用。

2. 外治法。

（1）壮医针刺。取脐内环穴（心、肝胆、脾胃、大小肠）、内关穴、中脘穴、足三里穴、阳陵泉穴、外丘穴等穴位，用泻法留针 30 分钟，或电针 30 分钟，每日 2～3 次。耳针取交感、神门、肝胆等，留针 15～30 分钟。

（2）壮医药线灸疗法。取内关穴、鸠尾穴、胆俞穴、阳陵泉穴、胆囊穴等穴位，每穴点灸 2～3 壮，每日 1 次。

三、仲嘿奔尹（痔疮）

【概念】

仲嘿奔尹（痔疮）是指谷道"咪虽"（肠）下端近后阴处出现肿大的痔块，排便时有鲜血，便后血止，甚则痔块脱出为主症的一种疾病。中医称"痔疮"，相当于西医学的痔、内痔、外痔、混合痔。

【病因病机】

壮医认为，仲嘿奔尹是直肠末端膜下和肛管皮下的静脉丛发生扩大、曲张所形成柔软的静脉团，形成外感或内生湿毒、谷道本虚或劳力等病因，终致"咪虽"（肠）龙路、火路不通，气血凝结而成。其主要发病机理如下。

1. 脏腑本虚，气血偏衰，使三道两路功能虚弱，龙路瘀滞不畅于谷道"咪虽"（肠）的下端，并卷曲成团，发为此病。

2. 外感湿毒，或过食辛辣煎炒，热毒内蕴，阻滞龙路、火路，使气血凝结聚于谷道咪虽（肠）的下端，并卷曲成团，发为此病。

3. 长期站立、久坐、大便时间过长，妊娠等，使气血运行不畅，龙路、火路不通，气血凝结于谷道"咪虽"（肠）的下端，并卷曲成团，发为此病。

【诊断】

1. 以排便时有鲜血，便后血止，甚则痔块脱出为主要症状。

2. 轻者，痔核较小、质软，表面色鲜红或青紫，大便时痔核不脱出肛门外，常与大便摩擦出血，出血量少，夹杂于大便中；中者，痔核较大，大便时痔核能脱出肛外，大便后自行回纳，出血较多，呈点滴状或喷射状；重者，痔核更大，表面稍带灰白色，大便时常脱出肛外，甚至行走、咳嗽、喷嚏、站立时也会脱出，不能自行回纳，须用手推回或平卧、热敷后才能回纳，便血不多或不出血。

3. 兼见疼痛、肛门异物感，气短懒言，饮食减少，周身无力，头晕眼花，面色苍白，心慌，口干，大便难结，肚子胀满等症状。

4. 壮医按痔疮病变部位，结合肛门视诊痔疮、指诊痔疮，以区分为：

（1）内痔。指痔块长在后阴谷道"咪虽"（肠）下端开口的内侧。

（2）外痔。指痔块长在后阴谷道"咪虽"（肠）下端开口的外侧。

（3）混合性痔。指在后阴谷道"咪虽"（肠）下端开口的内外两侧均有痔块。

【治疗原则】

清热利湿化瘀，疏通龙路、火路。

【治疗方法】

1. 内治法。

（1）千斤拔、红蓖麻根、山栀子、木贼、地榆炭各适量。以上诸药炖猪七寸（猪的直肠）吃，每日 1 剂。

（2）猪大肠 180 g，蚯蚓 10 条。共炖烂，去蚯蚓，吃猪大肠和汤，每日 1 剂。

（3）生地、白及、黄花菜根各适量。以上诸药纳入猪七寸内，两头扎紧，炖熟，去药渣，服猪七寸，每日 1 剂。

（4）香椿根白皮、大排钱草、五指牛奶根、刺苋菜根各 30 g，鹅不食草 15 g。水煎服，每日 1 剂。

（5）扛板归、扁柏各 60 g。水煎服，每日 1 剂。

（6）野鸡头颈部适量。烧成灰，分 2～3 次冲开水服，每日 1 剂。

2. 外治法。

（1）木鳖子 3 个，捣烂如泥，米醋 50 mL 浸泡，外搽患处。

（2）猪胆 1 个，红糖适量，冰片 1 g，薄荷脑 0.5 g，共调成糊状，外涂患处。

（3）壮医针刺疗法。取脐内环穴（心、肾、大小肠）、孔最穴、长强穴、次髎穴、承山穴、梁丘穴、痔顶穴、肛环穴、足三里穴、三阴交穴等穴位。脐内环穴时，进针后不行手法，取足三里穴、三阴交穴时多行补法，余穴多行泻法。每日 1 次，视具体情况确定疗程。

（4）壮医药线点灸疗法。内痔取二白穴、次髎穴、中髎穴、下髎穴、承山穴等穴位；外痔取二白穴、痔顶；混合痔取孔最穴、长强穴、下髎穴、承山穴、痔顶穴等穴位。痔疮出血者加孔最穴、二白穴。可配肺、相应部位、神门、内分泌、皮质下等耳穴。每日灸 1 次，7 日为 1 个疗程。

（5）韭菜根、红蓖麻仁、田螺、川连、雄黄、熊胆各适量。共捣烂，加冰片、麝香适量拌匀，外敷患处，治外痔。

（6）黑芝麻、黄花饭树叶各适量。捣烂外敷患处。

（7）鲜细叶桉适量。水煎 2 小时，先熏洗再坐浴 15～20 分钟，每日 1 次（备注：妇女经期禁用坐浴）。

（8）山杨梅树皮 300 g，冬青叶、红龙船叶各 500 g。煎水外洗，每日 1 ～ 2 次。

（9）患痔疮者在上唇舌系带常长有白色粒状增生物，用三棱针挑离后，再用剪刀剪除增生物。

（10）壮医针挑疗法。在腰部脊柱两旁寻找稍突起、如针头大小之红点行针挑，深 1 ～ 3 分挑断白丝，15 日挑 1 次。

3. 内外兼治法。

（1）韭菜与醋按 2 ∶ 1 比例捣烂取汁内服，同时按 1 ∶ 2 比例煎煮熏洗肛门。

（2）罗裙带适量。水煎服，另取 1 剂煎水熏洗肛门，每日 1 次。

【调护】

对于痔疮，卫生及生活习惯也非常重要。饮食要注意少吃辛辣刺激食物，多吃蔬菜水果；不要久忍大便，养成定时排便习惯；保持肛门清洁卫生，要经常浴洗，保持干燥等。

四、泌尿系结石

【概念】

泌尿系结石是由于湿热诸毒蕴结于"咪腰"（肾）而引起的一类病证，是我国东、中、南部地区一种常见病。结石活动所致剧烈绞痛是一个常见的急腹症。本病中医称为"石淋""砂淋""血淋"等，西医学病名为"泌尿系结石"。壮医认识到本病好发于肾盏或肾盂、输尿管及膀胱等泌尿部位。

【病因病机】

壮医认为，泌尿系结石多由热毒、湿毒、火毒等外袭，郁结滞留于水道，尿液受热煎熬，使尿内杂质——盐类结晶和胶体物质混合而成砂石，使枢纽脏腑"咪腰"（肾）和"咪小肚"（膀胱）受损，导致水道两路网络受损而致病。

【诊断】

1. 以血尿、绞痛和胀痛为主要临床症状。

2. 血尿的特点多为运动性血尿，显微镜下或肉眼能见；绞痛的特点多呈阵发性发作，常沿输尿管方向，向大腿内侧、外生殖器放射；胀痛多因结石停留在泌尿系的生理或病理狭窄处引起梗阻，尿液郁积使肾内压增加引起。

3. 各部位结石均有一定的特点：肾结石多表现为剧烈的肾绞痛，疼痛起始于腰部或上腹部，沿输尿管方向放射，呈阵发性发作，常持续数分钟或数十分钟不等，伴恶心呕吐，或腰部胀痛，或全无症状。输尿管结石可见患侧中下腹部剧烈绞痛，疼痛常向大腿内侧、腹股沟部和外生殖器部位放射。如果继发上尿路感染，可有畏寒、发热、肾区触痛、叩击痛表现。膀胱结石可见尿流中断和剧烈的下腹部疼痛，并向会阴部及阴茎龟头部放射。当体位改变时，疼痛可立即缓解，并能继续排尿，常有终末血尿，或尿频等。尿道结石多为尿痛，排尿困难，尿线变细，点滴状，或血尿，或见尿潴留。

4.实验辅助检查。绞痛发作时尿常规查有多重红细胞，继发感染则有多量白细胞或脓细胞。肾功能损伤时，血尿素氮、血肌酐增高。

腹部 X 线平片上显示绝大多数的结石影，可初步显示结石的位置、数目、大小。B 型超声波可显示不显影的结石和积水情况或 B 型超声波的结石声像。

【治疗原则】

清热利湿，通调水道。

【治疗方法】

1.内治法。

（1）金钱草、海金砂、石苇、冬葵子、滑石、瞿麦、萹蓄、车前子（包煎）、泽泻等药物各适量，每日 1 剂，水煎服。如绞痛加香附、木香或蒲黄，五灵脂；血尿者加仙鹤草。

（2）金钱草、石苇、车前子、木通、瞿麦、萹蓄、栀子、大黄、滑石、牛膝、枳实、甘草梢等药各适量。每日 1 剂，水煎服，可促排结石。

（3）饮水疗法。每日饮水 1500 ～ 3000 mL，增加尿量，冲洗尿路，稀释尿盐浓度，可减少沉淀，促进结石下降，起排石作用。

2.外治法。

（1）壮医针刺。取脐内环穴（心、肾、肝）、内关穴、列缺穴、肾俞穴、三焦俞穴、气海俞穴、膀胱俞穴、秩边穴、蠡沟穴、三阴交穴、京门穴、水泉穴等穴位，可配肾、膀胱、交感、肾上腺等耳穴。脐内环穴以 15° 向外斜刺入 0.5 寸，不行手法，余穴多行泻法，每日针 1 ～ 2 次，5 ～ 10 次为 1 个疗程。

（2）壮医药线灸疗法。取三焦俞穴、中极穴、水道穴、下关元穴、阴陵泉穴、三阴交穴等穴位，配肾、膀胱、交感、肾上腺等耳穴。每日点灸 1 次，疗程视具体情况而定。

（3）肾结石患者，可行肾区叩打法，可能促使肾盏结石进入肾盂；肾盂、输尿管的结石患者，进行跳跃、跑步、登山、打球等活动时，有可能促使结石下移。

3. 本病为急症，可辅以现代一般处理方法。

（1）解痉镇痛。绞痛发作时皮下或肌肉注射阿托品 0.5 mg，或肌肉注射阿托品 0.5 mg 加哌替啶 50 mg。

（2）防治感染。口服强力霉素 0.1 g，每日 3 次，或磺胺甲基异恶唑 1 g，每日 2 次。严重者应选用氯霉素、庆大霉素、先锋霉素、氨苄青霉素等抗生素静脉滴注。

第三章 ◆ 壮医伤科病

　　壮医伤科是在总结壮医对筋伤、跌打损伤、骨折、烧烫伤等治疗经验的基础上发展起来的临床学科。壮医认为，人体是由脏腑、骨肉、气血等共同组成的一个整体。当人体受外力作用直接损伤或内部脏腑气血虚弱同时受到外力作用损伤时，可导致局部皮肉筋骨受损，三道两路不畅，而导致伤科疾病。壮医对伤科疾病的治疗，强调辨病为主，治疗方法主要包括药物、手法、固定、药线点灸、针挑、刮痧竹筒拔罐、练功等，在临床中应根据病情有针对性地应用，必要时需采用综合疗法。本章主要介绍筋伤筋病、关节脱位、跌打损伤、骨折和烧烫伤等壮医伤科疾病的治疗和调护。

第一节　筋伤筋病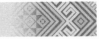

一、颈部筋伤

人体颈项部是活动范围及活动方向较大的部位，能做前屈、后伸、左右侧屈及旋转等活动，且活动较频繁，因此在日常生活及劳动过程中发生损伤的机会也较多。颈项部的筋肉既是运动的动力，又有保持和稳定颈部的作用，遭受强大外力或持久外力超过筋肉本身的应力或慢性劳损时，便可发生颈部筋伤的疾患，严重时可造成骨折、脱位或颈髓损伤等严重损伤。

（一）颈部扭挫伤

【概念】

颈部扭挫伤是临床中常见的、由各种暴力引起的颈部损伤，除了筋伤外，还可能合并骨折、脱位，严重时伤及颈髓，危及生命，临床诊治时须仔细检查，以免误诊和漏诊。

【病因病机】

颈部扭挫伤可由直接暴力和间接暴力所致，临床上以间接暴力多见，如乘车时，因车辆突然减速，头部猛烈前冲或突然被人推后背时头部突然后仰，或颈部过度扭转，或头部受到各个方向暴力打击均可引起颈部的扭挫伤。直接暴力导致颈部扭挫伤较为少见。壮医主要病机是暴力所伤、筋骨受伤，龙路、火路不畅致病。

【诊断】

1. 有明显的外伤史。

2. 扭伤者表现为一侧颈部疼痛，颈项部活动受限，肌肉痉挛，头部常歪向患侧，压痛较广泛，严重者可触及条索状物；挫伤者疼痛较局限，局部可见肿胀或瘀肿，有明显压痛点。

3. 临床诊治时要注意有无上肢麻痛等神经根症状，常常须拍 X 线平片以排除颈椎骨折及脱位。

【治疗原则】

疏通龙路火路，消肿散瘀止痛。

【治疗方法】

一般以壮医理伤经筋手法治疗为主，配合针刺、壮医药线点灸、药物竹罐及理疗等治疗。

（1）壮医理伤经筋手法。有活血散瘀，松解痉挛，通络止痛的作用。常用的手法有点压、按摩、滚法、拿捏及端提摇转法等。患者取端坐位，术者站在患者的背后，一手扶住患者前额，另一手以拇指或中指轮换点压痛点及风池穴、天柱穴等穴位，然后用拇指、食指在患侧由上而下作颈部按摩数遍。早期手法宜轻柔，对扭伤者可加用滚法和捏法，必要时可加用端提摇转手法。若筋伤后颈项偏歪者，宜加用枕颌布兜牵引或手法牵引。

（2）针挑疗法。

①部位选择：风池穴、肩井穴、大椎穴、后溪穴、阿是穴。

②操作方法：轻挑，点挑，使微出血。于挑口加拔罐，吸出黑色瘀血。针挑方法：2～3日1次。

（3）壮医药线点灸疗法。

①部位选择：大椎穴、天柱穴、肩外俞穴、外劳宫穴、肩中俞穴、悬钟穴、后溪穴。

②操作方法：每日施灸1次，连灸3日。

（4）药物竹罐疗法。

①材料准备：艾叶、防风、杜仲、麻黄、木瓜、川椒、地龙、土鳖虫、羌活、独活、苍术、苏木、红花、桃仁、透骨草、千年健、海桐皮各10g，乳香、没药各5g。加水适量，按药物竹罐疗法中煮罐的步骤完成准备工作。

②部位选择：

经外奇穴：新设穴、颈百劳穴。

足少阳胆经：风池穴、肩井穴。

督脉：大椎穴。

手太阳小肠经：肩中俞穴、肩外俞穴、曲垣穴、秉风穴、天宗穴、臑俞穴。

手阳明大肠经：肩髃穴、曲池穴。

局部：阿是穴。

③操作方法：根据病情，选取 6～8 个穴位，采用梅花针扣刺拔罐法，留罐 10～15 分钟。煮罐时，放数条毛巾于药水内与罐同煮，启罐后，可用镊子将锅中的毛巾取出拧干，轻敷于所吸拔的部位上，凉则换之，反复 2～3 次。每日施术 1 次，10 次为 1 个疗程。在疼痛缓解后宜作头颈的前屈后伸及左右旋转活动，由小渐大，以舒筋活络，增强颈项部肌肉力量。

【预防与调护】

在日常生活及劳动中，要注意自我保护，以防颈项部受暴力损伤。一旦受伤后，应尽量保持头部于正常位置，以松弛颈项部肌肉，必要时带颈围以保护和固定颈项部。平时常做颈项部功能锻炼以增强颈项部肌肉力，提高抗损伤的耐受力。

（二）笃绥（落枕）

【概念】

笃绥（落枕）又称"失枕"，多因睡眠姿势不当，起床后感到颈项疼痛，活动受限，尤以左右旋转受限为明显，似身已起而颈仍留落于枕头上，故而以此命名。好发于青壮年。

【病因病机】

睡眠时头颈过度偏转，或枕头过高、过低等，致使局部肌肉长时间处于紧张状态，持续牵拉而使颈项肌发生静力性损伤。另一常见因素是风寒侵袭项背部，使项背部某些肌肉气血凝滞，龙路、火路受阻，不通则痛，活动受限。壮医主要病机是暴力所伤，筋骨受伤，龙路、火路不畅致病。

【诊断】

1.睡眠醒后起床即觉颈项部疼痛，活动受限，以旋转活动为明显，向后看物时，须将躯干整个转动。

2.检查颈项部肌肉痉挛，压痛明显，严重时可触及条索状物。斜方肌及菱形肌常有压痛，风池穴也常有压痛。

3.发病急，痛程短，若为风寒所侵，可伴头痛、微热等表证。病程较短，不治也可在 3～5 日内缓解，但易复发。临床要注意与其他原因所致之颈项部背痛鉴别。

【治疗原则】

疏通龙路、火路，消肿散瘀止痛。

【治疗方法】

（1）针挑疗法。

①部位选择：风池穴、肩井穴、大椎穴、后溪穴、阿是穴。

②操作方法：轻挑，点挑，使微出血。于挑口加拔罐吸出黑色瘀血。2～3日1次，中病即止。

（2）壮医药线点灸疗法。

①部位选择：大椎穴、天柱穴、肩外俞穴、外劳宫穴、肩中俞穴、悬钟穴、后溪穴。

②操作方法：每日施灸1次，连灸3日。

（3）竹罐疗法。

①材料准备：艾叶、防风、杜仲、麻黄、木瓜、川椒、地龙、土鳖虫、羌活、独活、苍术、苏木、红花、桃仁、透骨草、千年健、海桐皮各10 g，乳香、没药各5 g。加水适量，按药物竹罐疗法中煮罐的步骤完成准备工作。

②部位选择：

经外奇穴：新设穴、颈百劳穴。

足少阳胆经：风池穴、肩井穴。

督脉：大椎穴。

手太阳小肠经：肩中俞穴、肩外俞穴、曲垣穴、秉风穴、天宗穴、臑俞穴。

手阳明大肠经：肩髃穴、曲池穴。

局部：阿是穴。

③操作方法：根据病情，选取6～8个穴位，采用梅花针扣刺拔罐法，留罐10～15分钟。煮罐时，放数条毛巾于药水内与罐同煮，启罐后，可用镊子将锅中的毛巾取出拧干，轻敷于所吸拔的部位上，凉则换之，反复2～3次。每日施术1次，10次为1个疗程。

（4）滚蛋疗法，取热滚法。

①材料准备：加入艾叶、桂枝、川椒、苏木、红花、桃仁、透骨草、千年健各适量，

按滚蛋疗法中准备材料的步骤完成准备工作。

②滚蛋操作：取煮好的温热蛋 1 只，趁热在阿是穴及颈肩背部反复滚动热熨。

③治疗疗程：根据病人病情，至病人症状缓解，以及蛋黄表面隆起的小点减少或消失为止。

（5）刮疗法。

①部位选择：

背部：刮督脉，由风府穴处沿脊柱正中向下，刮至陶道穴处。刮足太阳膀胱经，由天柱穴处沿脊柱两侧向下，刮至肺俞穴处。

颈肩部：刮足少阳胆经，由风池穴处沿颈项部向下刮至肩背部肩井穴处。

下肢：刮足少阳胆经，由阳陵泉穴处沿小腿外侧刮至绝骨穴处。

②刮拭顺序：先刮颈肩部，再刮背部，最后刮下肢部。

③刮拭手法：可适当用重手法，以出痧为宜。

④刮疗的方法：隔日 1 次，7 次为 1 个疗程。

（6）经筋疗法。贯彻局部与整体相结合及分型辨证施治的治疗法则，运用综合疗法手段施治。

①整体机能调整：可灵活运用拍打、擦疗、颈肩背拔罐方法，以祛风散寒、调理营卫，获得机体功能平衡，全身舒适。对于已经郁积化热，热邪较盛者，适当予清热解毒饮片煎服。

②局部治疗：须查明病灶所处部位，以固灶行针法，刺治直达病所治疗。对于颈椎骨质增生形成颈肩臂反复疼痛的病例，按骨质增生的经筋综合疗法予治，宜以较彻底治愈，达到巩固远期疗效。

【预防和调护】

注意睡眠姿势，枕头不宜过高或过低。睡眠时防止风吹颈项部，落枕发生后宜保持头部中立位，并及早治疗。

（三）活尹（颈椎病）

【概念】

活尹（颈椎病）是指颈椎骨质增生退变或颈椎间盘退化等，刺激或压迫颈部神经、

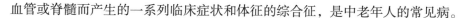

血管或脊髓而产生的一系列临床症状和体征的综合征，是中老年人的常见病。

【病因病机】

多因慢性劳损或急性外伤所致，颈项部活动频繁，如长期从事低头工作的会计、记者、电脑操作员、书画家等颈部过劳，两路不畅所致；或年高脏腑亏虚，两路失养，颈椎间盘退化，颈椎退变增生，刺激或压迫颈部神经、血管或脊髓时，导致一系列相关的症状和体征发生。

颈椎病的基本分型有神经根型、椎动脉型、交感神经型、脊髓型，但临床中常为混合型出现。

1. 神经根型，又称为"痹痛型颈椎病"，临床最多见。主要表现为上肢麻木、疼痛，严重者肌力及反射改变，由神经根受刺激或压迫所致。

2. 椎动脉型，也称"眩晕型颈椎病"。多由钩椎关节增生，刺激或压迫椎动脉，使脑供血不足而产生头晕为主，伴有头痛症状；椎间关节不稳时，因椎体滑移，椎动脉被扭曲，也可使脑供血不足而发生头晕头痛症状。

3. 交感神经型。由于颈椎退变增生，刺激交感神经，而出现心慌、心跳、恶心、出汗等交感神经相关症候群。

4. 脊髓型，也称"瘫痪型颈椎病"。此型临床亦较常见，以下肢为先见的进行性四肢瘫痪为特征。早期行走不稳，有穿棉花感，逐渐加重，严重者无法行走。是由于颈椎间盘突出，后纵韧带骨化、韧带肥厚等压迫颈髓所致。

【诊断】

本病常见于 40 岁以上的中老年人，颈椎病分型较多，且每型的临床症状及体征又各不同，故诊断上须进行明确的分型诊断。

1. 神经根型颈椎病。一般无外伤史，临床表现为颈部疼痛，渐伴上肢疼痛、麻木，重者上肢酸软无力及肌肉萎缩。查体：颈部活动受限，横突处压痛并放射至上肢，受压神经根的支配区感觉不同程度减退，臂丛神经牵拉试验阳性，颈椎间孔挤压试验阳性。X 线检查见椎间隙变窄，骨质增生，椎间孔变小，颈椎生理弯曲等。

2. 椎动脉型。临床表现为阵发性头晕头痛，伴视力减退、耳鸣，严重可发生猝倒。常见于头部活动在某一位置时发生或加重，旋转头部时眩晕发生或加重。检查无明显阳性体征。X线平片示钩椎关节增生或颈椎节段失稳，椎动脉造影可助诊断。

3.交感神经型。临床表现为头痛，伴恶心呕吐、心慌心跳等交感神经症状，有时伴见头晕、耳鸣、视物模糊等，查体活动颈部时症状加重。X线平片检查可见增生、节段不稳或无明显异常。该型诊断较困难，应排除其他疾病后才能诊断。

4.脊髓型。临床表现为早期双下肢行走不便，有踩棉花感，上下楼梯困难，逐渐加重，严重者下肢或四肢瘫痪。偶有二便失控。查体：颈部可无异常，上肢活动欠灵活，受压节段以下感觉改变，肌张力高，腱反射亢进，锥体束阳性。X线平片示颈椎增生、椎间隙变窄、椎管前后径变窄。CT及MRI检查见脊髓受压。

【治疗原则】

疏通龙路、火路，消肿散瘀止痛。

【治疗方法】

（1）针挑疗法。

①部位选择：风池穴、肩井穴、大椎穴、后溪穴、阿是穴。

②操作方法：轻挑，点挑，使微出血。于挑口加拔罐吸出黑色瘀血。

③治疗方法：2～3日1次，中病即止。

（2）壮医药线点灸疗法。

①部位选择：局部梅花穴、大椎穴、天柱穴、肩外俞穴、外劳宫穴、肩中俞穴、悬钟穴、后溪穴。

②操作方法：每日施灸1次，10日为1个疗程。

（3）竹罐疗法。

①材料准备：加艾叶、防风、杜仲、麻黄、木瓜、川椒、地龙、土鳖虫、羌活、独活、苍术、苏木、红花、桃仁、透骨草、千年健、海桐皮各10 g，乳香、没药各5 g，加水适量，按药物竹罐疗法中煮罐的步骤完成准备工作。

②部位选择：

经外奇穴：新设穴、颈百劳穴。

足少阳胆经：风池穴、肩井穴。

足太阳膀胱经：大杼穴、风门穴。

督脉：大椎穴。

手太阳小肠经：肩中俞穴、肩外俞穴、曲垣穴、秉风穴、天宗穴、臑俞穴。

手阳明大肠经：肩髃穴、曲池穴。

局部：阿是穴。

③操作方法：根据病情，选取 6～8 个穴位，采用梅花针扣刺或三棱针点刺拔罐法，留罐 10～15 分钟。煮罐时，放数条毛巾于药水内与罐同煮，启罐后，可用镊子将锅中的毛巾取出拧干，轻敷于所吸拔的部位上，凉则换之，反复 2～3 次。每日施术 1 次，10 次为 1 个疗程。

（4）滚蛋疗法。

①材料准备：加入艾叶、桂枝、透骨草、千年健各适量，按滚蛋疗法中准备材料的步骤完成准备工作。

②滚蛋操作：取煮好的温热蛋 1 只，趁热在阿是穴及颈肩背部反复滚动热熨。

③治疗疗程：根据病人病情，至病人症状缓解，以及蛋黄表面隆起的小点减少或消失为止。

（5）刮疗法。

①部位选择：

背部：刮督脉，由风府穴处沿脊柱正中向下，刮至身柱穴处。刮足太阳膀胱经，由天柱穴处沿脊柱两侧向下，刮至肺俞穴处。

颈肩部：刮足少阳胆经，由风池穴处沿颈项部向下刮至肩背部肩井穴处。

上肢：刮手阳明大肠经，由肩髃穴处沿上肢前侧向下，刮至合谷穴处。

下肢：刮足少阳胆经，由阳陵泉穴处沿小腿外侧刮至绝骨穴处。

②刮拭顺序：先刮颈肩部，再刮背部，最后刮四肢部。

③刮拭手法：手法轻柔，以出痧为宜。

④操作方法：隔日 1 次，7 次为 1 个疗程。

（6）筋经疗法。

①贯彻“以灶为输”的诊治法则，按治疗常规的 5 个施治步骤进行治疗。

②对颈、肩、臂、肘的筋结，分别施以解结及解锁的理筋手法，达到筋结的紧张状

态全面松解，患者获得显著的舒适感，肢体活动功能明显改善。

③视病情及病者的承受能力，分次以"固灶行针"方法，分别对颈、肩、臂、肘的筋结病灶，加以针刺治疗。

④针刺后行拔火罐治疗。

⑤给予必要的辅助疗法。

⑥属于骨性病变所致者，须以整骨法处理。

【预防与调护】

保持良好睡姿，选择合适的枕头，日常生活工作中，避免长时间低头等某一姿势，减少慢性劳损的机会。一旦发病应及早治疗，因颈椎病治疗时间较长疗效相对较慢，应注意心理调护，使患者树立信心，配合治疗。

一、膀巴尹（肩部筋伤）

【概念】

膀巴尹（肩部筋伤）是一种以肩部疼痛、肩关节活动障碍为主要症状的筋伤。根据病因、表现及好发年龄等方面的不同，古人又称之为"漏肩风""露肩风""冻结肩""五十肩""肩凝风"及"肩凝症"等。

【病因病机】

由于外伤劳损，风寒湿邪侵袭或中老年人肝肾渐衰、气血亏虚、两路失养而引发本病。肩关节的关节囊及周围组织发生广泛慢性无菌性炎症反应，导致局部软组织的广泛性粘连，从而使肩关节发生功能障碍。由于骨折或脱位，肩关节固定时间过长或不注意关节功能锻炼也可诱发肩部筋伤。

【诊断】

1. 临床多见于中老年人，多为慢性发病，极少数有外伤史，早期以肩周疼痛为主要表现，渐见疼痛加重，伴有关节活动受限，日渐加重。检查肩部无肿胀，肩前、外后侧压痛明显，肩关节不同程度受限，若病程长久则肩部肌肉萎缩，以三角肌为明显。

2. 早期以外展活动受限，继而出现前后伸、外旋等功能受限。

3. 根据不同病理变化及病情表现，临床分为急性疼痛期、粘连僵硬期及缓解恢复期。X线检查多无明显异常。肩部筋伤应与颈椎病所致肩痛鉴别，后者一般呈放射性痛，肩部无压痛点，肩关节活动一般不受限，X线检查可助鉴别。

【治疗原则】

疏通龙路、火路，松筋解结。

【治疗方法】

治疗本病以手法为主，配合药物治疗、练功及理疗等方法治疗。

（1）理伤经筋手法。患者取端坐位，也可取侧卧位。先用揉法、滚法、拿捏法作用于肩前、后、外侧，松解肌肉，然后行牵拉、抖动及旋转运动，最后行患肢外展、前屈及后伸运动，以松解粘连。手法治疗时会出现疼痛情况，手法力度以患者能耐受为宜，逐渐加大力量，2～3日进行1次手法，7次为1个疗程。

（2）壮医药线点灸疗法。

①取穴：肩三针穴、手五里穴、曲池穴、手三里穴、阳池穴。

②点灸方法：每日施灸1次，10日为1个疗程。

（3）竹罐疗法。

①材料准备：加艾叶、防风、杜仲、麻黄、木瓜、川椒、地龙、土鳖虫、羌活、独活、苍术、苏木、红花、桃仁、透骨草、千年健、海桐皮各10 g，乳香、没药各5 g，加水适量，按药物竹罐疗法中煮罐的步骤完成准备工作。

②部位选择：

足少阳胆经：风池穴、肩井穴。

足太阳膀胱经：大杼穴、风门穴。

督脉：大椎穴。

手太阳小肠经：肩中俞穴、肩外俞穴、曲垣穴、秉风穴、天宗穴、臑俞穴。

手少阳三焦经：肩髎穴、臑会穴。

手阳明大肠经：肩髃穴、臂臑穴、曲池穴。

经外：肩前俞穴、局部阿是穴。

③操作方法：根据病情，选取6～8个穴位，采用梅花针扣刺拔罐法，留罐10～15分钟。煮罐时，放数条毛巾于药水内与罐同煮，启罐后，可用镊子将锅中的毛巾取出拧干，轻敷于所吸拔的部位上，凉则换之，反复2～13次。每日施术1次，10次为1

个疗程。

（4）刮疗法。

①部位选择：

颈部：刮督脉、由风府穴处沿脊柱正中向下，刮至大椎穴外。刮足少阳胆经，由风池穴刮至肩井穴处。

肩关节局部：刮手太阳小肠经，由肩中俞穴，经肩外俞穴、曲垣穴、秉风穴、天宗穴、臑俞穴等穴位，刮至肩贞穴处。刮手少阳三焦经，由天髎穴经肩髎穴刮至臑会穴处。刮手阳明大肠经，由肩髃穴刮至臂臑穴。刮肩前俞及肩关节局部阿是穴。

②刮拭顺序：先刮颈部，后刮肩背部手太阳小肠经穴位，再刮手少阳三焦经穴位，最后刮手阳明大肠经穴位部及肩关节前侧穴位。

③刮拭手法：肌肉丰厚部可用重手法，肌肉浅薄处手法宜轻柔，以出痧为宜。

④刮疗方法：隔日 1 次，7 次为 1 个疗程。

（5）功能锻炼。对肩部筋伤的治疗，练功是不可缺少的步骤。急性疼痛期的患者，练功可少做，作外展、后伸及上举活动以减少粘连发生。对粘连僵硬期的患者，应忍痛主动积极做外展、上举、前屈、后伸及环转等活动，逐渐加大活动量，宜持之以恒，循序渐进。临床常用患肢"手指爬墙"活动，"叉手托上"活动等。

【预防与调护】

注意避免肩部反复损伤，中老年人注意肩部防寒保暖，注意经常做肩关节活动锻炼。一旦发病，应及时正确治疗。该病治疗时间长，痛苦较大。医者应鼓励患者树立信心，配合坚持治疗。

三、网球肘（肘部筋伤）

【概念】

肘部筋伤是指肘关节周围组织疼痛病症，包括肱骨外上髁炎，因较常见于网球运动员，故又称"网球肘"。

【病因病机】

壮医认为，慢性劳损致肱骨外上髁处形成急、慢性气血不通畅，阻碍龙路、火路运行导致肘部筋伤。肱骨外上髁是前臂腕伸肌的起点，由于肘、腕关节的频繁活动，长期

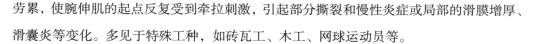

劳累,使腕伸肌的起点反复受到牵拉刺激,引起部分撕裂和慢性炎症或局部的滑膜增厚、滑囊炎等变化。多见于特殊工种,如砖瓦工、木工、网球运动员等。

【诊断】

1.起病缓慢,初起时在劳累后偶感肘外侧疼痛,延久逐渐加重,疼痛甚至可向上臂及前臂放散,影响肢体活动。做拧毛巾、扫地、端壶倒水等动作时疼痛加剧,前臂无力,甚至持物落地。

2.肱骨外上髁以及肱桡关节间隙处有明显的压痛点,腕伸肌紧张试验阳性,前臂伸肌腱牵拉试验征阳性,将患侧时伸直腕部屈曲,作前臂旋前时,外上髁处出现疼痛。

3.X线摄片检查多属阴性,偶见肱骨外上髁处骨质密度增高的钙化阴影或骨膜肥厚影像。

4.若病变发生在肱骨内上髁,则为肱骨内上髁炎,肿痛和压痛在肘内侧,抗阻力屈腕时疼痛明显;若病变发生在尺骨鹰嘴,则为鹰嘴滑囊炎,肿痛和压痛在肘后侧,肘关节伸屈轻度受限。

【治疗原则】

疏通龙路、火路,松筋解结。

【治疗方法】

(1)壮医经筋手法。用肘部弹拨法、分筋法、屈伸法、顶推法。使肘关节过伸,肱桡关节间隙加大,如有粘连时,可撕开桡侧腕伸肌之粘连。

(2)壮医药线点灸疗法。

①部位选择:局部梅花穴、手五里穴、曲池穴、手三里穴、阳池穴。

②操作方法:每日施灸1次,10日为1个疗程。

(3)竹罐疗法。

①材料准备:加艾叶、防风、杜仲、麻黄、木瓜、川椒、地龙、土鳖虫、羌活、独活、苍术、苏木、红花、桃仁、透骨草、千年健、海桐皮各10 g,乳香、没药各5 g,加水适量,按药物竹罐疗法中煮罐的步骤完成准备工作。

②部位选择:

督脉:大椎穴。

手太阳小肠经：小海穴。

手少阳三焦经：清冷渊穴、天井穴、四渎穴、外关穴。

手阳明大肠经：肘髎穴、曲池穴、手三里穴。

手太阴肺经：尺泽穴。

手厥阴心包经：曲泽穴。

手少阴心经：少海穴。

局部：阿是穴。

③操作方法：根据病情，选取 4～6 个穴位，采用梅花针扣刺拔罐法，留罐 10～15 分钟。煮罐时，放数条毛巾于药水内与罐同煮，启罐后，可用镊子将锅中的毛巾取出拧干，轻敷于所吸拔的部位上，凉则换之，反复 2～3 次。每日施术 1 次，10 次为 1 个疗程。

（4）刮疗法。

①部位选择：

颈部：刮督脉，刮大椎穴处。

肘关节局部：手太阳小肠经，刮小海穴处。手少阳三焦经，由清冷渊穴，经天井穴、四渎穴、外关穴等，刮至阳池穴处。手阳明大肠经，由肘髎穴，经曲池穴刮至手三里穴，再刮合谷穴。手太阴肺经，刮尺泽穴。手厥阴心包经，刮曲泽穴。手少阴心经，刮少海穴。局部刮阿是穴。

②刮拭顺序：先刮颈部，后按照手太阳小肠经、手少阳三焦经、手阳明大肠经、手太阴肺经、手厥阴心包经、手少阴心经的顺序刮拭肘关节附近穴位。

③刮拭手法：手法宜轻柔，以出痧为宜。

④刮疗的方法：隔日 1 次，7 次为 1 个疗程。

【预防与调护】

肱骨外上髁炎是由于肘、腕关节的频繁活动，腕伸肌的起点反复受到牵拉刺激而引起的。因此，尽量避免其剧烈活动，疼痛发作期应减少活动，必要时可作适当固定，可选择三角巾悬吊或前臂石膏固定 3 周左右。肿痛明显缓解后，应及时解除固定并逐渐开始肘关节功能活动，但要避免使伸肌总腱受到明显牵拉的动作。

四、核扭相

（一）急性腰扭挫伤

【概念】

急性腰扭挫伤系指腰部筋膜、肌肉、韧带、椎间小关节、腰骶关节的急性损伤，多因突然遭受间接暴力所致，俗称闪腰、岔气。若处理不当，或治疗不及时，也可使症状长期延续，变成慢性腰痛，腰部扭挫伤是常见的筋伤疾病，多发于青壮年和体力劳动者。

【病因病机】

壮医认为，急性腰扭挫伤主要是受到痧、瘴、蛊、毒、风、湿等有形或无形之毒的侵犯，或外界暴力损伤，致天、地、人三气同步失调，龙路、火路运行不畅，功能失调而发生。

腰部扭挫伤可分为扭伤与挫伤两大类，扭伤者较多见。腰部扭伤多因突然遭受间接暴力致腰肌筋膜、韧带损伤和小关节错缝。如当脊柱屈曲时，两侧骶棘肌收缩，以抵抗体重和维持躯干的位置，此时若负重过大或用力过猛，常见于搬重物用力过度或体位不正，致使腰部肌肉强烈收缩，而引起肌纤维撕裂；当脊柱完全屈曲时，主要靠棘上、棘间、髂腰等韧带来维持躯干的位置，此时若负重过大或用力过猛，则引起韧带损伤；腰部活动范围过大、过猛，弯腰转身突然闪扭，致使脊柱椎间关节受到过度牵拉或扭转，而引起椎间小关节错缝或滑膜嵌顿。

腰部挫伤多为直接暴力所致，如车辆撞击、高处坠跌、重物压砸等，致使肌肉挫伤、血脉破损、筋膜损伤，引起瘀血肿胀、疼痛、活动受限等，严重者还可合并肾脏损伤。

【诊断】

1.有明显的外伤史，伤后腰部即出现剧烈疼痛，其疼痛具有持续性，深呼吸、咳嗽、喷嚏等用力时均可使疼痛加剧，常以双手撑住腰部，防止因活动而发生更剧烈的疼痛，休息后疼痛减轻但不消除，遇寒冷加重。脊柱多呈强直位，瑟部僵硬，腰肌紧张，生理前凸改变，不能挺直，仰俯转侧均感困难，严重者不能坐立、行走或卧床难起，有时伴下肢牵涉痛。

2.腰肌及筋膜损伤时，腰部各方向活动均受限制，在棘突旁骶棘肌处，腰椎横突或骶嵴后部有压痛；棘上、棘间韧带损伤时，在脊柱屈曲受牵拉时疼痛加剧，压痛多在棘突或棘交间；髂腰韧带损伤时，其压痛点在髁嵴部与第5腰椎间三角区，屈曲旋转脊柱时疼痛加剧；椎间小关节损伤时，腰部被动旋转活动受限并使疼痛加剧，脊柱可有侧弯，有的棘突可偏歪，棘突两侧较深处有压痛；若挫伤合并肾脏损伤，可出现血尿等症状。

3.腰部扭挫伤一般无下肢痛，但有时可出现下肢反射性疼痛，多为屈髋时臀大肌痉挛，骨盆有后仰活动，牵动腰部的肌肉、韧带所致。所以，直腿抬高试验阳性，但加强试验为阴性，可与腰椎间盘突出神经根受压的下肢痛相鉴别。

4.X线摄片检查，主要显示腰椎生理前凸消失和肌性侧弯，若为棘间韧带完全断裂，X线侧位片可显示棘间隙增宽，棘突后软组织阴影增厚。

【治疗原则】

疏通龙路、火路，消肿散瘀止痛。

【治疗方法】

（1）壮医经筋手法。选用适当的手法治疗腰部扭伤，其疗效显著。

患者俯卧位，术者用两手在脊柱两侧的骶棘肌，自上而下进行按揉、拿捏手法，以松解肌肉的紧张、痉挛；接着按压揉摩阿是穴、腰阳关穴、命门穴、肾俞穴、大肠俞穴等穴位，以镇静止痛；最后术者用左手压住腰部痛点用右手托住患侧大腿，同时用力做反方向扳动，并加以摇晃拔伸数次，如腰两侧剧痛者，可将两腿同时向背侧扳动。在整个手法过程中，痛点应作为施术重点区，急性期症状严重者可每日推拿一次，轻者隔日一次。

对椎间小关节错缝或滑膜嵌顿者，用坐位脊柱旋转复位法，患者端坐方凳上，两足分开与肩等宽。以右侧痛为例，助手面对患者，用两腿夹住患者左大腿，双手压住左大腿根部以维持固定患者的正坐姿势。术者坐或立于患者之后右侧，右手自患者右腋下伸向前，绕过颈后，手指挟在对侧肩颈部，左手拇指推按在偏右棘突的后下角。当右手臂使患者身体前屈 $60° \sim 90°$ 再向右旋转 $45°$，并加以后仰时，左拇指用力推按棘突向左，此时可感到指下椎体轻微错动，可闻及复位的响声。最后使患者恢复正坐，术者用拇示指自上而下理顺棘上韧带及腰肌。

对患者不能坐位施术者，可用斜扳法。患者侧卧位，患侧在上，髋、膝关节屈曲，健侧在下，髋、膝关节伸直，腰部尽量放松。术者立于患者前侧或背侧，一手置于肩部，另一手置臀部，两手相对用力，使上身和臀部做反向旋转，即肩部旋后，臀部旋前，活动到最大程度时，用力做一稳定推扳动作，此时往往可听到清脆的弹响声，腰痛一般可随之缓解。

（2）壮医药线点灸疗法。

①部位选择：依其受损部位的不同而采用不同的穴位，一般取局梅穴和受损部位周边的穴位。

②操作方法：每日施灸 1 ~ 2 次，疗程视具体情况而定。

（3）竹罐疗法。

①材料准备：麻黄、木瓜、地龙、土鳖虫、红花、桃仁、透骨草、千年健、海桐皮各 10 g，乳香、没药各 5 g。加水适量，按药物竹罐疗法中煮罐的步骤完成准备工作。

②部位选择：

督脉：命门穴、腰阳关穴。

足少阳胆经：环跳穴、阳陵泉穴、悬钟穴。

局部：阿是穴。

③操作方法：根据病情，选取 6 ~ 8 个穴位，采用梅花针扣刺拔罐法，留罐 10 ~ 15 分钟。煮罐时，放数条毛巾于药水内与罐同煮，启罐后，可用镊子将锅中的毛巾取出拧干，轻敷于所吸拔的部位上，凉则换之，反复 2 ~ 3 次，每日施术 1 次，10 次为 1 个疗程。

（4）滚蛋疗法。

外伤肿胀发生 24 小时内，采用冷滚法。

①材料准备；取洗净生蛋 1 个。

②滚蛋操作：取红肿局部及阿是穴，反复滚动。外伤肿胀发生 24 小时后，采用热滚法。

①材料准备：土牛膝 15 g，续断 20 g，红花 15 g，千斤拔 50 g。按滚蛋疗法中准备材料的步骤完成准备工作。

②操作方法：取煮好的温热蛋 1 个，趁热在阿是穴及局部经穴反复滚动热熨。

③治疗疗程：根据病人病情，至病人症状缓解，以及蛋黄表面隆起的小点减少或消

失为止。

（5）刮疗法。

①部位选择：

面部：刮督脉之人中穴。

腰背部：刮督脉，由命门穴外沿脊柱正中向下，刮至腰阳关穴处。刮足太阳膀胱经，由肾关穴处沿脊柱两侧向下，刮至大肠脸穴处。刮局部阿是穴。

下肢：刮足太阳膀胱经之委中穴、承山穴、昆仑穴。刮足少阳胆经，由阳陵泉穴处沿小腿外侧刮至绝骨穴处。

②刮拭顺序：先刮面部，再刮腰背部，后刮下肢部。

③刮拭手法：腰部手法宜轻柔，四肢肌肉丰厚部可适当加重手法。以出痧为宜。

④刮疗方法：隔日 1 次，7 次为 1 个疗程。

（6）固定与练功。损伤初期宜卧硬板床休息，或佩戴腰围固定，以减轻疼痛，缓解肌肉痉挛，防止进一步损伤。练功活动损伤后期宜做腰部前屈后伸、左右侧屈、左右回旋等各种功能锻炼。以促进气血循行，防止粘连，增强肌力。

【预防与调护】

腰部扭挫伤强调以预防为主，劳动或运动前做好充分准备活动，应量力而行。平时要经常锻炼腰背肌，弯腰搬物姿势要正确。伤后应注意休息与腰部保暖，勿受风寒，佩戴腰围保护，并配合各种治疗。

（二）核尹（腰痛）

【概念】

腰痛是指腰部肌肉、筋膜与韧带软组织慢性损伤，外加风寒湿邪所致。这是腰腿痛中最为常见的疾病之一。

【病因病机】

壮医认为，腰肌劳损主要是脏腑气血亏虚，龙路、火路运行不畅，功能失调所致。

引起腰部劳损的病因较多。若长期腰部姿势不良，或长期从事腰部持力及弯腰活动等工作，可引起腰背筋膜肌肉劳损，或者筋膜松弛，或有瘀血凝滞，或有细微损裂，以致腰痛难愈。腰部急性外伤之后，如腰椎骨折或腰部扭挫伤等，未能获得及时而有效的治疗，迁延成慢性腰痛。

【诊断】

（1）腰部劳损患者多有不同程度外伤史。腰部劳损临床上以腰部隐痛、反复发作、劳累后加重、休息减少为主症。常与天气变化有关，弯腰工作困难，若勉强弯腰则腰痛加剧，常喜用双手捶腰，以减轻疼痛，少数患者有臀部和大腿后上部胀痛。检查脊柱外形一般正常，屈伸活动多无障碍。

（2）腰肌或筋膜劳损时，骶棘肌处、髂骨嵴后部或骶骨后面腰背肌止点处有压痛，棘上或棘间韧带劳损时，压痛点多在棘突上或棘突间。棘肌处、髂骨嵴后部或骶骨后面腰背肌止点处有压痛，棘上或棘间韧带劳损时，压痛点多在棘突上或棘突间。

（3）五旬以上老人，如产生退行性变而致腰痛者，往往腰痛持续不愈，晨僵，稍做活动后腰部转动灵活，但活动过多又致腰痛加重，X线平片可见椎体边缘有骨质增生。老年骨质疏松症者腰痛较重，行走乏力，寒冷季节尤见困苦，年复一年，可有或轻或重的圆背畸形，X线平片可见骨质普遍稀疏，椎体可出现鱼尾样双凹形，椎间歇增宽，受累椎体多发、散在。若有腰骶部骨骼先天性结构缺陷引起的腰痛，症状与单纯劳损相似。

【治疗原则】

疏通龙路、火路，消肿散瘀止痛。

【治疗方法】

常用壮医经筋手法治疗，方法大致与治疗腰部扭挫伤的揉按拿捏、提腿扳动等手法相同。对于寒湿为主或老年腰痛，则宜在痛点周围作揉摩按压和弹拨拿捏，不宜做提腿扳动等较重的手法以免引起不良反应。手法治疗隔日1次，10次为1个疗程，治疗期间不宜劳累，并避免受凉。

【预防与调护】

伤后应注意休息与腰部保暖，勿受风寒，并配合各种治疗。

（三）核嘎尹（腰椎间盘突出症）

【概念】

核嘎尹（腰椎间盘突出症）是指椎间盘纤维环破裂和髓核组织突出，刺激或压迫神经根而引起的一系列临床症状和体征，也是临床最常见的腰腿痛原因之一。引起腰椎间盘突出的因素是椎间盘退变，但也与腰部过度负荷、长期震荡、脊柱畸形、急性损伤等因素有关。

【病因病机】

壮医认为，腰椎间盘突出症主要是外界暴力或脏腑气血亏虚，两路运行不畅，功能失调所致。

本病好发于 20 ～ 40 岁青壮年，男性多于女性。多数患者因腰扭伤或劳累而发病，少数可无明显外伤史。随着年龄的增长，以及在日常生活工作中，椎间盘不断遭受脊柱纵轴的挤压力、牵拉力和扭转力等外力作用，使椎间盘不断发生退行性变，髓核含水量逐渐减少而失去弹性，继之使椎间隙变窄，周围韧带松弛，或产生裂隙，形成腰椎间盘突出的内因。急性或慢性损伤是发生腰椎间盘突出的外因，当腰椎间盘突然或连续受到不平衡外力作用，如弯腰提取重物时，姿势不当或准备欠充分的情况下搬动或抬举重物、或长时间弯腰后猛然伸腰，使椎间盘后部压力增加，甚至由于腰部的轻微扭动，如弯腰洗脸、打喷嚏或咳嗽后，发生纤维环破裂、髓核向后侧或后外侧突出。椎间盘退变后较易导致纤维环破裂和髓核组织突出，椎间盘突出又可使椎间盘进一步退变。

【诊断】

多有不同程度的腰部外伤史。

1. 主要症状。

（1）腰痛和下肢坐骨神经放射痛。腰腿疼痛可因咳嗽、打喷嚏、用力排便等腹腔内压升高时加剧，步行、弯腰、伸膝起坐等牵拉神经根的动作也使疼痛加剧，腰前屈活动受限，屈髋屈膝、卧床休息可使疼痛减轻。

（2）重者卧床不起，翻身极感困难。病程较长者，其下肢放射痛部位感觉麻木、冷感、无力。

（3）中央型突出造成马尾神经压迫症状为会阴部麻木、刺痛，二便功能障碍，阳痿或双下肢不全瘫痪。

少数病例的起始症状是腿痛，而腰痛不甚明显。

2. 主要体征。

（1）腰部畸形。腰肌紧张、痉挛，腰椎生理前凸减少或消失，甚至出现后凸畸形。

有不同程度的脊柱侧弯，突出物压迫神经根内下方（腋下型）时，脊柱向患侧弯曲，突出物压迫神经根外上方（肩上型）时，则脊柱向健侧弯曲。

（2）腰部压痛和叩痛。突出的椎间隙棘突旁有压痛和叩击痛，并沿患侧的大腿后侧向下放射至小腿外侧、足跟部或足背外侧。沿坐骨神经走行有压痛。

（3）腰部活动受限。急性发作期腰部活动可完全受限，绝大多数患者腰部伸屈和左右侧弯功能活动呈不对称性受限。

（4）皮肤感觉障碍。受累神经根所支配区域的皮肤感觉异常，早期多为皮肤过敏，渐而出现麻木、刺痛及感觉减退。腰3、4椎间盘突出，压迫腰4神经根，引起小腿前内侧皮肤感觉异常；腰4、5椎间盘突出，压迫腰5神经根，引起小腿前外侧，足背前内侧和足底皮肤感觉异常；腰5骶1椎间盘突出，压迫骶1神经根，引起小腿后外侧足背外侧皮肤感觉异常；中央型突出则表现为马鞍区麻木，膀胱、肛门括约肌功能障碍。

（5）肌力减退或肌萎缩。受压神经根所支配的肌肉可出现肌力减退、肌萎缩。腰4神经根受压，引起股四头肌（股神经支配）肌力减退、肌肉萎缩；腰5神经根受压，引起伸拇肌肌力减退；骶1神经根受压，引起踝跖屈和立位单腿翘足跟力减弱。

（6）腱反射减弱或消失。腰4神经根受压，引起膝反射减弱或消失；骶1神经根受压，引起跟腱反射减弱或消失；腰5神经根受压，跟、膝腱反射般正常。

（7）直腿抬高试验阳性，加强试验阳性，屈颈试验阳性（头颈部被动前屈，使硬脊膜囊向头侧移动，牵张作用使神经根受压加剧，而引起受累的神经痛），仰卧挺腹试验与颈静脉压迫试验阳性（压迫患者的颈内静脉，使其脑脊液回流暂时受阻，硬脊膜膨胀，神经根与突出的椎间盘产生挤压，而引起腰腿痛），股神经牵拉试验阳性，为上腰椎间盘突出的体征。

3.X线检查。

（1）X线平片。正位片可显示腰椎侧凸，椎间隙变窄或左右不等，患侧间隙较宽。侧位片显示腰椎前凸消失，甚至反张后凸，椎间隙前后等宽或前窄后宽，椎体可见休默结节等改变，或有椎体缘唇样增生等退行性变，X线平片的显示必须与临床的体征定位相符合才有意义，主要排除骨病引起的腰骶神经痛，如结核肿瘤等。

（2）脊髓造影检查。髓核造影能显示椎间盘突出的具体情况；蛛网膜下腔造影可观察蛛网膜下腔充盈情况，能较准确地反映硬脊膜受压程度和受压部位，以及椎间盘突出部位和程度；硬膜外造影可描绘硬脊膜外腔轮廓和神经根的走向，反映神经根受压的状况。

4. 其他检查。

（1）肌电图检查。根据异常肌电图的分布范围可判定受损的神经根及其对肌肉的影响程度。

（2）CT、MRI 检查。可清晰地显示出椎管形态、髓核突出的解剖位置和硬膜囊神经根受压的情况，必要时可加以造影。CT、MRI 检查临床诊疗意义重大。

【治疗原则】

疏通龙路、火路，舒筋止痛。

【治疗方法】

（1）壮医药线点灸疗法。

①取穴：环跳穴、风市穴、申脉穴、足三里穴。

②点灸方法：每日施灸 1 ～ 2 次，10 日为 1 个疗程。

（2）壮医经筋疗法。根据病患部位及病情，分别以"以灶为输"的综合疗法施治。

①用理筋手法，对腰、腹、臀、腿、踝、跖及足底等，施以全面的理筋。

②重点对经筋瘤结病灶，施以多维性手法解锁。

③对腰筋区、臀筋点、腹股沟筋结点、大小腿筋结点或痛点，施以分段性及病灶点的针刺治疗，皆以固灶行针法施治。

④对腰侧深筋做穿刺式针刺施治。

⑤对于合并骨性病变病例，给予治骨方法治疗。

⑥针后投拔火罐治疗。

⑦适当配合辅助疗法治疗。

【预防与调护】

急性期应严格卧硬板床 3 周，手法治疗后也应卧床休息，使损伤组织修复。疼痛减轻后，应注意加强锻炼腰背肌，以巩固疗效。久坐、久站时可佩戴腰围保护腰部，避免腰部过度屈曲或劳累或受风寒。弯腰搬物姿势要正确，避免腰部扭伤。

五、顶灸尹（跟痛症）

【概念】

顶灸尹（跟痛症）是指跟骨底面疼痛、行走困难为主的病症，常伴有跟骨结节部的前缘骨质增生，即跟部筋伤。

【病因病机】

壮医认为，顶灸尹（跟痛症）主要是足跟处受到痧、瘴、蛊、毒、风、湿等有形或无形之毒的侵犯，致功能失调而致。

足跟筋伤多发生于 40 ～ 60 岁的中老年肥胖人，妇女尤多见。发病可由急性损伤或慢性劳损所引起。但大多数足跟痛患者无明显外伤史而逐渐发生足跟疼痛。中老年患者由于足跟负重过多致足跟痛，或经常长途跋涉，跟下软组织遭受反复挤压损伤而引起。另外足底的跖腱膜起自跟骨跖面结节，向前伸展，止于 5 个足趾近侧趾节的骨膜上，如果长期、持续地牵拉，可在跖腱膜的跟骨结节附着处发生慢性劳损，或骨质增生，致使局部无菌性炎症刺激引起疼痛。

【诊断】

1. 急性损伤者，表现为足跟着力部急性疼痛，不敢走路，尤其是凹凸不平的道路，局部可有微肿，压痛明显。起病缓慢者，多为一侧发病，可有数月或数年的病史。足跟部疼痛，行走加重。典型者晨起后站立或久坐起身站立时足跟部疼痛剧烈，行走片刻后疼痛减轻，但行走或站立过久疼痛又加重。

2. 跟骨的跖面和侧面有压痛，局部无明显肿胀。若跟骨骨质增生较大时，可触及骨性隆起。X 线平片提示有骨质增生，但临床表现常与 X 线征象不符，不成正比，有骨质增生者可无症状，有症状者可无骨质增生。

本病应与足跟部软组织化脓感染和骨结核、骨肿瘤相鉴别。足跟部软组织化脓感染虽有跟痛症状，但局部有红、肿、热、痛，严重者有全身症状。跟骨结核多发于青少年，局部微热，肿痛范围大。

【治疗原则】

疏通龙路、火路，消肿散瘀止痛。

【治疗方法】

1. 外治法。多用壮医经筋手法，在跖腱膜的跟骨结节附着处做按压、推揉手法，以温运气血，使气血疏通，减轻疼痛。

2. 内治法。

（1）大力王、杜仲、千斤拔、地枇杷各适量，猪尾 1 条。炖服，每日 1 剂。

（2）千斤拔、双钩藤根、黄狗头各 30 g，水蜈蚣、满山香、两面针、骨碎补、百花丹、竹节菜各 15 g，排钱草 6 g。浸酒 2000 mL，15 日可服，每次 20 mL，每日 3 次。

（3）红丝草、苏木、两面针、血见愁各适量。浸酒内服。

【预防与调护】

急性期宜休息，并抬高患肢，症状好转后仍宜减少步行，鞋以宽松为宜，并在患足鞋内放置海绵垫，以减少足部压力。症状好转后避免走长路。

第二节　关节脱位

一、肩关节脱位

【概念】

凡构成肩关节的骨端关节面脱离正常位置，引起肩关节功能障碍者，称为肩关节脱位。

【病因病机】

肩关节脱位多具有外伤史，因间接暴力（传达暴力或杠杆作用）造成肩部肿胀、疼痛、畸形、弹性固定、活动功能障碍。壮医认为，人体一旦遭受损伤，则道路受损，气血失调，产生疼痛等症状。

【诊断】

肩关节脱位有其特殊的典型体征。患者有明显的外伤史，或既往有肩关节习惯性脱位史，稍受外力作用又复发。受伤后，局部疼痛、肿胀，肩部活动障碍。若伴有骨折，则疼痛、肿胀更甚。

1. 前脱位。患者常以健手扶持患肢前臂，头倾向患侧以减轻肩部疼痛。上臂处轻度外展、前屈位。肩部失去正常圆钝平滑的曲线轮廓，形成"方肩"畸形。搭肩试验（Dugas 征）阳性，即患侧肘关节屈曲，肘尖不能贴紧胸壁，若勉强将肘贴及胸壁，则患侧的手不能搭在健侧的肩关节上。肩部正位和穿胸侧位 X 线平片，可确定诊断及其类型，并可以明确是否合并有骨折。

2. 后脱位。肩关节后脱位是所有大关节脱位中最易误诊的一个损伤，较少见。肩关节后脱位大多数为肩峰下脱位，它没有前脱位时那样明显的方肩畸形及肩关节弹性固定现象。主要表现为有肩部前方暴力作用的病史，喙突突出明显，肩前部塌陷扁平，可在肩胛冈下触到突出的肱骨头，上臂呈现轻度外展及明显内旋畸形。肩部上下位（头脚位）X 线平片，可以明确显示肱骨头向后脱位。

【治疗原则】

疏通龙路、火路，整复关节。

【治疗方法】

对新鲜肩关节脱位，只要手法应用得当，一般都能成功。陈旧性脱位在 1 个月左右者，关节内外若无钙化影，也可采用手法复位。若手法复位失败及习惯性肩关节脱位者，应考虑手术治疗。

1. 牵引推拿法。患者仰卧，用布带绕过胸部，一助手向健侧牵拉，另一助手用布带绕过腋下向上向外牵引，第三助手紧握患肢腕部向下牵引，向外旋转，并内收患肢。三助手同时徐缓、持续不断地牵引，可使肱骨头自动复位。若不能复位，术者可用一手拇指或手掌根部由前上向外下，将肱骨头推入关节盂内，第三助手在牵引时，应多做旋转活动，一般均可复位。

2. 手牵足蹬法。患者取仰卧位，以右肩为例，术者立于患侧，双手握住患肢腕部，右膝伸直用足蹬于患者腋下，顺势用力牵拉伤肢，持续 1～3 分钟，先外展、外旋，后内收、内旋，伤处有滑动感，即表明复位成功。

3. 拔伸托入法。患者取坐位，第一助手立于患者健侧肩后，两手斜形环抱固定患者胸部，第二助手手握患侧肘部，手握腕上部，外展、外旋患肢，向外下方牵引，用力由轻而重，持续 2～3 分钟，术者立于患肩外侧，两手拇指压其肩峰，其余手指插入腋窝内，在助手对抗牵引下，术者将肱骨头向外上方钩托，同时第二助手逐渐将患肢向内收、内旋位牵拉，直至肱骨头有回纳感觉，复位即告完成。

4. 牵引回旋法。患者取坐位或卧位，以右肩关节前脱位为例。术者用右手握住患肢肘部，左手握住腕部，患肢屈肘 90° 角，先沿上臂畸形方向牵引，在维持牵引下，内收、外旋上臂，使肘关节贴近胸壁，至肘接近体部中线时，内收上臂使患手搭于对侧肩上，复位即告成功。但年老体弱者慎用此法，以免并发骨折。

5. 椅背复位法。患者坐在靠背椅上，将患肢放在椅背外侧，腋肋紧靠椅背，用棉垫置于腋部，保护腋下血管神经，一助手扶住患者和椅背，术者握住患肢，先外展、外旋牵引，再逐渐内收，并将患肢下垂，然后内旋屈肘，即可复位成功。此法是应用椅背作为杠杆支点整复肩关节脱位的方法，适应于肌力较弱的肩关节脱位者。

6. 悬吊复位法。患者俯卧床上，患肢悬垂于床旁，根据病人肌肉发达程度，在患肢腕部系布带并悬挂 2～5 kg 重物（不要以手提重物），依其自然位持续牵引 15 分钟左右，多可自动复位。有时术者需内收患肩或以双手自腋窝向外上方轻推肱骨头，或轻旋转上臂，肱骨头即可复位。此方法安全有效，对于老年患者尤为适宜。

7. 固定方法。复位后必须给予妥善的固定，使受伤的软组织得以修复，以防日后形成习惯性脱位。一般采用胸壁绷带固定，将患侧上臂保持在内收、内旋位，肘关节屈曲 60°～90°，前臂依附胸前，用绷带将上臂固定在胸壁 2～3 周，三角巾悬吊胸前，如并发有骨折者固定时间应延长。也可采用胶布、壮锦等进行固定。

【预防和调护】

对青少年患者，当脱位复位后，应接受严格制动 3～4 周，并按一定康复要求进行功能锻炼，不要过早参加剧烈活动。平时注重养生保健，培养人之正气。

二、肘关节脱位

【概念】

凡构成肘关节的骨端关节面脱离正常位置，引起肘关节功能障碍者，称为"肘关节脱位"。

【病因病机】

肘关节脱位多具有外伤史，因间接暴力（传达暴力或杠杆作用）造成肘部肿胀、疼痛、畸形、弹性固定、活动功能障碍。壮医认为，人体一旦遭受损伤，则道路受损，气血失调，产生疼痛等症状。

【诊断】

1. 后脱位。肘关节呈弹性固定于45°左右的半屈曲位，呈靴状畸形，肘窝前饱满，可触到肱骨下端，肘后空虚凹陷，尺骨鹰嘴后突，肘后三点骨性标志的关系发生改变，与健侧对比，前臂的掌侧明显缩短，关节的前后径增宽，左右径正常。

2. 侧后方脱位。除具有后脱位的症状、体征外，可呈现肘内翻或肘外翻畸形，肘关节出现内收、外展等异常活动，肘部的左右径增宽。

3. 前脱位。肘关节过伸，屈曲受限，肘窝部隆起，可触及脱出的尺桡骨上端，在肘后可触到肱骨下端及游离的尺骨鹰嘴骨折片。与健侧对比，患侧前臂掌侧较健肢明显变长。肘关节正侧位X线平片可明确脱位的类型，并证实有无并发骨折。

4. 合并症。早期合并症有肱骨内、外上髁撕脱骨折，尺骨冠状突骨折，桡骨头或桡骨颈骨折，肘内、外侧副韧带断裂，桡神经或尺神经牵拉性损伤，肱动、静脉压迫性损伤，前脱位并发尺骨鹰嘴骨折。

【治疗原则】

疏通龙路、火路，整复关节。

【治疗方法】

新鲜性肘关节脱位应以手法整复为主，宜早期复位及固定。并发骨折者，应先整复脱位，然后处理骨折。麻醉的选择，原则上应使复位手法在肌肉高度松弛及无疼痛感觉下进行。陈旧性脱位，应力争手法复位，若复位失败，可根据实际情况考虑手术治疗。

1. 拔伸屈肘法。患者取坐位，助手立于患者背侧，以双手握其上臂，术者站在患者前面，以双手握住腕部，置前臂于旋后位，与助手相对牵引，3～5分钟后，术者以一手握腕部保持牵引，另一手的拇指抵住肱骨下端向后推按，其余四指置于鹰嘴处，向前端提，并缓慢地将肘关节屈曲，若闻及入臼声，则说明脱位已整复。

2. 膝顶复位法。患者取坐位，术者立于患侧前面，一手握其前臂，一手握住腕部，同时一足踏在凳面上，以膝顶在患侧肘窝内，先顺势拔伸，然后逐渐屈肘，有入臼声音，患侧手指可摸到同侧肩部，即为复位成功。

3. 推肘尖复位法。患者取坐位，一助手双手握其上臂，另一助手双手握腕部，术者立于患侧，双拇指置于尺骨鹰嘴尖部，其余手指环握前臂上段，先拉前臂向后侧，使冠突与肱骨下端分离，然后助手在相对牵引下，逐渐屈曲肘关节，同时术者由后向前下用力推尺骨鹰嘴，即可还纳鹰嘴窝而复位。

4. 固定方法。脱位复位后，一般用细带做肘关节屈曲 90° 呈 "8" 字形固定，前臂中立位，并用三角巾悬吊，将前臂横放胸前，2 周后去固定。合并骨折者，可加用夹板或石膏后托在功能位制动 3 周。也可用壮族常用的竹片及杉木树皮做成的直角夹板固定，壮锦悬吊。

【预防和调护】

对青少年患者，当脱位复位后，应接受严格制动 3 ～ 4 周，并按一定康复要求进行功能锻炼，不要过早参加剧烈活动。平时注重养生保健，培养人之正气。

三、髋关节脱位

【概念】

凡构成髋关节的骨端关节面脱离正常位置，引起髋关节功能障碍者，称为髋关节脱位。

【病因病机】

髋关节脱位多具有外伤史，因间接暴力（传达暴力或杠杆作用）造成髋部肿胀、疼痛、畸形、弹性固定、活动功能障碍。壮医认为，人体一旦遭受损伤，则道路受损，气血失调，产生疼痛等症状。

【诊断】

1. 后脱位。伤后患髋疼痛，患肢呈屈曲、内收、内旋及缩短的典型畸形，大粗隆向后上移位，常于臀部触及隆起的股骨头。髋关节主动活动丧失。被动活动时，出现疼痛加重及保护性痉挛。X 线平片提示股骨头呈内旋内收位，位于髋臼的外上方，股骨颈内侧缘与闭孔上缘所连的弧线（申通线）中断。对每一例髋关节后脱位的患者，都应该认真检查有无坐骨神经损伤，且应注意有无同侧股骨干骨折。

2. 前脱位。患肢疼痛，呈外展、外旋和轻度屈曲的典型畸形，并较健肢长。在闭孔附近或腹股沟韧带附件可扪及股骨头。若股骨头停留在耻骨上支水平，则压迫股动、静脉而出现下肢血液循环障碍，可见患肢大腿以下苍白、青紫、发凉，足背动脉及胫后动脉搏动减弱或消失。若停留在闭孔内，则可压迫闭孔神经而出现麻痹症状。X线平片提示股骨头在闭孔内或耻骨上支附近，股骨头呈极度外展、外旋位，小转子完全显露。

3. 中心性脱位。髋部肿胀多不明显，但疼痛显著，下肢功能障碍。脱位严重的，患肢可有短缩，大转子不易扣及，阔筋膜张肌及髂胫束松弛。骨盆分离及挤压试验时疼痛，有轴向叩击痛。若骨盆骨折血肿形成，患侧下腹部有压痛，肛门指检常在伤侧有触痛。X线平片显示髋臼底部骨折及突向盆腔的股骨头。CT检查可明确髋臼骨折的具体情况。

【治疗原则】

新鲜脱位，一般以手法闭合复位为主；陈旧性脱位，力争手法复位，若有困难，可考虑切开复位；脱位合并臼缘骨折，一般随脱位的整复，骨折也随之复位；合并股骨干骨折，先整复脱位，再整复骨折。

【治疗方法】

1. 复位手法。

（1）后脱位复位手法。

①屈髋拔伸法：患者仰卧于木板床或铺于地面的木板上，助手以两手按压髂前上棘以固定骨盆。术者面向病人，弯腰站立，骑跨于患肢上，用双前臂、肘窝扣在患肢腘窝部，使其屈髋、屈膝各90°，先在内旋、内收位顺势拔伸，然后垂直向上拔伸牵引，使股骨头接近关节囊裂口，略将患肢旋转，促使股骨头滑入髋臼，当听到入臼声后，再将患肢伸直，即可复位。

②回旋法：患者仰卧，助手以双手按压双侧髂前上棘固定骨盆，术者立于患侧，手握住患肢踝部，另一手以肘窝提托腘窝部，在向上提拉的基础上，将大腿内收、内旋，髋关节极度屈曲，使膝部贴近腹壁，然后将患肢外展、外旋、伸直。在此过程中听到入臼声，复位即告成功。因为此法的屈曲、外展、外旋、伸直是连续动作，形状恰似一个"？"问号（左侧）或反问号（右侧），故也称为"画问号复位法"。

③拔伸足蹬法：患者仰卧，术者两手握患肢踝部，用一足外缘蹬于坐骨结节及腹股沟内侧（左髋脱位用左足，右髋脱位用右足），手拉足蹬，身体后仰，协同用力，两手

可略将患肢旋转，即可复位。

④俯卧下垂法：患者俯卧于床沿，双下肢完全置于床外。健肢由助手扶持，保持在伸直水平位。患肢下垂，助手用双手固定骨盆，术者一手握其踝关节上方，使屈膝90°角，利用患肢的重量向下牵引，术者在牵引过程中，可轻旋患侧大腿，用另一手加压于腘窝，增加牵引力，使其复位。

（2）前脱位复位手法。

①屈髋拔伸法：患者仰卧于铺于地面的木板上，一助手将骨盆固定，另一助手将患肢微屈膝，并在髋外展、外旋位渐渐向上拔伸至屈髋90°，术者双手环抱大腿根部，将大腿根部向后外方按压，可使股骨头回纳髋臼内。

②侧牵复位法：患者仰卧于木板床上，一助手以两手按压两髂前上棘以固定骨盆，另一助手用宽布绕过大腿根部内侧，向外上方牵拉，术者两手分别扶持患膝及踝部，连续伸屈患髋，在伸屈过程中，可慢慢内收内旋患肢，即感到腿部突然弹动，同时可听到响声，畸形随着响声消失，此为复位成功。

③反回旋法：其操作步骤与后脱位相反，先将关节外展、外旋，然后屈髋、屈膝，再内收、内旋，最后伸直下肢。

（3）中心性脱位复位手法。

①拔伸扳拉法：若轻微移位，可用此法。患者仰卧，一助手握患肢踝部，使足中立，髋外展约30°，在此位置下拔伸旋转，另一助手把患者腋窝行反向牵引。术者立于患侧，先用宽布带绕过患侧大腿根部，手推骨盆向健侧，另一手抓住绕大腿根部之布带向外拔拉，可将内移之股骨头拉出，触摸大转子，与健侧相比，两侧对称，即为复位成功。

②牵引复位法：适用于股骨头突入骨盆腔较严重的患者。患者仰卧位，患侧用股骨髁上牵引，重量为8～12 kg，可逐步复位。若复位不成功。可在大转子部前后位骨用圆针贯穿，或在大转子部钻入一带环螺丝钉，做侧方牵引，侧牵引重量为5～7 kg。在向下、向外两个分力的同时作用下，可将股骨头牵出。经床边X线平片，确实已将股骨头拉出复位后，减轻髁上及侧方牵引重量至维持量，继续牵引8～10周。用此法复位，往往可将移位的骨折片与脱位的股骨头一齐拉出。

（4）陈旧性脱位。复位手法一般来讲，脱位未超过2个月者，仍存在闭合复位的可能，可先试行手法复位。在行手法复位前，先行股骨髁上牵引 1～2 周，重量为 10～20 kg，由原来的内收、内旋和屈髋位逐渐改变牵引方向，至伸直和外展位，待股骨头牵至髋臼水平或更低，即可在麻醉下行手法复位。施行手法时，力度应由轻到重，活动范围应由小到大，逐步解除股骨头周围的粘连，松动至最大程度，再按新鲜脱位的手法复位。切忌使用暴力，以防发生股骨头塌陷或股骨颈骨折等合并症。如果手法复位遭遇困难，不应勉强反复进行而应改行手术治疗。

（5）合并同侧股骨干骨折：复位手法两处损伤的处理顺序，应视具体情况而定。在多数情况下，先处理髋关节脱位为宜。复位方法，用一斯氏针穿过股骨粗隆部，或用一螺丝装置拧入股骨近端，用以牵拉复位。有人认为在充分麻醉下，仍有可能通过徒手牵引，同时推挤股骨头而获得复位，并非必须使用辅助牵引装置。对股骨干骨折、多主张行切开复位内固定术。

（6）固定方法：复位后，可采用皮肤牵引或骨牵引固定，患肢两侧置沙袋防止内、外旋，牵引重量为 5～7 kg。通常牵引 3～4 周，中心脱位牵引 6～8 周，要待髋臼骨折愈合后才可考虑解除牵引。合并同侧股骨干骨折者，一般以股骨髁上骨牵引，牵引时主要考虑股骨干骨折的部位及移位方向，时间及注意事项与股骨干骨折相同。

2. 壮药内服。

（1）鸡参首乌水莲汤。土党参 15 g，何首乌 15 g，黄花倒水莲 15 g，鸡血藤 15 g。每日 1 剂，水煎分 3 次服。也可制成丸剂，方中药物用量可按比例酌情增加，每次服 6～9 g，日服 2～3 次，饭前服。

（2）透骨二罗九龙过江千斤汤。透骨消 15 g，九龙藤 15 g，过江龙 15 g，大罗伞 10 g，小罗伞 10 g，千斤拔 10 g。水煎服，每日 1 剂，分 2～3 次服。

【预防和调护】

对青少年患者，当脱位复位后，应接受严格制动 3～4 周，并按一定康复要求进行功能锻炼，不要过早参加剧烈活动。平时注重养生保健，培养人之正气。

第三节　跌打损伤

【概念】

跌打损伤主要包括跌倒、刀伤、殴打、闪挫、擦伤以及运动损伤等导致局部或全身的疼痛肿胀、伤筋、破损出血、皮肤青紫瘀血等外伤现象，也包括胸痛、肚痛、呕吐甚至昏迷等内脏损伤，故跌打损伤包括跌打外伤和跌打内伤。

【病因病机】

各种外伤所致龙路、火路受阻，脏腑骨肉失衡或失养，天、地、人三气不能同步。

【诊断】

1.间接暴力使肢体和关节周围的筋膜、肌肉、韧带过度扭曲、牵拉，引起损伤或撕裂。多发生在关节及关节周围的组织。直接暴力打击或冲撞肢体局部，引起该处皮下组织、肌肉、肌腱等损伤。

2.以直接受损部位为主。颈、肩、肘、腕、指间、腕、膝、踝、腰等部位都可引起扭挫伤。其中腰部扭挫伤是最常见的腰部伤筋疾患，多见于青壮年。

3.跌打损伤轻者伤及肌肤，多于短期内痊愈，只用通常膳食治疗即可；重者伤筋动骨，创面污染，或出血过多，而致血虚气衰，甚至伤及内脏，生命垂危。

【治疗原则】

疏通龙路、火路，消肿散瘀止痛。

【治疗方法】

1.跌打外伤。

（1）大力王、杜仲、千斤拔、地枇杷各适量，猪尾1条。炖服，每日1剂。

（2）千斤拔、双钩藤根、黄狗头各30 g，水蜈蚣、满山香、两面针、骨碎补、百花丹、竹节菜各15 g，排钱草6 g，酒2000 mL。以上诸药浸酒15日可服，每次20 mL，每日3次。

（3）红丝草、苏木、两面针、血见愁各适量。浸酒内服。

（4）将60 g漆树根纳入1只老公鸡（去毛及内脏）的腹中，加适量酒炖烂服，每日1～3剂。

（5）接骨木根适量。水煎服，叶适量捣烂敷患处，每日1剂。

（6）辣蓼根、乌桕木根、葱头、薤头各适量。捣烂，加酒蒸服，药渣敷患处，每日1剂。

（7）榕树叶、韭菜根、黑心姜各适量。共捣烂加酒蒸热，取汁内服，渣外敷，用罗裙带烤软做绷带包扎，治关节扭伤。

（8）野葡萄根、山桃根各120 g。水煎热敷患处，并泡酒内服。治关节扭伤。

2. 跌打内伤。

（1）千斤拔、小凉伞、五加皮、大钻（或小钻）、鸡血藤、榕树须、穿破石、金耳环、四块瓦各适量。适量米双酒浸泡7日，外擦患处，每日2～3次。

（2）前头风、过树龙、金包铁各1条，将其头浸泡在1大碗酒中直至死亡后，取其胆溶于酒中，再取1碗酒，将癞蛤蟆2只、蜈蚣4条、犁头蛙2只浸泡至死，将两碗酒和匀，加花生油250 mL煮沸，再加黄丹粉250 g调成糊状外擦患处，每日1次（忌内服）。

（3）八百力30 g，百花丹45 g，三钱三24 g，五马巡城（五味藤）45 g，酒1000 mL。酒浸15日，内服并外擦患处。每次服15 mL，每日2～3次。

【预防与调护】

1. 热身运动。走踏步分并跳、伸展等，尽量将身体各关节活动开。

2. 保持有氧运动和无氧运动的锻炼均衡。同时参加一些力量和柔韧练习，防止受伤。运动前不要空腹，运动前中后要饮足够的水。

3. 学会摔倒时的各种自我保护方法，如落地时用适当的滚翻动作，以缓冲外力等。

4. 不要过度劳累，防止肌肉因肌肉疲劳导致的损伤。

第四节　夺扼（骨折）

【概念】

夺扼（骨折）是指由于外来暴力或肌肉的强力牵拉致使骨的完整性或持续性受到了破坏，临床上常表现为局部瘀血、肿痛、错位、畸形、骨声、异常活动以及轴心叩击痛

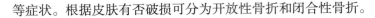

等症状。根据皮肤有否破损可分为开放性骨折和闭合性骨折。

【病因病机】

多为外伤暴力所致。骨（壮语"夺"）和肉（壮语"诺"）之间的关系也十分密切，大筋联络关节，小筋附于骨外，因此骨折、脱位必同时伤筋，而扭挫伤筋也可伤骨，所以筋骨之间多相互影响。壮医认为，火路类似经络，火路在人体内为传感之道，形成网络，遍布全身，实现三气同步的生理平衡。若火路受损，出现感觉异常或缺失，如局部或肢体不知冷热、不知痛痒等，甚者肢体与"巧坞"（大脑）失去联系而不能行动自如或完全不能行动。若火路完全阻断，或火路的中枢"巧坞"（大脑）不用，则会导致死亡。

【诊断】

1. 在骨折的辨证诊断过程中，要防止只看表浅伤，不注意骨折；只看到处伤，不注意多处伤；只注意骨折局部，不顾全身伤情；只顾检查，不顾患者痛苦和增加损伤。

2. 通过询问受伤经过，详细进行体格检查，必要时做 X 线摄片，以及综合分析所得资料，即可得出正确诊断。

【治疗原则】

活血消肿，接骨止痛，根据骨折部位选择相应的复位及固定方法。

【治疗方法】

1. 内治法。

（1）穿破石、黄鳝藤、松筋藤、倒水莲、十八症、大钻、水田七、胃痛球各适量。复位后水煎服，每日 1 剂。

（2）麝香 0.3 g，金管 3 张。共研末，黄酒送服，服药前先复位。

（3）五爪龙 30 g，杜仲、生地各 90 g，鸡血藤 45 g，四方藤 60 g，老虎骨 120 g，酒 1000 mL。以上诸药酒浸 2 日可服，每次服 20 ~ 40 mL，早晚各 1 次。

2. 外治法。

（1）骨折止痛酒。四块瓦、矮陀陀、叶上花根、钩藤根、透骨香、南五味子根、川芎、八角枫、土茯苓、五加皮、李树根、叶下花、大接骨丹、虎杖、飞龙掌血各适量。第一次加酒 1200 mL 密封浸泡 5 日，每日搅拌 1 次。第 2 次加酒 1000 mL 浸泡 10 日。

第 3 次加酒 1000 mL 浸泡 15 日。然后将 3 次酒浸出液过滤。外敷患处。也可作汤剂，每次 10 ～ 20 mL，每日 3 次。

（2）老鸦酸、野茼蒿、血见愁、三叉苦各适量。捣烂，复位后外敷，每日换药 1 次。

3. 内外兼治。

（1）野烟叶、透骨消、酸咪草、夏枯草、五加蜂、散血草各适量。共捣烂，加米酒炒热，取汁内服，药渣敷患处，用药前先复位固定，每日 1 剂。

（2）四叶莲叶、松盘藤、小椿树须、软骨伞、硬骨伞、大罗伞、骨节草、龙舌、龙眼树寄生藤、走马胎、酒饼叶、百足草、细爬山虎各适量。浸适量酒内服，另取 1 剂水煎外洗，复位后用药渣敷患处，每日换药 1 次。

（3）大钻、小钻、兰钻、九层风、十八症、石菖蒲、笔筒草、青凡藤、九节风各 10 ～ 20 g。共捣烂，加酒调匀，取汁内服，复位后用药渣敷患处，每日 1 剂。

（4）凉伞盖珍珠、杜仲、乌柏木、九节风、下山虎、满山香、生地、榕树皮、鸟不站、三妹木各适量。共捣烂，加酒调匀，取汁内服，复位后用药渣敷患处，每日 1 剂。

4. 复位及固定方法。

（1）锁骨骨折整复固定方法。患者坐位，挺胸抬头，双手叉腰，先以壮医消炎药（大榕树、小榕树、苦丁茶、金银花、爬山虎、路边青叶等药的煎煮液）外洗患处，再行正骨术。术者将膝部顶住患者背部正中，双手握其两肩外侧，向背部徐徐牵引，使之挺胸伸肩，此时骨折移位即可复位或改善。如果仍有侧方移位，可用提按手法矫正。在两腋下各置棉垫，用绷带从患侧肩后经腋下，绕过肩前上方，横过背部，经对侧腋下，绕过对侧肩前上方，绕回背部至患侧腋下，包绕 8 ～ 12 层。包扎后，用三角巾悬吊患肢于胸前，即为"8"字细带固定法，也可用双圈固定法。一般需固定 4 周，粉碎骨折可延长固定至 6 周，大多数病例均可达骨折愈合。

（2）肱骨干骨折整复固定方法。在治疗过程中，必须防止骨折断端分离移位。无移位的骨折，仅夹板固定 3 ～ 4 周即可。患者坐位或平卧位。可先以壮药大榕树、小榕树、苦丁茶、金银花、爬山虎、路边青叶的煎煮液外洗患处，再行正骨术。一助手用布带通过腋窝向上，另一助手握持前臂在中立位向下，沿上臂纵轴对抗牵引，一般牵引力不宜过大，否则易引起断端分离移位。待重叠移位完全矫正后，根据骨折不同部位的移位情况进行整复。

（3）股骨颈骨折整复固定方法，屈体屈膝法。患者仰卧，助手固定骨盆，术者用肘提起其腘窝，并使膝、髋均屈曲成 90° 角，向上牵引，纠正缩短畸形。然后伸髋、内旋、外展以纠正成角畸形，并使折面紧密接触。复位后可做手掌试验，如果患肢外旋畸形消失，表示已复位。为了减少对软组织的损伤，保护股骨头的血运，目前多采用骨牵引逐步复位法。

若经骨牵引一周左右仍未复位，可采用上述手法整复剩余的轻度移位。无移位或嵌插型骨折，可让病人卧床休息，将患肢置于外展、膝关节轻度屈曲、足中立位。为防止患肢外旋，可在患足穿一带有横木板的丁字鞋。

（4）脊柱骨折整复固定方法。颈椎骨折合并脱位，对无脊髓损伤者，可试行手法复位。屈曲型骨折，可用过伸复位法，其复位机理与单纯颈椎脱位相仿。患者仰卧于硬板床上，两肩与床头平齐，助手双手按住患者双肩，术者一手托住患者后枕部，一手托住下颌部，缓慢地在中立位进行拔伸牵引，并逐渐使颈部后伸，使骨折脱位得以复位。侧屈型骨折也可用手法矫正侧屈畸形。对伸直型骨折，整复与屈曲型骨折相反。在牵引过程中逐渐使颈部屈曲。复位后头后垫一软枕，保持颈部于屈曲位。胸腰椎单纯性椎体压缩性骨折，椎体前部坚强有力的前纵韧带常保持完整，但发生皱褶。通过手法整复，加大脊柱背伸，前纵韧带由皱褶变为紧张，借助于前纵韧带及椎间盘的张力，便可使压缩的椎体复位。牵引结合体位可起到良好的固定作用。如颈椎屈曲型损伤，用颅骨牵引结合头颈伸展位固定，过伸性损伤则需保持颈椎屈曲 20° ～ 30° 位。另外头胸支架、头颈胸石膏、颈围领等均适于颈椎损伤。腰椎屈曲压缩性骨折腰部垫枕，使腰椎过伸，结合过伸位夹板支具等，能发挥复位和固定的双重作用。

5. 其他方法。

（1）大小皱面婆各适量。煎水外洗，每日 2 次，治刺伤肿痛。

（2）乌犁根适量。煎水外洗，每日 3 次，治刺伤肿痛。

（3）蟛蜞、推车虫、葱头各适量。捣烂，煨热敷患部对称处，敷药前患处用温开水洗净，涂上猪肉，用火烘热，治异物入肉。

（4）干砂姜、木耳各 6 g。共捣烂敷伤口周围，每日 1 剂，治异物入肉。

【预防与调护】

桡骨骨折复位固定后应观察手部血液循环，避免手下垂，随时调整夹板松紧度。注意将患肢保持在中立位，纠正骨折再移位倾向。伸直型骨折固定期间应避免腕关节向桡偏与背伸活动。

脊柱骨折整复固定后，应鼓励病人尽早进行四肢及腰背肌锻炼。应每隔 1 ～ 2 小时帮助病人翻身 1 次，同时进行按摩，一旦病情稳定，病人肌力恢复，即可开始练功活动。

轻者 8 ～ 12 周可下地活动，但应避免弯腰动作，12 周后即可进行脊柱的全面锻炼。

骨盆骨折患者，特别是严重骨盆骨折合并出血较多者，尽量减少不必要的搬动，卧硬板床，减少骨折端活动与出血。对卧床病人要注意预防褥疮发生。

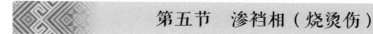

第五节 渗裆相（烧烫伤）

【概念】

渗裆相（烧烫伤）是火焰、沸水或油、电、放射线、化学物质等作用于人体而引起的一种损伤。临床上以火焰和热液烫伤为常见。中医称为"水火烫伤"，西医称为"烧伤"。

【病因病机】

不慎被火焰、沸水或油、电、放射线、化学物质等损伤机体。热毒灼伤皮肉，皮肉受损，甚则热毒内攻，脏腑不和，三道两路不通，三气不能同步。

【诊断】

烧伤面积和深度是判断病情的重要依据。烧伤面积计算有"九分法""手掌法""儿童烧伤计算法"3 种。

九分法：将全身体表面积分为 11 个 9 等份，即头、面、颈为 9%，双上肢为 2×9%=18%，躯干前后包括外阴为 3×9%=27%，双下肢包括臀部为 5×9%+1%=46%。

手掌法：伤员五指并拢时手掌的面积，占全身面积的 1%。

儿童烧伤计算法：在不同年龄期的婴儿和儿童，身体各部分体表百分比各不相同，故计算公式为头颈面部［9+（12- 年龄）］%，双下肢［41-（12- 年龄）］%。

烧伤深度计算采用三度四分法，即分为Ⅰ度（红斑）、浅Ⅱ度（水疱，基底呈均匀红色）、深Ⅱ度（水疱，基底苍白）和Ⅲ度（焦痂）。按伤情可分为轻度烧伤、中度烧伤、重度烧伤、严重烧伤、特重烧伤，具体如下：

1. 轻度烧伤。指烧伤总面积成人在 10%、儿童在 5% 以下的Ⅱ度烧伤。

2. 中度烧伤。指烧伤总面积成人在 11% ～ 30%、儿童在 6% ～ 15% 的Ⅱ度烧伤，或烧伤总面积成人在 10%，儿童在 5% 以下的Ⅲ度烧伤。

3. 重度烧伤。指烧伤总面积成人在 31% ～ 50%、儿童在 16% ～ 25% 的Ⅱ度烧伤，或烧伤总面积成人在 11% ～ 20%、儿童在 6% ～ 10% 的Ⅲ度烧伤。

4. 严重烧伤。指烧伤总面积成人在 51% ～ 80%、儿童在 26% ～ 40% 的Ⅱ度烧伤，或烧伤总面积成人在 21% ～ 50%、儿童在 11% ～ 25% 的Ⅲ度烧伤。

5. 特重烧伤。指烧伤总面积成人在 80% 以上、儿童在 40% 以上的Ⅱ度烧伤，或烧伤总面积成人在 50% 以上、儿童在 25% 以上的Ⅲ度烧伤。

【治疗原则】

清解热毒，调理脏腑，疏通道路。

【治疗方法】

火烧伤发生时，应尽快扑灭伤员身上的火焰，使伤员迅速离开现场。水、油或酸碱烫烧伤时，应立即用大量清水冲洗，并做必要的对症处理，严重的烧伤病员应立即进行补液及抢救。这里只介绍一些壮族民间常用的烧烫伤外治疗方法。

1. 金樱根适量。煎水取其上浮泡沫涂患处，每日数次，或熬成膏外涂患处，每日 2 次。

2. 五眼果适量。捣烂煮成糊状，加猪骨灰适量，调匀外涂患处。

3. 海桐皮叶适量。焙干研末，用生油调匀外涂患处，若创面有渗液则可直接将药粉撒于患处。

4. 青菜叶适量。捣烂外敷患处，每日 1 次。

5. 冬青树叶适量。煎水取浓汁洗创面，如果创面渗液太多则先用茶油涂擦，再用土常山叶烤干研粉撒于患处。

6. 救必应、百解叶各适量。捣烂绞汁外涂患处。

7. 龙须菜适量。捣烂，用第二道洗米水调匀取汁涂患处，每日数次。

8. 臭牡丹叶适量。捣烂，用冷水调取汁涂患处。

9. 一包针 40 g。捣烂，加米酒适量炒热敷患处。

10. 岗稔果适量。晒干研粉，用生食用油适量调匀外涂患处。

【预防与调护】

被烧伤、烫伤不可用生冷水冲洗、浸泡伤口，以防热毒内浸，伤口感染，引起肌肤溃烂。应快速远离热源，褪去衣物让伤口处裸露。若衣物粘在伤口，不能强行脱掉，可用剪刀将衣物剪开，尽快就医治疗。

第四章 ◆ 壮医妇科病

壮医对妇科疾病的认识和防治历史悠久。根据考证，在古代，壮族先民很重视产后病的预防和保健；明代壮族先民对妇产科疾病的防治已积累了一定的经验；到了民国初期，壮族民间医生已掌握了一定的难产救治经验，出现了擅长治疗妇产科疑难重症的民间医生。由于妇女有月经、带下、妊娠、产育等生理特点，因而有相应的病理改变。本章根据壮医对妇科疾病的认识和防治经验，结合壮医妇科发展的研究成果，介绍了月经病、带下病、怀孕期病、产后病、妇科杂病五类妇科疾病的治疗。

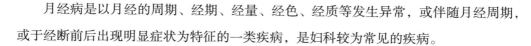

第一节　月经病

月经病是以月经的周期、经期、经量、经色、经质等发生异常，或伴随月经周期，或于经断前后出现明显症状为特征的一类疾病，是妇科较为常见的疾病。

一、月经不调

（一）经到贯

【概念】

经到贯是指月经提前 7 天以上而至，连续 2 个月经周期以上者，又称"经期超前""经行先期""经早""经水不及期"。

【治疗原则】

调经，通调龙路。

虚者，益气、补血；实者，凉血、清热。本病的治疗原则，重在调整月经周期，使之恢复正常，故须重视平时的调治，按其病症属性，或补虚、或清热。

【治疗方法】

1. 内治法。

（1）一点红 20 g，白花蛇舌草 20 g，地桃花 15 g，白背桐 15 g，桃金娘根 10 g，鸡血藤 10 g。水煎服。

（2）土党参 15 g，土当归 15 g，倒水莲 15 g，金樱子 20 g，柑果皮 6 g，蜂蜜 20 g（后冲服）。水煎，后冲蜂蜜服。

2. 外治法。

（1）壮医药线点灸疗法。

①部位选择：关元穴、气海穴、三阴交穴、脾俞穴、肾俞穴、足三里穴、内关穴。

②操作方法：每日施灸 1 次，10 日为 1 个疗程。

（2）壮医药线点灸疗法。

①部位选择：关元穴、气海穴、三阴交穴、足三里穴、中极穴、水道穴、血海穴、攒竹穴。

②操作方法：每日施灸 1 次，10 日为 1 个疗程。

（二）经到楞

【概念】

经到楞是指月经周期延后 7 日以上，甚至 3～5 个月一行者，又称为"月经退后""经期退后""经期错后""月经落后""经迟"等。

【治疗原则】

调经，通调龙路。

【治疗方法】

1. 内治法。

（1）土当归 15 g，倒水莲 15 g，龙眼肉 15 g，益母草 15 g，土杜仲 15 g，莪术 10 g，鸡血藤 15 g，黄精 15 g。水煎服，每日 1 剂。

（2）土当归 15 g，金樱根 15 g，川芎 10 g，鸡血藤 15 g，益母草 15 g。水煎服，每日 1 剂。

2. 外治法。

（1）壮医药线点灸疗法。

①部位选择：关元穴、气海穴、三阴交穴、脾俞穴、肾俞穴、足三里穴、内关穴。

②操作方法：每日施灸 1 次，10 日为 1 个疗程。

（2）壮医药线点灸疗法。

①部位选择：关元穴、气海穴、三阴交穴、足三里穴、中极穴、水道穴、血海穴、攒竹穴。

②操作方法：每日施灸 1 次，10 日为 1 个疗程。

（三）经乱

【概念】

经乱是指月经周期时而提前，时而延后 7 日以上，连续 3 个周期以上者，称为"月经先后无定期"。

【治疗原则】

调经，通调龙路，调节"咪叠"（肝），补虚。

【治疗方法】

1. 内治法。

（1）大发散、过山枫、马连鞍、倒水莲、走马胎、杜仲、韭菜根、臭牡丹、红天葵各 10 g，生姜 3 片。配鸡肉或鸡蛋水煎服，每天 1 剂。

（2）月月红、九龙盘、一块瓦、钻骨风、倒水莲各 10 g，韭菜根 6 g，生姜 3 片。水煎服，韭菜根和生姜捣烂冲服，每日 1 剂。

2. 外治法。

（1）针挑疗法。

①部位选择：在阳关穴至腰俞穴间任选一点，以位置较低者为好。

②操作方法：重挑，深挑，挑出纤维，每月 1 次，3 次为 1 个疗程。

（2）壮医药线点灸疗法。

①部位选择：下关元穴、腰俞穴、三阴交穴。

②随症配穴：月经先期加太冲穴、太溪穴；月经后期加血海穴、归来穴；月经先后不定期加脾俞穴、肾俞穴、交感穴、足三里穴。

③操作方法：每日施灸 1 次，10 日为 1 个疗程。

（四）经赖厄

【概念】

经赖厄是指月经周期基本正常，来经时间超过 7 日以上，甚或淋沥半月方净者，称为"经期延长"。

【治疗原则】

调经，通调龙路。虚者，益气、补血；实者，清热祛湿或活血化瘀。

【治疗方法】

1. 内治法。

（1）益母草 15 g，旱莲草 20 g，扶芳藤 15 g。每日 1 剂，水煎服。

（2）土当归 15 g，田七 6 g，五指毛桃 20 g，扶芳藤 60 g。每日 1 剂，水煎服。

2. 外治法。

（1）壮医药线点灸疗法。

①部位选择：关元穴、气海穴、三阴交穴、脾俞穴、肾俞穴、足三里穴、内关穴。

②操作方法：每日施灸 1 次，10 日为 1 个疗程。

（2）壮医药线点灸疗法。

①部位选择：关元穴、气海穴、三阴交穴、足三里穴、中极穴、水道穴、血海穴、攒竹穴。

②操作方法：每日施灸 1 次，10 日为 1 个疗程。

（五）经赖

【概念】

经赖是指月经量较正常明显增多，而周期基本正常者，称为"月经过多"。亦有称"经水过多"。

【治疗原则】

调经，通调龙路。虚者，补气；实者，清热凉血或活血化瘀。

【治疗方法】

1. 内治法。

（1）岗稔根 30 g，艾叶 6 g，鸡肉适量。水煎服，每日 1 剂。

（2）算盘子、酸藤根、七月霜、倒水莲、益母草、不出林各 15 g，鸡肉适量。水煎服，每日 1 剂。

2. 外治法。可使用壮医药线点灸疗法，具体如下：

方法一

①部位选择：关元穴、气海穴、三阴交穴、脾俞穴、肾俞穴、足三里穴、内关穴。

②操作方法：每日施灸 1 次，10 日为 1 个疗程。

方法二

①部位选择：关元穴、气海穴、三阴交穴、足三里穴、中极穴、水道穴、血海穴、攒竹穴。

②操作方法：每日施灸 1 次，10 日为 1 个疗程。

二、经涩（闭经）

【概念】

女子年逾十八周岁月经尚未初潮，或已行经而又中断达六个月以上者，称为"经涩"。妊娠期、哺乳期或更年期暂时性的停经，经期的停经或有些少女初潮后，一段时间内有停经等，均属生理现象，不作闭经论。也有妇女由于生活环境的突然改变，偶见一两次月经不潮，又无其他不适者，亦可暂不作病论。经涩的原因可分全身和局部两种。全身的主要原因有慢性疾病、贫血、营养不良和内分泌失调。局部的主要原因有先天性生殖器发育不全，生殖器结粒，肿瘤和子宫萎缩。

【治疗原则】

调经，通调龙路。虚者，补血；实者，活血化瘀。

【治疗方法】

1. 内治法。

（1）土当归 12 g，香附 10 g，鸡血藤 15 g，泽兰 10 g，倒水莲 12 g，益母草 10 g，黄精 15 g，龙眼肉 15 g。每日 1 剂，水煎服。

（2）当归 15 g，丹参 20 g，鸡血藤 15 g，木通 10 g。每日 1 剂，水煎服。

2. 外治法。

（1）壮医药线点灸疗法。

①部位选择：气海穴、中极穴、肾俞穴、三阴交穴、石门穴、归来穴、期门穴。

②随症配穴：身体虚弱者，加灸下关元穴、足三里穴；身体壮实者，加灸地机穴、血海穴；伴腰部酸痛者，加灸上髎穴、次髎穴、中髎穴、下髎穴；属血枯经闭者，加脾俞穴、足三里穴；属血滞经闭者，加合谷穴、血海穴、行间穴。

③操作方法：每日施灸 1 次，10 日为 1 个疗程。

（2）竹罐疗法。

①材料准备：一匹绸 40 g，益母草 60 g，泽兰 45 g，香附 30 g，红花 45 g。将上药加水适量，按药物竹罐疗法中煮罐的步骤完成准备工作。

②部位选择：肝俞穴、脾俞穴、肾俞穴、气海俞穴、关元俞穴，中脘穴、气海穴、

关元穴，大椎穴、身柱穴、命门穴，足三里穴，血海穴、三阴交穴。

③操作方法：将以上穴位分成几组，交替选用，先用毫针针刺，得气后出针拔罐，每日或隔日治疗1次，5次为1个疗程。

三、经尹（痛经）

【概念】

妇女正值经期或行经前后，出现周期性小腹疼痛，或痛引腰骶，甚则剧痛昏厥者，称为"经尹"，亦称"经行腹痛"。本病以青年女性较为多见。主症是以行经第一、二天或经前一、二日小腹疼痛，随后逐渐减轻或消失。若经尽后始发病的，亦在一、二内痛可自止。疼痛位于下腹部，也可以掣及全腹或腰骶，或伴有外阴、肛门坠痛，或伴有恶心、呕吐、尿频、便秘或腹泻等症状。剧烈腹痛大多于月经来潮时即开始，常为阵发性绞痛，患者出现面色苍白、冷汗淋漓、手足厥冷甚至昏厥、虚脱等症状。

【治疗原则】

调理花肠，通调龙路，调经止痛。

【治疗方法】

1.内治法。

（1）苏泽七叶益母汤：苏木5g，泽兰10g，七叶莲15g，益母草15g。水煎服，每日1剂。

（2）月经肚痛方：两面针10g，五月艾10g，七叶莲10g，益母草10g，泽兰10g，苏木10g。水煎服，每日1剂。

2.外治法。

（1）针挑疗法。

①部位选择：关元穴、中极穴、归来穴、大赫穴、上髎穴、次髎穴。

②操作方法：重挑、深挑、行挑、挑出纤维，或用轻挑、浅挑、疾挑、跃挑，不必挑出纤维，每次选择2个挑点，连续2～3日。用于防治痛经，可以在经期前3日、后3日各挑1次，每次1～2个点。

（2）壮医药线点灸疗法。

①部位选择：气海穴、中极穴、承山穴、三阴交穴。

②随症配穴：实证取中极穴、次髎穴、地机穴；虚证取命门穴、肾俞穴、关元穴、足三里穴、大赫穴。

③操作方法：经期前 1 周每日施灸 1 次，连灸 7 日，3 个月为 1 个疗程。

四、淋勒（崩漏）

【概念】

妇女非周期子宫出血，称为"淋勒"。凡发病急骤，暴下如注，大量出血者为崩；发病势缓，经血量少，淋漓不尽或经期血来量少而持续不断为漏。崩与漏在发病程度上有轻重缓急之不同，崩和漏可互相转化，血崩经急救止血处理，有时可转变为漏下；漏下时间较久，也可转为崩。

【治疗原则】

止血调经。

根据发病的缓急和出血的新久，灵活掌握运用止血、调理的方法。崩漏以失血为主，止血乃是治疗本病的当务之急；血止之后，通调两路，调补"咪腰"（肾），补益"咪隆"（脾），调经固本，重建月经周期。

【治疗方法】

1. 内治法。

（1）调经止血方：田七 1 g，白茅根 15 g，扶芳藤 60 g，仙鹤草 15 g。水煎服，每日 1 剂，分 3 次服。

（2）"血山崩"方：黑墨草 30 g，藤杜仲 30 g，扶芳藤 30 g，仙鹤草 30 g，荷叶 30 g，土当归 20 g，土党参 20 g，荠菜 30 g，细藕节 50 g。水煎服，每日 1 剂，分 3 次服。

2. 外治法。

（1）针挑疗法。

①部位选择：大敦穴。

②操作方法：用灯芯草蘸香油点燃，反复烧灼大敦穴 10 次，可止。若止而又崩，即轻挑，挑破烧灼点的水泡，再烧灼原烧灼点；并从患者头顶中心处寻找紫红色头发，拔出后烧成炭，冲酒服，血崩便止。

（2）壮医药线点灸疗法。

①部位选择：崩证，取曲骨穴、急脉穴、梁丘穴、阳陵泉穴；漏证，取中极穴、梁丘穴、阳陵泉穴。

②随症配穴：属实热者，加血海穴、水泉穴；属阴虚者，加内关穴、太溪穴；属气虚者，加脾俞穴、足三里穴；虚脱者，加百会穴、气海穴。

③操作方法：每日施灸1次或数次，连灸5日，并结合采取其他治疗措施。

五、得塞嘻尹（乳房胀痛）

【概念】

每于行经前或正值经期、经后，出现乳房作胀，或乳头胀痒疼痛，甚至不能触衣者，称"得塞嘻尹"。

【治疗原则】

调理"咪叠"（肝），通火路，止痛。

【治疗方法】

1. 内治法。

麦芽、青皮、鸡内金、柴胡各20 g，香附、枳壳、陈皮、川芎、茯苓、芍药各15 g、甘草、夏枯草、王不留行各10 g。水煎服，每日1剂。

2. 外治法。

（1）壮医药线点灸疗法。

①部位选择：乳根穴、屋翳穴、太冲穴。肝气郁结加膻中穴、内关穴；肝肾阴虚加三阴交穴、阴谷穴。

②操作方法：每日施灸1次，10日为1个疗程。

（2）竹罐疗法。

①材料准备：取益母草60 g、柴胡30 g、香附30 g、红花45 g。将上药加水适量，按药物竹罐疗法中煮罐的步骤完成准备工作。

②部位选择：肝俞穴、脾俞穴、肾俞穴、膻中穴、中脘穴、气海穴、关元穴、命门穴、足三里穴、血海穴、三阴交穴。

③操作方法：将以上穴位分成几组，交替选用，先用毫针针刺，得气后出针拔罐，

每日或隔日治疗 1 次，5 次为 1 个疗程。

六、得塞巧尹（行经头痛）

【概念】

经期、或行经前后，出现以头痛为主症，周期性发作，经后辄止者，称为"经行头痛"。

【治疗原则】

调理气血，通调两路。

【治疗方法】

1. 内治法。

（1）熟地黄 10 g，山萸肉 10 g，山药 15 g，泽泻 10 g，丹皮 12 g，茯苓 30 g，枸杞子 10 g，菊花 15 g，苦丁茶 15 g，夏枯草 15 g，白蒺藜 6 g。水煎服，每日 1 剂。

（2）赤芍 30 g，川芎 10 g，桃仁 10 g，红花 10 g，老葱 10 g，麝香（冲服）0.1 g，生姜 10 g，红枣 10 g。水煎服，每日 1 剂。

2. 外治法。

（1）壮医药线点灸疗法。

①部位选择：头维穴、百会穴、风池穴、太阳穴、合谷穴、足三里穴、三阴交穴。如肝肾两亏者，加肾俞穴、太溪穴、太冲穴、通天穴以调补肝肾；气血两虚者，加关元穴、气海穴、脾俞穴、肝俞穴、太冲穴以行气活血。

②操作方法：每日施灸 1 次，10 日为 1 个疗程。

（2）竹罐疗法。

①材料准备：取益母草 60 g、柴胡 30 g、香附 30 g、红花 45 g。将上药加水适量，按药物竹罐疗法中煮罐的步骤完成准备工作。

②部位选择：肝俞穴、脾俞穴、肾俞穴、膻中穴、中脘穴、气海穴、关元穴、命门穴、足三里穴、血海穴、三阴交穴。

③操作方法：将以上穴位分成几组，交替选用，先用毫针针刺，得气后出针拔罐，每日或隔日治疗 1 次，5 次为 1 个疗程。

第二节　带下病

【概念】

隆白带是指妇女带下的量、色、质发生异常或伴有全身、局部症状者。在某些生理情况下也可出现带下明显增多，如妇女在月经期前后、排卵期、妊娠期带下量增多而无其他不适者，为生理性带下，不作病论。带下病常见于阴道炎、宫颈炎、盆腔炎和子宫颈癌等疾病。

【治疗原则】

利湿，通调火路。

【治疗方法】

1. 内治法。

白带

（1）地胆头、龙芽草、石菖蒲、白背艾、倒水莲、益母草、狗脚迹、鸡冠花、鱼腥草各适量。水煎服，每日1剂。

（2）月月红、韭菜根、马连鞍、走马胎、老姜、鸡血藤、五指牛奶、九层皮各适量。每日1剂。

黄带

（1）金樱根、鸡血藤、千斤拔、功劳木、两面针、穿心莲各15 g。水煎服，每日1剂。

（2）三白草、鸡冠花、五指牛奶、白背桐各15 g，鸡冠花、野菊花、过塘藕各9 g。水煎服，每日1剂。

红带

地杨梅炭10 g，过塘藕、仙鹤草、铺地稔各15 g。水煎服，每日1剂。

2. 外治法。

（1）壮医药线点灸疗法。

①部位选择：下关元穴、中极穴、曲骨穴、会阴穴、三阴交穴。

②操作方法：每日施灸1次，7日为1个疗程。

（2）壮医药物竹罐疗法。

①材料准备：取白及 150 g、蛇床子 30 g、薄荷（后下）30 g。将上药加水适量，按药物竹罐疗法中煮罐的步骤完成准备工作。

②部位选择：次髎穴、三阴交穴。

③操作方法：先用毫针针刺，刺次髎穴时，针尖朝下肢方向 45° 角斜刺，快速进针，得气直达少腹或前阴部，然后采用留针拔罐法，留罐 15 分钟；刺三阴交穴得气后出针拔罐。每日 1 次，7 次为 1 个疗程。

第三节　怀孕期病

妇女在怀孕期间，发生与妊娠有关的疾病称为怀孕期病。中医称为"妊娠病"。常见怀孕期疾病有：胎气上冲、妊娠心烦、黄水怪（妊娠腹痛）、胎漏、胎损、妊娠眩晕等。

怀孕期病的治疗原则为治病与安胎并举。具体治疗大法有三：补咪腰，目的在于固胎之本，用药以补咪腰养阴为主；壮咪隆，旨在强壮谷道以补血之源，加强龙路功能，用药以健咪隆养血为主；舒咪叠，使三气得以通调，用药以理气清热为主。若胎元异常，胎损难留，或胎死不下者，则安之无补，宜从速下胎以补母。

怀孕期间，凡猛烈、泻下、滑利、祛瘀、破血、耗气、散气以及一切有毒药品，都宜慎用或禁用。

一、咪裆鹿（妊娠呕吐）

【概念】

怀孕早期，出现严重的恶心呕吐，头晕厌食，甚则食入即吐者，称为"咪裆鹿"。中医称为"恶阻""妊娠呕吐"，西医称为"妊娠剧吐"。胎气上冲是妊娠早期常见的病症之一。治疗及时，护理得法，多数患者可迅速康复，预后大多良好。

【治疗原则】

健运谷道，降逆止呕。

【治疗方法】

1. 内治法。

倒水莲、土党参、五指牛奶各 15 g，橘皮、白茯苓、竹茹、木香、砂仁各 10 g，生姜 5 片，大枣 4 枚。水煎服，每日 1 剂。

2. 外治法。

（1）壮医药线点灸疗法。

①部位选择：百会穴、上脘穴、中脘穴、下脘穴、足三里穴、内关穴。耳部压痛点。

②操作方法：每日施灸 1 次，10 日为 1 个疗程。

（2）竹罐疗法。

①材料准备：取益母草 60 g、柴胡 30 g、香附 30 g、红花 45 g。将上药加水适量，按药物竹罐疗法中煮罐的步骤完成准备工作。

②部位选择：肝俞穴、脾俞穴、肾俞穴、膻中穴、中脘穴、气海穴、关元穴、命门穴、足三里穴、血海穴、三阴交穴。

③操作方法：将以上穴位分成几组，交替选用，先用毫针针刺，得气后出针拔罐，每日或隔日治疗 1 次，5 次为 1 个疗程。

二、妊娠心烦

【概念】

妊娠期间烦闷不安，郁郁不乐，或烦躁易怒者，称为"妊娠心烦"，亦名"子烦"。

【治疗原则】

通调龙路，调理"咪心头"。

【治疗方法】

1. 内治法。

倒水莲、土党参、五指牛奶各 15 g，黄芩、知母、生地、炙甘草、竹茹各 10 g。水煎服。

2. 外治法。

（1）壮医药线点灸疗法。

①部位选择：肾俞穴、三阴交穴、膀胱俞穴。

②操作方法：每日施灸 1 次，疗程视具体情况而定。

（2）竹罐疗法。

①材料准备：取益母草 60 g、柴胡 30 g、香附 30 g、红花 45 g。将上药加水适量，按药物竹罐疗法中煮罐的步骤完成准备工作。

②部位选择：肝俞穴、脾俞穴、肾俞穴、膻中穴、中脘穴、气海穴、关元穴、命门穴、足三里穴、血海穴、三阴交穴。

③操作方法：将以上穴位分成几组，交替选用，先用毫针针刺，得气后出针拔罐，每日或隔日治疗 1 次，5 次为 1 个疗程。

三、黄水怪（妊娠腹痛）

【概念】

妊娠期间，出现以小腹疼痛为主的病症，称为"黄水怪"（妊娠腹痛），亦称"胞阻"。妊娠腹痛是孕期常见病。

【治疗原则】

通调龙路，调理气血，安胎。

【治疗方法】

（1）土当归、五指毛桃、白芍、川芎、白术、茯苓、泽泻各 10 g。水煎服。

（2）阿胶、艾纳香、土当归、川芎、白芍、干地黄、甘草各 10 g。水煎服。

四、妊娠眩晕

【概念】

妊娠中晚期，头晕眼花，或伴面浮肢肿，甚者昏眩欲厥，称为"妊娠眩晕"，亦称"子眩""子晕"。

【治疗原则】

通调"咪叠"（肝），补虚。

【治疗方法】

（1）五指毛桃、黄花倒水莲、熟地、白芍、川芎、土当归、黄芩、半夏、陈皮、白术、黄连各 10 g。水煎服。

（2）黄花倒水莲、葛根、桔梗、麻黄、白芍、甘草、生姜、大枣各 10 g。水煎服。

（3）土当归、桑叶、丹皮、枸杞子、煨天麻、焦山栀、生地、钩藤、橘红各 10 g。

水煎服。

五、胎漏、胎损

【概念】

妊娠早期，阴道不时少量出血，时下时止，或淋漓不断，而无腰痛、肚痛，小肚坠胀者，称为"胎漏"；先感胎动下坠，腰酸，肚坠胀或隐痛，继而阴道少量流血者为"胎损"。

【治疗原则】

调补"咪腰"（肾），安胎。

【治疗方法】

（1）芭蕉根 120 g，活公鸡 1 只。将鸡去毛、内脏、头、脚，共炖服，每日 1 剂。

（2）干苎麻 15 g，桑寄生 15 g，菟丝子、续断、阿胶 10 g。水煎服，每日 1 剂。

第四节　产后病

产妇在产褥期内发生与产育有关的疾病，称为"产后病"。产褥期是指产妇在胎儿及其附属物娩出后，至咪花肠恢复到非妊娠状态的一段时间，大约 6 周。

产后病的发生是由于产时耗"嘘"（气）伤"勒"（血），龙路空虚，咪花肠失养；或血不能归于龙路而外溢成瘀；或胞衣滞留，瘀血内阻；或饮食调摄不当；或正虚邪毒感染等，致使三道两路功能失常，"嘘"（气）"勒"（血）失调而发生产后病。

常见产后病有产后虚弱、产后风、产后便秘、产后肚痛、产后恶露不尽、产后缺乳、奶疮等。

（一）产呱内（产后贫血）

【概念】

产呱内（产后贫血）是指由于产时或产后失血过多，或产后失于调养，导致机体或内脏虚弱的一种疾病。表现为脸色无华，面色淡白，头晕眼花，心慌失眠，四肢发麻，神色疲倦，周身无力，多汗寝汗，少动懒言。西医"产后贫血"可参考本病诊治。

【治疗原则】

补虚，通调龙路。

【治疗方法】

1. 内治法。

（1）红牛膝、吊水莲、铜钻、红凉伞、五指牛奶、走马胎、箭杆风各 10 g。每日 1 剂。

（2）大补藤、走马胎、红背菜各 12 g。水煎取汁，煮鸡蛋 2～5 个内服，每日 1 剂。

2. 外治法。

（1）壮医药线点灸疗法。

①部位选择：肾俞穴、三阴交穴、膀胱俞穴。

②操作方法：每日施灸 1 次，疗程视具体情况而定。

（2）竹罐疗法。

①材料准备：取益母草 60 g、柴胡 30 g、香附 30 g、红花 45 g。将上药加水适量，按药物竹罐疗法中煮罐的步骤完成准备工作。

②部位选择：肝俞穴、脾俞穴、肾俞穴、膻中穴、中脘穴、气海穴、关元穴、命门穴、足三里穴、血海穴、三阴交穴。

③操作方法：将以上穴位分成几组，交替选用，先用毫针针刺，得气后出针拔罐，每日或隔日治疗 1 次，5 次为 1 个疗程。

二、产后风（产后发热）

【概念】

产后风（产后发热）是指产后持续发热不减，或突然高热为主症的一种疾病。中医称为"产后发热"。

如产后 1～2 日内，由于阴血骤虚，阳气外浮，而见轻微发热，无其他症状。此乃营卫暂时失于调和，一般可自行消退，属正常生理现象。

本病因感染邪毒发热，类似于西医学的产褥感染，是产褥期最常见的严重并发症，为危急重症，至今仍为产妇死亡的重要原因之一。

【治疗原则】

调理气血，通调两路。

【治疗方法】

1. 内治法。

（1）藤杜仲、大力王、五指牛奶各 15 g，土常山 10 g，三加皮、酸藤根各 12 g。每日 1 剂。主治外感风邪之产后风。

（2）大钻、小钻、独脚风、倒水莲、银花藤、酸藤根、鸡血藤、刺鸭脚木、白纸扇、小鸭脚木、穿破石、五爪金龙、四方钻、双钩藤各 10 g。水煎服、每日 1 剂。主治邪毒内侵之产后风。

2. 外治法。

（1）壮医药线点灸疗法。

①部位选择：肾俞穴、三阴交穴、膀胱俞穴。

②操作方法：每日施灸 1 次，疗程视具体情况而定。

（2）竹罐疗法。

①材料准备：取益母草 60 g、柴胡 30 g、香附 30 g、红花 45 g。将上药加水适量，按药物竹罐疗法中煮罐的步骤完成准备工作。

②部位选择：肝俞穴、脾俞穴、肾俞穴、膻中穴、中脘穴、气海穴、关元穴、命门穴、足三里穴、血海穴、三阴交穴。

③操作方法：将以上穴位分成几组，交替选用，先用毫针针刺，得气后出针拔罐，每日或隔日治疗 1 次，5 次为 1 个疗程。

三、产后大便难（产后便秘）

【概念】

产后饮食如常，但大便数日不解，或排便时干燥疼痛，难以解出者，称为"产后便秘"。中医称为"产后大便难""产后大便不通"，西医称为"产后便结"。

【治疗原则】

通调谷道，补虚。

【治疗方法】

1. 内治法。

黑芝麻、胡桃、松子仁等分，研碎，加白糖或蜂蜜适量拌和服用。用于各种虚性便秘。

2. 外治方法。

（1）壮医药线点灸疗法。

①部位选择：大横穴、建里穴、气海穴、足三里穴、合谷穴。

②操作方法：每日施灸 1 次，疗程视具体情况而定。

（2）外敷疗法。

①部位选择：神阙穴。

②操作方法：大黄 6 g、番泻叶 3 g、红花 1 g。以上诸药研末，用酒调成糊状，敷于神阙穴，外用胶布固定，每日换药 1 次。

四、产后肚痛

【概念】

产妇分娩后，发生以小肚疼痛为主病的一种疾病，称为"产后肚痛"。中医称为"产后肚痛""儿枕痛"。本病相当于西医学的产后宫缩痛及产褥感染引起的腹痛。

【治疗原则】

补"嘘"（气）"勒"（血），通调龙路。

【治疗方法】

1. 内治法。

（1）红背菜、马连鞍、十全大补、水莲藕各 15 g。水煎服，每日 1 剂。

（2）假不出林 30 g，或鲜品 90 g。水煎取汁，加油煎鸡蛋数个，冲米酒适量内服，每日 1 剂。

2. 外治法。

（1）鲜姜黄适量。捣烂，调酒趁热敷肚脐。

（2）艾灸关元穴、气海穴，每日 2 次，每次 20 分钟。

五、产呱忍勒卟叮（恶露不净）

【概念】

胎儿产出后，子肠内的余血浊液淋漓不尽，超过3周者，壮医称为"产呱忍勒卟叮"（恶露不净），中医称为"恶露不绝""恶露不止"。西医的产后子宫复旧不全、晚期产后出血可参考本病诊治。

【治疗原则】

通调两路，补虚，清热，活血化瘀。

【治疗方法】

1. 内治法。

（1）土当归25 g，鸡肉适量。炖服，每日1剂，连服2～3剂。

（2）鲜黑墨草120 g，益母草15 g。水煎服，每日1剂。

2. 外治法。

（1）壮医药线点灸疗法。

①部位选择：大横穴、建里穴、气海穴、足三里穴、合谷穴。

②操作方法：每日施灸1次，疗程视具体情况而定。

（2）竹罐疗法。

①材料准备：益母草60 g、柴胡30 g、香附30 g、红花45 g。以上诸药加水适量，按药物竹罐疗法中煮罐的步骤完成准备工作。

②部位选择：肝俞穴、脾俞穴、肾俞穴、膻中穴、中脘穴、气海穴、关元穴、命门穴、足三里穴、血海穴、三阴交穴。

③操作方法：将以上穴位分成几组，交替选用，先用毫针针刺，得气后出针拔罐，每日或隔日治疗1次，5次为1个疗程。

六、产呱子耐（产后缺乳）

【概念】

产后乳汁甚少或全无，壮医称为"产呱子耐"（产后缺乳），中医诊为"缺乳""乳汁不足"。

【治疗原则】

补气血，通调龙路。

【治疗方法】

1. 内治法。

（1）木瓜 100 g，黄豆 100 g，猪脚 1 个。炖汤服。

（2）木瓜、猪蹄各 500 g，酒 100 mL。炖服，每日 1 剂。

2. 外治法。

（1）壮医药线点灸疗法。

①部位选择：膻中穴、乳根穴、三阴交穴。

②操作方法：每日施灸 1 次，5 日为 1 个疗程。

（2）竹罐疗法。

①材料准备：取益母草 60 g、柴胡 30 g、香附 30 g、红花 45 g。以上诸药加水适量，按药物竹罐疗法中煮罐的步骤完成准备工作。

②部位选择：肝俞穴、脾俞穴、肾俞穴、膻中穴、中脘穴、气海穴、关元穴、命门穴、足三里穴、血海穴、三阴交穴。

③操作方法：将以上穴位分成几组，交替选用，先用毫针针刺，得气后出针拔罐，每日或隔日治疗 1 次，5 次为 1 个疗程。

七、奶疮

【概念】

奶疮，又称"乳疮"，是以哺乳期妇女乳房胀痛，乳汁排出不畅，局部皮肤发红发热，初起触之有硬结，后期局部变软有波动感为主症的一种疾病。中医称为"乳痈"，西医称为"急性乳腺炎"。

【治疗原则】

通调龙路，清热化瘀。

【治疗方法】

1. 内治法。

（1）一支箭、蒲公英、连翘各 15 g，露蜂房 10 g，生甘草 6 g。水煎服，每日 1 剂。

（2）金线风、两面针、救必应、十大功劳各 30 g。水煎服，每日 1 剂，分 3 次服。

2.外治法。

（1）壮医药线点灸疗法。

①部位选择：膻中穴、乳根穴、三阴交穴。

②操作方法：每日施灸 1 次，5 日为 1 个疗程。

（2）竹罐疗法。

①材料准备：取益母草 60 g、柴胡 30 g、香附 30 g、红花 45 g。以上诸药加水适量，按药物竹罐疗法中煮罐的步骤完成准备工作。

②部位选择：

足太阳膀胱经：肝俞穴、脾俞穴、肾俞穴。

任脉：膻中穴、中脘穴、气海穴、关元穴。

督脉：命门穴。

足阳明胃经：足三里穴。

足太阴脾经：血海穴、三阴交穴。

第五节　妇科杂病

凡不属于月经病、带下病、怀孕期病、产后病范畴，而又与妇女的生理病理特点关系密切的疾病，统称为"妇科杂病"。常见的妇科杂病有阴痒、翻花、不孕症、围绝经期综合征等。

一、歇啥（阴痒）

【概念】

歇啥（阴痒）是妇科疾病中较常见的扰人难忍的症状。瘙痒最常发生的部分是阴蒂及小阴唇区域，严重者大阴唇，整个阴道口、会阴部、肛门及肛门后部，甚至大腿内侧均可波及。本病见于西医的"外阴瘙痒症""外阴炎""阴道炎"等。

【治疗原则】

解毒祛湿，通调火路。

【治疗方法】

1. 内治法。

（1）臭牡丹根、益母草、白牡丹根各 15 g，萆薢 10 g，薏苡仁 20 g，黄柏 10 g，茯苓 15 g，通草 10 g，滑石 20 g。水煎服，每日 1 剂。

（2）地稔根、奶汁藤、粟米草各 15 g，龙胆草 10 g，山栀子 10 g，黄芩 10 g，车前子 10 g，泽泻 10 g。水煎服，每日 1 剂。

2. 外治法。

（1）壮医药线点灸疗法。

①部位选择：下关元穴、中极穴、曲骨穴、会阴穴、血海穴。

②操作方法：每日施灸 1 次，7 日为 1 个疗程。

（2）竹罐疗法。

①材料准备：取益母草 60 g、十大功劳 30 g、万寿菊 45 g、救必应 40 g、泽泻 50 g。将上药加水适量，按药物竹罐疗法中煮罐的步骤完成准备工作。

②部位选择：中极穴、三阴交穴、阴陵泉穴。

③随症配穴：湿热下注者，配行间穴、曲泉穴；虫毒蚀阴者，配曲骨穴、蠡沟穴；阴血亏虚者，配太溪穴、肾俞穴、肝俞穴。

④操作方法：主穴直接用药竹罐拔罐行间穴、曲泉穴、蠡沟穴，先用三棱针点刺出血，然后用药竹罐拔罐，留置 5 ～ 10 分钟，每日施术 1 次，7 次为 1 个疗程。

二、耷寸（子宫脱垂）

【概念】

耷寸（子宫脱垂）是指妇女阴中有物下坠，或突出阴道口外为主症的一种疾病。中医称为"阴挺""阴挺下脱""子肠不收"等。相当于西医的子宫脱垂、阴道前后壁膨出。本病常发生于劳动妇女，以及多产、年老妇女，以产后损伤为多见。

【治疗原则】

补虚，调气，通调两路。

【治疗方法】

1. 内治法。

（1）五指毛桃、黄花倒水莲各 20 g，白术、升麻、柴胡、当归、陈皮、甘草、金樱子、杜仲、续断各 10 g。水煎服，每日 1 剂。

（2）人参、山药、熟地、杜仲、当归、山茱萸、枸杞、炙甘草、黄芪各 10 g。水煎服，每日 1 剂。

2. 外治法。

（1）壮医药线点灸疗法。

①部位选择：脐周穴、下关元穴、肾俞穴、脾俞穴、肝俞穴、中极穴、足三里穴。

②操作方法：每日施灸 1 次，疗程视具体情况而定。

（2）竹罐疗法。

①材料准备：益母草 60 g、柴胡 30 g、香附 30 g、红花 45 g。以上诸药加水适量，按药物竹罐疗法中煮罐的步骤完成准备工作。

②部位选择：肝俞穴、脾俞穴、肾俞穴、膻中穴、中脘穴、气海穴、下关元穴、命门穴、足三里穴、血海穴、三阴交穴。

③操作方法：将以上穴位分成几组，交替选用，先用毫针针刺，得气后出针拔罐，每日或隔日治疗 1 次，5 次为 1 个疗程。

三、不孕症

【概念】

凡女子婚后未避孕，有正常的性生活，夫妇同居 2 年以上，配偶生殖功能正常而未受孕者；或曾有过妊娠，而后未避孕，又连续 2 年未再受孕者，称为"不孕症"。不孕有男女双方的原因，本病论述的是女方不孕。

【治疗原则】

虚者，补虚调气，调和阴阳；实者，当调理气血，化痰祛瘀。

【治疗方法】

1. 月月红、红背娘、藁本、一身保暖、十全大补、马连鞍、红葱、韭菜根、走马胎各 10 g，生姜 3 片。水煎服，加入炒黄的鸡蛋 1 个，调油盐食用，在每月月经来潮前、来经期间、干净后各服 1 次。

2. 金樱子根、黄花倒水莲、白背桐、海龙、海马各 15 g。水煎服，每日 1 剂，20 日 1 个疗程。治输卵管闭塞不孕。

第五章 ◆ 壮医儿科病

　　壮医儿科是以壮医理论为指导，结合壮医对小儿养育和疾病防治的丰富经验发展起来的临床学科。小儿疾病的发生，其病因虽与成人基本相同，但小儿的体质特点不同于成人又有其特殊性。其病机特点为小儿生长发育不成熟，易于感受毒邪，三道两路失调，三气不能同步而致病，病情发展较快，易于变化，但同时小儿病因较单纯，只要治疗及时得当，疾病恢复亦快。壮医治疗儿科疾病，治疗原则遵循治病求因、辨病论治，治疗方法上讲求药简效专，外治为要。国家实行计划免疫后，小儿很多传染病得到了有效控制，母孕期必要的产前咨询、诊断、防治，减少了先天性遗传病的发生，但是仍需加强对小儿疾病预防的工作，增强小儿体质，降低小儿传染病的发病率。本章分别对小儿常见病、小儿传染病及新生儿疾病等进行介绍。

<h1 style="text-align:center">第一节 小儿常见病</h1>

一、勒爷得凉（小儿感冒）

【概念】

勒爷得凉（小儿感冒）是小儿最常见的疾病。由于感受邪毒，内犯"咪钵"（肺），气道闭塞，气逆而上引发，是以发热、怕冷、鼻塞、流涕、咳嗽、头痛、身痛为主症的一种疾病。中医诊断为"感冒"，西医也诊断为"感冒"，临床上凡是由于上呼吸道感染、流行性感冒引起的鼻塞、流涕、头痛、发热等症状均可参考本病进行诊治。

【治疗原则】

祛邪毒，通气道。

【治疗方法】

1. 内治法。

（1）葱白头 3～7 个，生姜 3～5 片。浓煎后加糖适量，热服取汗。

（2）山芝麻、古羊藤各 10 g，两面针、枇杷叶、青蒿各 6 g，甘草 4 g。水煎服，每日 1 剂。

2. 外治法。

（1）马鞭草、桃叶、鸡屎藤各适量。水煎洗澡，每日 1 次。

（2）针刺治疗。治伤风寒取风府、风池、风门、外关；治伤风热取风池、合谷、外关、尺泽等穴。

（3）壮医药线点灸疗法。攒竹穴、头维穴、曲池穴、合谷穴、风池穴、风门穴、肺俞穴、足三里穴，每日 1 次。

3. 内外兼治。

救必应、野六谷根、厚朴各 6～9 g。水煎服，每日 1 剂。同时用陶针刺足三里穴、中极穴、百会穴、印堂穴等穴位。

二、勒爷奔唉（小儿咳嗽）

【概念】

勒爷奔唉（小儿咳嗽）是指由于外邪侵袭，脏腑功能失调而导致气道受阻，气道不通，气逆而上引起的疾病。中医诊为咳嗽、乳嗽、胎嗽，西医认为咽喉炎、肺炎、气管炎、支气管炎等呼吸系统疾病均可出现咳嗽，都可以参考本病治疗。

【治疗原则】

祛邪通道，化痰止咳。

【治疗方法】

1. 内治法。

（1）鲜野辣椒寄生适量。水煎服，每日 1 剂。

（2）千斤锤 10 g，老鼠脚迹、薄荷叶各 6 g，老鸦酸 15 g。以上诸药共捣烂，加白糖适量，开水冲服，每日 1 剂。

2. 外治法。

（1）针刺治疗。天突穴、曲池穴、内关穴、丰隆穴；肺俞穴、尺泽穴、太白穴、太冲穴。两组穴位交替使用，10 ～ 15 次为 1 个疗程，一般用中刺激。

（2）壮医药线点灸疗法。攒竹穴、水突穴、合谷穴、风门穴、肺俞穴、足三里穴、中府穴，每日 1 次。

三、勒爷参唉（小儿嗽喘）

【概念】

由于外感风邪，气道闭阻，气逆而上引起的以气喘、鼻煽、发热为主症的一种疾病。一年四季均可发生，以冬春季发病率较高，以婴幼儿多见。本病中医称为"喘证"，西医认为小儿肺炎、气管炎等均可出现此症，故都可参考本病治疗。

【治疗原则】

疏风祛痰，通道降气喘。

【治疗方法】

1. 内治法。

（1）一见喜、十大功劳各 15 g，橘皮 3 g。水煎取 100 mL，分 2 次口服，每日 1 剂。

（2）小叶田基黄 10 g，鱼腥草 5 g。水煎调蜂蜜适量服，每日 1 剂。

2. 外治法。

（1）白芥子末、面粉各 30 g。加水调和，用纱布包后敷贴背部，每日 1 次，每次约 15 分钟，出现皮肤发红为止，连敷 3 日。

（2）大黄、芒硝、大蒜各 15 ～ 30 g。敷胸，纱布包，如皮肤未出现刺激反应，可连用 3 ～ 5 日。

四、勒爷黑参（哮喘）

【概念】

勒爷黑参（哮喘）是以阵发性的哮鸣气喘、呼气延长为特征的一种疾病，是小儿时期的常见病。本病四季多有，好发于春秋两季，常反复发作，素有遗传夙根或为过敏体质，遇上气候骤变，寒温失常更容易发作。本病中医称为"哮喘"，西医的支气管哮喘、哮喘性支气管炎属此范畴。

【治疗原则】

补虚健体，祛痰定喘。

【治疗方法】

1. 内治法。

（1）乳汁藤、瘦猪肉各 30 g。蒸服，每日 1 剂。

（2）鲜大肚柚皮、瘦猪肉各 50 g。水煎五更时服，每日 1 剂。

2. 外治法。

（1）针刺疗法。发作时针刺定喘穴、解喘穴、天突穴、大杼穴等穴位，每日 1 次。

（2）耳针疗法。取喘点、内分泌、平喘等耳穴。

五、勒爷病卟哏（小儿积滞）

【概念】

勒爷病卟哏（小儿积滞）是以小儿不思饮食，食而不化为主症的一种疾病。本病多由喂养不当、饮食失调导致谷道功能失常所致。一年四季均可发病，中医的积滞，西医的消化不良等属此范畴。

【治疗原则】

化积，导滞，通道。

【治疗方法】

1. 内治法。

（1）鸡内金 30 g，瓦片适量。焙黄研细末，开水冲服，每日 1～2 g。

（2）黑白丑 10 g。焙干研为细末，调和面粉，制成饼干，每日食数片。

2. 外治法。

（1）针刺疗法。针刺足三里穴、中脘穴、大肠俞穴、气海穴等，每日 1 次。

（2）捏脊疗法。（同小儿疳积）

六、勒爷胴尹（小儿肚痛）

【概念】

小儿肚子包括肚脐的两旁及耻骨以上部位发生疼痛者，均称为勒爷胴尹。中医诊为"小儿腹痛"，西医的肠炎、肝炎、寄生虫病、肠套叠、阑尾炎、嵌顿疝、机能性腹痛、痢疾等均可出现肚痛。这里指的是无外科急腹症指征的小儿肚痛。一年四季均可发病。

【治疗原则】

祛邪消食，补虚行气，活血散瘀，通路止痛。

【治疗方法】

1. 生姜、陈皮、红糖各适量。可加少许花椒或胡椒，水煎趁热服，每日 1 剂。治寒邪侵袭肚痛。

2. 槟榔仁或南瓜子仁适量，加米醋适量浸泡半小时后吃槟榔仁或瓜子仁。治虫积肚痛。

七、勒爷屙泻（小儿泄泻）

【概念】

以大便次数增多，便下稀薄或如水样为主症的一种疾病。本病中医称为"小儿泄泻"，西医的急性肠炎等属此范畴。一年四季均可发生，以夏秋季发病率较高。常见于 2 岁以下幼儿。

【治疗原则】

调理谷道，利湿止泻。

【治疗方法】

1. 内治法。

（1）石榴皮9 g。水煎加适量红糖服，每日1剂。

（2）麻风草根（去表皮）、田基黄、鹅不食草各250 g，神曲120 g。水煎取汁500 mL，每次服1匙羹，每日3次。

2. 外治法。可采用小儿推拿疗法，具体如下：

（1）从长强穴往上推至腰椎50次，揉丹田穴30次，或加灸神厥穴。

（2）摩腹、揉脐各5分钟，揉足三里穴10次，向上推七节50次，捏脊3～5遍，擦脊柱以发热为度，揉鱼尾30次，推脾土、三关各300次，每日1次。

八、勒爷毒痢（小儿菌痢）

【概念】

以发病急剧、高热、抽筋，甚至呼吸困难为特征，数小时后出现大便次数增多而量少，夹杂黏液脓血，腹痛，大便急急胀胀，欲便不出等症的一种急性传染性疾病。

本病中医称为"疫痢"，西医称为"中毒性菌痢"。多发于夏秋季节，常见于2～7岁的小儿。本病发病急、变化快、病情凶险。既往壮族地区医疗卫生条件落后，对本病的壮医药治疗亦有所记载，但当代临诊时必须至急诊科积极抢救，不建议进行传统疗法治疗，关于治疗原则、治疗方法这里不再赘述。

九、勒爷奔疳（小儿疳积）

【概念】

勒爷奔疳（小儿疳积）以脸色蜡黄，身体消瘦，肚子胀大，青筋暴露，或腹凹如舟，有时发热，心烦口渴，精神萎靡，头发稀疏，尿如米泔，食欲减退或嗜异食为主症的一种病程较长的儿科慢性疾病。

本病中医称为"疳积""疳证"，西医的营养不良、缺钙、缺锌等疾病属此范畴。一年四季均可发病。多见于3岁左右的婴幼儿。

【治疗原则】

调理饮食，补养肌体。

【治疗方法】

1. 内治法。

（1）蟑螂 5 个。油炸或煨热后服，每日 1 剂，服至愈。

（2）蟾蜍（去内脏）适量。焙干研末，每次 1.5～3 g，糖水调服，每日 3 次。

2. 外治法。

（1）龙船花叶、红薯叶各 9 g，臭茉莉 12 g，菊花叶 90 g。捣烂敷囟门，4 小时换药 1 次。

（2）鲜疳积草 15 g，姜、葱各 30 g。捣烂，加入 1 个鸡蛋搅匀，外敷脚心，隔 3 日换 1 次，疗程 5～7 次。

十、勒爷胴西咪暖（小儿虫病）

【概念】

勒爷胴西咪暖（小儿虫病）是由饮食不洁引起的，以脸色蜡黄、身体消瘦、食欲异常、脐周疼痛、时作时止、大便下虫或肛门瘙痒为特征的一种疾病。中医称为"小儿虫病"，西医称为"小儿肠道寄生虫病"。

【治疗原则】

驱除虫邪，调理谷道。

【治疗方法】

荆芥穗适量，研末，每次 6～9 g，开水送服，每日 1～2 次，连服 3 日；或青矾 30 g，乌豆（炒熟）150 g，研末，炼蜜为丸，每次服 15 g，姜汤送下，每日 2 次。

十一、勒爷狠风（小儿惊风）

【概念】

勒爷狠风（小儿惊风）是以小儿抽筋或伴神昏为主症的一种疾病。它是小儿时期常见的急症，一年四季均可发病。以 1～5 岁多见，年龄越小，发病率越高。中医称为"惊风""惊厥"，西医的高热惊厥、中毒性脑病、化脓性脑膜炎、流行性乙型脑炎、结核性脑膜炎、破伤风、低血钙、低血糖、各种中毒、脑肿瘤等疾病均可出现抽风。

【治疗原则】

祛邪化痰，镇惊止痉，补虚调养，行气通道。

【治疗方法】

1. 内治法。

（1）急惊风。四角草、草鞋根各 9 g，古羊藤、路边菊各 6 g，竹叶 3 g，水煎服，每日 1 剂；或地龙 1 条，人中白 3 g，芭蕉根 10 g，捣烂，开水冲泡，取汁调白糖服，每日 1 剂。

（2）慢惊风。金锁匙、金耳环、金不换各适量，水煎服，每日 1 剂；或土狗适量，焙干研末，每次 1 g，茶水冲服，每日 3～4 次。

2. 外治法。

（1）急惊风。用消毒的缝衣针点刺眉中穴、上关穴、颊车穴、人中穴、下颏穴、肩宗穴、翳风穴、胁下穴、上臂阴穴、上臂阳穴、曲池穴、前臂阴穴、前臂阳穴、合谷穴、风市穴、丰隆穴、三阴交穴，每日 1 次；或燕窝泥、皂角炭各 30 g，雄黄粉 9 g，头发炭 6 g，加水共捣成饼，从天突穴往下敷，每 3 分钟往下移约 3 cm，移至心窝为止。

（2）慢惊风。用陶针浅刺攒竹穴、神庭穴、乳根穴、人中穴至出血；或山姜、生姜、四季葱各适量，切碎，与鸡蛋 1 个调匀，加茶油或桐油 50 mL 炒热，擦患儿胸腹、上肢内侧及手指，同时在十宣放血。

3. 内外兼治。

（1）急惊风。金钱草叶适量（1 岁小孩用量为 1 张半，2～3 岁小孩用量为 3 张，3～10 岁小孩用量为 6 张），人字草叶适量。捣烂，开水泡服，同时用云香精擦患儿背部，针刺手指末端，然后用人字草叶捣烂擦手指；或用野芋头适量蘸酒从头往下搽，苏醒后取山豆根 6 g，苍耳根 24 g，地龙 4 条，双钩藤 9 g，黄茅根 30 g，水煎服，每日 1 剂。

（2）慢惊风。地婆虱 2～5 只，蟑螂 1～2 只，壁虎 1～2 只。焙干研末，以薄荷叶 10 张煎水取汁冲服，每日 1 剂，同时在人中穴旁两侧用油线点灸各 1 壮；或小叶九里香、金粟藤、草决明、车前草、海金沙各 5 g，水煎服，每日 1 剂，同时用鲜大风艾叶适量外擦嘴唇周围、太阳穴、手心、足心。

十二、勒爷雪口（小儿鹅口疮）

【概念】

勒爷雪口（小儿鹅口疮）主要由于小儿感染邪毒、口腔不洁引起口腔舌面上满布白屑为主症的一种疾病。本病中医称为"鹅口疮"，西医称为"口腔白色念珠菌感染"。多见于哺乳期幼儿，因哺乳奶头不洁或喂养者手指的污染传播。一年四季均可发病。

【治疗原则】

祛邪解毒。

【治疗方法】

1. 吴茱萸、附子各 10 g。研末，用米醋适量调成糊状，敷涌泉穴。

2. 五倍子 30 g。炒黄，加白糖适量再炒至糖溶化为度，晾干，与枯矾 24 g 共研末，调香油涂患处，每日 2 ～ 3 次。

十三、勒爷发得（小儿高烧）

【概念】

勒爷发得（小儿高烧）指小儿体温高出正常标准，是儿科临床上最为常见的症状之一。

【治疗原则】

清热解表，发散邪毒。

【治疗方法】

1. 内治法。

（1）路边菊、土薄荷、银花藤、茅根各 10 g。水煎服，每日 1 剂。

（2）龙眼树叶 15 g，生葱、山芝麻各 30 g。水煎服，每日 1 剂。

（3）葫芦茶、一箭球、鱼腥草各 10 g，枇杷叶、鬼针草各 15 g。水煎服，每日 1 剂。

2. 外治法。

（1）壮医针挑疗法。取十宣穴、人中穴、期门穴、天宗穴等穴位，每日 1 次。

（2）壮医滚蛋疗法。取鲜鸡蛋 1 个，煮熟，去蛋壳和蛋黄，用薄纱布包裹蛋白，乘热自上而下在患儿头、颈、胸腹及上下肢涂擦（手足心多擦几遍）。擦后让小儿盖被卧床休息，微汗出后热退。必要时采用西医治疗。

十四、勒爷能啥能累（小儿湿疹）

【概念】

勒爷能啥能累（小儿湿疹）又称湿毒疮，临床特点为皮疹形态多样，瘙痒剧烈，反复发作。多发生于出生后 1 ～ 2 个月的肥胖或营养不良婴儿。

【治疗原则】

清热毒，祛风毒，除湿毒。

【治疗方法】

1. 内治法。

土茯苓、车前草各 10 g，防风 6 g。水煎服，每日 1 剂。

2. 外治法。

（1）苦瓜叶、辣蓼各 20 g，乌桕叶 30 g。水煎熏洗患处，每日 1 剂。

（2）枯矾、食盐各 30 g。研末，以开水泡取浓汁涂患处，每日 3 次。

十五、勒爷瀨幽（小儿遗尿）

【概念】

勒爷瀨幽（小儿遗尿）指 3 周岁以上的小儿睡眠中经常小便自遗，醒后方觉的一种疾病。中医称为"小儿遗尿"，认为小儿遗尿与肾、膀胱有关。西医称为"小儿小便自遗"，认为产生原因可能与遗传因素、泌尿功能发育不成熟、教养和心理因素有关。一年四季均可发病。

【治疗原则】

补虚固尿。

【治疗方法】

1. 鸡内金 20 g，猪小肚 1 个。共焙干研末，早晚各 5 g，开水送服，10 日为 1 个疗程。

2. 生龙骨 30 g。水煎取汁，煮鸡蛋 2 个服，每晚 1 次，连服 3 ～ 6 晚。

十六、勒爷降痕咄（小儿夜啼）

【概念】

勒爷降痕咄（小儿夜啼）指小儿白天如常，入夜则啼哭不安，或每夜定时啼哭，甚则通宵达旦的一种疾病。中医称为"小儿夜啼"。一年四季均可发病。半岁以下儿童多发作。

【治疗原则】

补虚，安神，清热，定惊。

【治疗方法】

1.内治法。

（1）牛屎青根、麦冬、竹叶各9g。水煎服，每日1剂。

（2）灯花（花生油灯点燃结成的灯花）1枚。研末，开水送服，每日2～3次。

2.外治法。

（1）天竺黄、川芎、双钩藤、朱砂各6～9g。以布包好，挂小儿胸前心尖部，啼哭停止即除去药。

（2）艾绒、葱各适量。煎汤洗肚子，再用艾绒烘热熨脐腹十余次。

十七、勒爷喔凉汗（小儿盗汗）

【概念】

勒爷喔凉汗（小儿盗汗）是指小儿睡中出汗，醒后即止的一种疾病。中医称为"小儿盗汗""汗证"。一年四季均可发病。2～6岁儿童多发作。

【治疗原则】

补虚止汗，调理水道。

【治疗方法】

1.内治法。

（1）蒲扇适量。烧炭研末，每服3～6g，酒送服。

（2）泥鳅鱼150～200g。用热水洗净黏液，去内脏，油煎至焦黄，加水1碗半，煮至大半碗，服汤（可加少许盐），每日1次，连服3天。

（3）炙甘草9g，瘦猪肉60g。蒸服，每日1～2剂。

2.外治法。

（1）郁金3g研末。调醋敷两乳头。

（2）甘蔗叶适量。煎水外洗，每日1～2次，连洗2～3日。

十八、勒爷涸耐（小儿五迟症）

【概念】

勒爷涸耐（小儿五迟症）指小儿以消瘦、无力、生长发育迟缓、肌肉萎软为主症的一种疾病。中医的五迟、五软属此范畴，西医称为"小儿营养不良"。一年四季均可发病。以婴幼儿多见。

【治疗原则】

补虚壮体。

【治疗方法】

1. 内治法。

（1）黄花倒水莲、野峨眉豆根、虚杖各等分，配猪肉或鸡蛋水煎服，每日1剂。

（2）千斤拔、淮山、饿蚂蟥、铁苋菜各30g。以上诸药共研末，每次6～9g，白糖水冲服或蒸猪肉服，每日1次。

2. 外治法。

（1）艾灸足两踝，每次3壮，每日1次，用于语迟。

（2）艾灸心俞穴，每次3壮，每日1次，用于语迟。

第二节　小儿传染病

一、勒爷笃麻（小儿麻疹）

【概念】

勒爷笃麻（小儿麻疹）以发热3～4日后，皮肤出现红色如麻粒大小的疹子为特征，是以发热、咳嗽、眼泪汪汪、鼻塞流涕、遍身发布红色斑疹为主症的一种传染性疾病。因本病疹点高出皮肤，如触麻粒故中医称为"麻疹"，西医亦称为"麻疹"。

【治疗原则】

顺证者，初期透发斑疹，见形期清解热毒，疹没期补虚养津；逆证者，清热解毒，凉血透疹。

【治疗方法】

1. 内治法。

（1）顺证初热期。可用葛根 30 g，夏枯草 15 g。水煎服，每日 1 剂。热甚加银花 9 g；咳嗽加桑叶、麦冬各 3 g，草鞋根 9 g；麻后屙痢加地榆 9 g；合并肺炎加桑白皮 9 g，白纸扇 6 g，水煎服，每日 1 剂；或选路路通、椿树皮、姨妈菜、金竹叶、朱砂各适量，水煎服，每日 1 剂。

（2）顺症见形期。用银花、丝瓜络或水瓜络各 15 g，百草霜、野糁子各 9 g，水煎代茶饮，每日 1 剂；或用苎麻花或嫩苗 120 g，鸡内金 6 g，水煎分 3 次服，每日 1 剂。

（3）逆证。选紫草 30 g，南瓜藤 60 g，地丁 9 g，水煎服，每日 1 剂；或紫草、南瓜藤各 60 g，大飞扬 50 g，水煎服，每日 1 剂。

2. 外治法。

（1）顺证者，可用针刺中冲放血，或针刺曲池穴、大椎穴、合谷穴等穴位，强刺激，每日 1 次；或用苎麻花或嫩苗适量煎水洗澡，每日 1 ～ 2 次。

（2）逆证者，可选鸡蛋 1 个，用油煎熟，将樟脑粉 0.9 g 撒于蛋面，温敷肚脐约 20 分钟。

二、勒爷喔芒（水痘）

【概念】

勒爷喔芒（水痘）又名"水花""水喜"。是以发热，皮肤分批出现丘疹、疱疹、痂盖为特征的一种急性传染性疾病。因其形态如豆，色泽明净如水泡，故中医称为"水痘"，亦称"水花"，西医亦称为"水痘"，认为一次患病可获终身免疫。

【治疗原则】

清热，除湿，解毒。

【治疗方法】

1. 内治法。

（1）细叶榕、细茶叶各 30 g。水煎取浓汁，加蜂蜜 30 mL，以文火熬成膏，每日 1 匙，开水送顿服。

（2）木豆、朱砂、赤小豆各 6 g，地龙 15 g。研末，用鸡冠血、甜酒冲服，每日 1 剂。

（3）山田螺（煅）10 个，孵过的鸡蛋壳（煅）5 个，妇人血余炭 3 g。共研末配猪肝 120 g，混合煎香服，每日 1 剂。

2. 外治法。

（1）豆腐渣 120 g，芭蕉芋、番薯各 60 g，臭硫黄粉 30 g。捣烂敷患处周围，留顶端以便排液。

（2）番薯（煨熟）1 个，臭硫黄粉 3 g。捣烂外敷患处。

三、航靠谋（痄腮）

【概念】

航靠谋（痄腮）以发热，耳下腮部肿胀疼痛为主要特征的一种急性传染性疾病。全年均可发生，以冬春多见，好发于 5～9 岁小儿。中医认为是因感受风热邪毒，壅阻少阳经脉引起的时行疾病，称为"痄腮""腮肿""腮疮""大头瘟"，西医称为"流行性腮腺炎。"

【治疗原则】

疏风解毒，畅通两路，行气散血。

【治疗方法】

1. 内治法。

（1）夏枯草、板蓝根各 15 g。水煎服，每日 1 剂，连服 2～4 剂。

（2）山菠萝 15 g，木棉树皮、海桐皮各 60 g。水煎服，每日 1 剂。

2. 外治法。

（1）蓝靛 10 g，黑火药 5 g，冰片 3 g。用冷开水调匀涂患处，每日 2 次。

（2）独脚莲适量。磨醋，外涂患处，并用药棉蘸药汁放入口腔内患侧第 2 颗大牙处，每日 2～3 次。

四、小儿麻痹后遗症

【概念】

小儿麻痹后遗症是以发热、四肢疼痛，伴有谷道或气道症状为特征的一种急性传染性疾病。中医认为本病主要由于疫毒郁结肺胃，流注经络，气滞血瘀，筋脉失养，病位初在肺胃，久及肝肾，称为"小儿麻痹后遗症"，西医称为"脊髓灰质炎后遗症"。常流行于夏秋之间。1～5 岁的小儿多见。

【治疗原则】

祛邪通路，调和气血。

【治疗方法】

1. 内治法。

（1）短瓣石竹、毛杜仲、骨碎补、红柳各 5 g，鸡血藤 10 g，猪尾 1 条。炖服，每日 1 剂。

（2）走马胎、油麻根、松筋藤、鸡血藤、穿破石各 6 g，千金草 1.5 g。水煎服，每日 1 剂。

2. 外治法。

（1）枫荷桂、五加皮、五指牛奶、走马胎、小血藤、鸡血藤、千斤拔、宽筋藤、杜仲、羊耳菊各 500 g，双钩藤 1.5 g。水煎外洗，每日早晚各 1 次。

（2）壮医药线点灸疗法。上肢瘫痪者，点灸肩髃穴、曲池穴、膈俞穴、肾俞穴、阿是穴，每日 1 次，20 日 1 个疗程。下肢瘫痪者，点灸梁丘穴、足三里穴、伏兔穴、阴市穴、筋缩穴、阿是穴，每日 1 次，20 日 1 个疗程。

五、勒爷唉百银（小儿百日咳）

【概念】

勒爷唉百银（小儿百日咳）以阵发性痉挛性咳嗽，咳后有特殊的吸气性吼声，即鸡鸣样的回声，最后倾吐痰沫为特征的一种传染性疾病。中医称为"百日咳""顿咳""顿嗽""顿呛"，西医称为"百日咳"。四季均可发生，以冬春多发，5 岁以下小儿多见。

【治疗原则】

补虚健体，祛痰通道，止咳。

【治疗方法】

1. 内治法。

（1）猪、牛、羊、鸡等动物的胆汁（以猪、鸡胆汁为优）鲜用或干燥制成粉用均可。5 岁以下小儿，鲜胆汁每岁每次 1～3 g，每日 1～2 次。干粉，每岁每次服 0.3～0.5 g，每日 2 次。

（2）扛板归 10～20 g。水煎服，每日 3 次。

2. 外治法。

（1）针刺尺泽穴、合谷穴，每日行针 1 次，7 日为 1 个疗程。

（2）用梅花针刺激颈、骶之脊旁 3～4 cm 区域，每日 1 次。于身柱穴拔火罐，每日 1 次。

六、勒爷货嚎（小儿白喉）

【概念】

勒爷货嚎（小儿白喉）以鼻、咽、喉部黏膜有白色假膜形成，伴有犬吠样咳嗽、气喘、发热、烦躁等全身毒血症状为特征的一种急性传染性疾病。中医称为"白喉""白缠喉"，西医称为"白喉"。一年四季均可发生，常流行于秋冬季节。各年龄均可感染得病，好发于 8 岁以下小儿。

【治疗原则】

补虚祛邪，畅通气道。

【治疗方法】

1. 内治法。

（1）入地蜈蚣 20 g。捣烂取汁，冲温开水服，每日 1 剂，分 2 次服。

（2）白花蛇舌草、鱼鳞草、大水钱草各适量。捣烂，用第 2 道洗米水冲服，每日 1 剂。

2. 外治法。

（1）指甲灰、蝴蝶草、梅片各 3 g。共研末，分数次用鹅毛管吹入喉内，每日 1 剂。

（2）田螺壳适量。烧灰研末吹入喉中，每次适量，每日数次。

第三节　新生儿疾病

一、勒爷鹿嘻（小儿吐乳）

【概念】

勒爷鹿嘻（小儿吐乳）指小儿哺乳后不久即将部分奶汁吐出的一种疾病。中医称为"小儿吐乳""小儿溢乳"。见于哺乳期幼儿。

【治疗原则】

畅通谷道，降逆止呕。

【治疗方法】

1. 老姜 3 片、水竹叶 1 片、灶心土 12 g，灯芯草 1 扎，薄荷（后下）1.5 g，蜘蛛（捣烂泡开水取汁）1 只。水煎冲蜘蛛汁服，每日 1 剂。

2. 樟木子、陈大麦各 12 g。捣碎水煎频服，每日 1 剂。

二、勒爷卟哏嘻（小儿不吮乳）

【概念】

勒爷卟哏嘻（小儿不吮乳）指新生儿出生 12 小时后因口腔疾患而不能吮乳的一种疾病。

中医称为"不乳"，西医称为"新生儿不吮乳"。如果因口腔疾患或先天缺陷而导致不乳，或初起吸吮正常，而以后再出现不乳，必因其他疾病所致，不属此范围。

【治疗原则】

补虚壮体，散寒通道，逐秽清热。

【治疗方法】

1. 内治法。

（1）生葛根捣汁或干葛根煎汤适量服。

（2）葱、人乳汁各适量共蒸，另取黄连 1 g，水煎取汁，和服，每日 1 剂。

（3）人参适量煲水灌服。

2. 外治法。

（1）艾条悬灸脐部。

（2）吴茱萸、鸡肠草、磨盘草、夜关门、毛算盘、地桃花、仙茅草、山胡椒各 10 g，田螺 5 只，人中白少许。水煎取汁，将秤砣 1 只烧红后淬入药液中，用蒸汽熏患儿，每日 2 次。

三、勒爷黄标（小儿黄疸）

【概念】

勒爷黄标（小儿黄疸）也称"呔显"，指胎儿出生后皮肤、脸、眼睛发黄的一种疾病。

轻者 10 天左右自行消退，重者黄色逐渐加深，并可伴有发热、精神萎靡、食欲不振等症。本病在中医学中称为"胎黄"或"胎疸"，认为本病主要与妊母体质、胎热及湿热等因素有关，西医称为"新生儿黄疸"。

【治疗原则】

清热，祛湿，退黄。

【治疗方法】

1. 鲜满天星 15 g。捣烂，开水泡服，每日 1 剂。

2. 山黄连、粽粑叶梗、龙眼木寄生各 9 g，鸡屎藤 6 g。水煎服，每日 1 剂。

参考书目

1. 黄汉儒，钟鸣，容小翔．壮医药［M］．南宁：广西科学技术出版社，2021．

2. 黄汉儒．中国壮医学［M］．南宁：广西民族出版社，2016．

3. 庞宇舟．壮医药学概论［M］．北京：中国中医药出版社，2022．

4. 庞宇舟，林辰．实用壮医学［M］．北京：北京大学出版社，2017．

5. 黄瑾明．壮医针灸学［M］．北京：中国中医药出版社，2017．

6. 黄瑾明，黄汉儒，黄鼎坚．壮医药线点灸疗法［M］．南宁：广西人民出版社，1986．

7. 戴铭．壮族医学史［M］．北京：中国中医药出版社，2016．

8. 韦松基．实用壮药学［M］．北京：北京大学出版社，2017．

9. 韦英才．中国壮医外科学［M］．北京：北京大学出版社，2018．

10. 韦英才．实用壮医筋病学［M］．南宁：广西科学技术出版社，2016．

11. 韦英才，蓝毓营，唐耀华．壮医养生学［M］．南宁：广西民族出版社，2021．

12. 秦华珍，钟鸣．壮医方剂学［M］．北京：中国中医药出版社，2019．

13. 甘霖，钟鸣．常见病证壮医诊疗规范［M］．北京：北京大学出版社，2016．